Interdisziplinäre Gastroenterologie

Herausgeber: J. R. Siewert und A. L. Blum

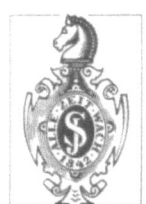

Chronische Obstipation und Stuhlinkontinenz

Herausgegeben von

S. A. Müller-Lissner   L. M. A. Akkermans

Unter Mitarbeit von
J. Barnert, B. Birkner, G. Bleijenberg, G. E. Coremans, P. Enck,
J. F. Erckenbrecht, K. Ewe, R. Goei, C. A. Heinrich, Ch. Herfarth,
L. W. M. Janssen, A. G. Klauser, H. R. Koelz, W. Kruis, J. H. C. Kuijpers,
H. Müller-Lobeck, F. Raulf, N. E. Schindlbeck, A. Schulz,
J. A. J. Schuurkes, A. J. P. M. Smout, A. Sonnenberg, G. S. Sonnenberg,
J. Stern, T. J. M. V. van Vroonhoven, C. Waydhas, M. Wienbeck,
H. J. van Wijk

Mit 116 Abbildungen und 71 Tabellen

Springer-Verlag Berlin Heidelberg New York
London Paris Tokyo HongKong

Professor Dr. STEFAN A. MÜLLER-LISSNER
Abteilung für Gastroenterologie
Chirurgische Klinik Innenstadt der Universität
Nußbaumstraße 20, D-8000 München 2

Professor Dr. LOUIS M. A. AKKERMANS
Abteilung für Experimentelle Chirurgie
Academisch Ziekenhuis Utrecht
Postbus 85500, NL-3508 GA Utrecht

ISBN-13: 978-3-642-74658-1   e-ISBN-13: 978-3-642-74657-4
DOI: 10.1007/978-3-642-74657-4

CIP-Titelaufnahme der Deutschen Bibliothek:
Chronische Obstipation und Stuhlinkontinenz/hrsg. von S. A. Müller-Lissner; L. M. A. Akkermans. Unter Mitarb. von J. Barnert ... - Berlin; Heidelberg; New York; London; Paris; Tokyo; Hong Kong: Springer, 1989
(Interdisziplinäre Gastroenterologie)

ISBN-13: 978-3-642-74658-1

NE: Müller-Lissner, Stefan [Hrsg.]; Barnert, J. [Mitverf.]
Dieses Werk ist urheberrechtlich geschützt. Die dadurch begründeten Rechte, insbesondere die der Übersetzung, des Nachdrucks, des Vortrags, der Entnahme von Abbildungen und Tabellen, der Funksendung, der Mikroverfilmung oder der Vervielfältigung auf anderen Wegen und der Speicherung in Datenverarbeitungsanlagen, bleiben, auch bei nur auszugsweiser Verwertung, vorbehalten. Eine Vervielfältigung dieses Werkes oder von Teilen dieses Werkes ist auch im Einzelfall nur in den Grenzen der gesetzlichen Bestimmungen des Urheberrechtsgesetzes der Bundesrepublik Deutschland vom 9. September 1965 in der Fassung vom 24. Juni 1985 zulässig. Sie ist grundsätzlich vergütungspflichtig. Zuwiderhandlungen unterliegen den Strafbestimmungen des Urheberrechtsgesetzes.

© Springer-Verlag Berlin Heidelberg 1989
Softcover reprint of the hardcover 1st edition 1989

Die Wiedergabe von Gebrauchsnamen, Warenbezeichnungen usw. in diesem Werk berechtigt auch ohne besondere Kennzeichnung nicht zu der Annahme, daß solche Namen im Sinne der Warenzeichen- und Markenschutz-Gesetzgebung als frei zu betrachten wären und daher von jedermann benutzt werden dürften.

Produkthaftung: Für Angaben über Dosierungsanweisungen und Applikationsformen kann vom Verlag keine Gewähr übernommen werden. Derartige Angaben müssen vom jeweiligen Anwender im Einzelfall anhand anderer Literaturstellen auf ihre Richtigkeit überprüft werden.

2121/3145-543210 – Gedruckt auf säurefreiem Papier

Unseren verehrten Lehrern

André L. Blum

und

Joep M. M. van den Bercken

gewidmet

Vorwort

Probleme mit dem Stuhlgang sind, gemessen an ihrer Häufigkeit, in Forschung und Schrifttum unterrepräsentiert. Wir sind ziemlich sicher, daß ein erheblicher Bedarf an praktisch nutzbarer Information besteht. Deshalb haben wir mit einer Reihe namhafter Autoren den Versuch unternommen, den gegenwärtigen Kenntnisstand umfassend, aber überschaubar darzustellen. Alle Autoren mußten sich auf einem Autorentreffen der Diskussion stellen und zudem ihr Manuskript von jeweils vier anderen Mitarbeitern des Buchs detailliert kritisieren lassen. Das Buch stellt somit einen Konsens aller Autoren dar. Außerdem wurden während des Autorentreffens eine Reihe von zentralen Begriffen gemeinsam definiert. Wir hoffen, daß sich die Mühe nicht nur für die Autoren, sondern auch für die Leser gelohnt hat.

April 1989 S. A. MÜLLER-LISSNER
L. M. A. AKKERMANS

Inhaltsverzeichnis

1 Chronische Obstipation: Ein Problem in der Praxis 1
  A. G. KLAUSER, C. A. HEINRICH und S. A. MÜLLER-LISSNER

2 Problemstellung 7
  S. A. MÜLLER-LISSNER und L. M. A. AKKERMANS

3 Definitionen 9
  L. M. A. AKKERMANS, B. BIRKNER, G. BLEIJENBERG,
  G. E. COREMANS, P. ENCK, J. F. ERCKENBRECHT, K. EWE,
  R. GOEI, L. W. M. JANSSEN, A. G. KLAUSER, H. R. KOELZ,
  W. KRUIS, J. H. C. KUIJPERS, S. A. MÜLLER-LISSNER,
  H. MÜLLER-LOBECK, N. E. SCHINDLBECK, A. SCHULZ,
  J. A. J. SCHUURKES, A. J. P. M. SMOUT, A. SONNENBERG,
  J. STERN und M. WIENBECK

**Physiologie, Pharmakologie und funktionelle
Untersuchungsmethoden des Kolons und Anorektums**

4 Kolonmotilität und Defäkation 17
  A. J. P. M. SMOUT

5 Pharmakologie des Kolons und des Analkanals 33
  J. A. J. SCHUURKES

6 Ernährung und Kolonfunktion 53
  N. E. SCHINDLBECK

7 Basisdiagnostik: Anamnese, digitale Untersuchung und
  funktionelle Proktoskopie 67
  B. BIRKNER

8	Radiologische Methoden (Defäkographie, Transitmessung) 83
	R. GOEI und S. A. MÜLLER-LISSNER

9	Anorektale Manometrie 105
	A. G. KLAUSER, C. A. HEINRICH und N. E. SCHINDLBECK

10	Elektromyographie des Beckenbodens 119
	A. SCHULZ

11	Defäkations- und Kontinenztests 131
	J. F. ERCKENBRECHT und P. ENCK

Chronische Obstipation und Stuhlinkontinenz

12	Epidemiologie der Obstipation 141
	A. SONNENBERG und G. S. SONNENBERG

13	Epidemiologie der analen Inkontinenz 157
	A. SONNENBERG

14	Psychosoziale Faktoren 163
	P. ENCK

15	Motilitätsstörungen des Kolons 175
	H. J. VAN WIJK und L. M. A. AKKERMANS

16	Funktionelle Obstruktion 187
	J. H. C. KUIJPERS, G. BLEIJENBERG und C. WAYDHAS

17	Obstipation als Begleitsymptom und als unerwünschte Arzneimittelwirkung 201
	W. KRUIS

18	Ätiologie und Pathogenese der Inkontinenz 215
	M. WIENBECK und J. Barnert

19	Notwendige Diagnostik 235
	G. E. COREMANS

20	Allgemeine Maßnahmen und Ernährungsempfehlungen . . 251 H. R. KOELZ	
21	Medikamentöse Therapie der Obstipation . . . . 267 K. EWE	
22	Biofeedback bei Obstipation . . . . 289 G. BLEIJENBERG und J. H. C. KUIJPERS	
23	Konservative Therapie der Inkontinenz . . . . 299 P. ENCK und M. WIENBECK	
24	Chirurgische Therapie der chronischen Obstipation . . . . 315 L. W. M. JANSSEN und T. J. M. V. VAN VROONHOVEN	
25	Chirurgische Therapie der Inkontinenz . . . . 331 H. MÜLLER-LOBECK und F. RAULF	
26	INKONTINENZ BEI ILEONALER ANASTOMOSE . . . . 349 J. STERN und CH. HERFARTH	
27	Konsequenzen . . . . 365 S. A. MÜLLER-LISSNER und L. M. A. AKKERMANS	

Sachverzeichnis 371

Autorenverzeichnis

Prof. Dr. L. M. A. AKKERMANS
Experimentele Chirurgie
Academisch Ziekenhuis Utrecht
Postbus 85500
NL-3508 GA Utrecht

Dr. J. BARNERT
III. Medizinische Klinik
Zentralklinikum
Stenglinstraße 2
D-8900 Augsburg

Dr. B. BIRKNER
2. Medizinische Abteilung
Städtisches Krankenhaus
Bogenhausen
Englschalkingerstraße 77
D-8000 München 81

Dr. G. BLEIJENBERG
Katholieke Universiteit Nijmegen
Sint Radboudziekenhuis
Institut voor Medische Psychologie
Kapittelweg 24
Postbus 9101
NL-6500 HB Nijmegen

Prof. Dr. G. E. COREMANS
Inwendige Geneeskunde
Afdeling Gastroenterologie
Universitair Ziekenhuis
Gasthuisberg
Herestraat 49
B-3000 Leuven

Dipl.-Psych. Dr. P. ENCK
Medizinische Klinik
Abteilung für Gastroenterologie
Moorenstraße 5
D-4000 Düsseldorf

PD Dr. J. F. ERCKENBRECHT
Medizinische Klinik
Abteilung für Gastroenterologie
Moorenstraße 5
D-4000 Düsseldorf

Prof. Dr. K. EWE
I. Medizinische Klinik
Joh.-Gutenberg-Universität
Langenbeckstraße 1
D-6500 Mainz

Dr. R. GOEI
Academisch Ziekenhuis
Maastricht
Afdeling Radiodiagnostiek
Postbus 1918
NL-6201 BX Maastricht

C. A. HEINRICH
Medizinische Klinik Innenstadt
der Universität
Ziemssenstraße 1
D-8000 München 2

Prof. Dr. CH. HERFARTH
Chirurgische Universitätsklinik
Im Neuenheimer Feld 110
D-6900 Heidelberg 1

Dr. L. W. M. JANSSEN
Proctologie
Divisie Chirurgie
Academisch Ziekenhuis Utrecht
Postbus 85500
NL-3508 GA Utrecht

Dr. A. G. KLAUSER
Medizinische Klinik Innenstadt
der Universität
Ziemssenstraße 1
D-8000 München 2

PD Dr. H. R. KOELZ
Medizinische Klinik
Triemli Stadtspital
Birmensdorferstraße 497
CH-8063 Zürich

Prof. Dr. W. KRUIS
Medizinische Universitätsklinik I
Joseph-Stelzmann-Straße 9
D-5000 Köln 41

Dr. J. H. C. KUIJPERS
Katholieke Universiteit Nijmegen
Sint Radboudziekenhuis
Geert Groteplein zuid 14
Postbus 9101
NL-6500 HB Nijmegen

Prof. Dr. S. A. MÜLLER-LISSNER
Abteilung für Gastroenterologie
Chirurgische Klinik Innenstadt
der Universität
Nußbaumstraße 20
D-8000 München 2

Dr. H. MÜLLER-LOBECK
Deutsche Klinik für Diagnostik
Aukammallee 33
D-6200 Wiesbaden

Dr. F. RAULF
Deutsche Klinik für Diagnostik
Aukammallee 33
D-6200 Wiesbaden

Dr. N. E. SCHINDLBECK
Medizinische Klinik Innenstadt
der Universität
Ziemssenstraße 1
D-8000 München 2

Dr. A. SCHULZ
Fachbereich Neurologie
Deutsche Klinik für Diagnostik
Aukammallee 33
D-6200 Wiesbaden

Dr. J. A. J. SCHUURKES
Janssen Research Foundation
Department of
Gastro-Intestinal Pharmacology
Turnhoutseweg 30
B-2340 Beerse

Dr. A. J. P. M. SMOUT
Academisch Ziekenhuis Utrecht
Afdeling Gastroenterologie
Postbus 85500
NL-3508 GA Utrecht

Prof. Dr. A. SONNENBERG
VA Medical Center
Section of Gastroenterology
5000 W National Avenue
Milwaukee
Wisconsin 53295, USA

Dr. G. S. SONNENBERG
Stephanstraße 78
D-4150 Krefeld

Dr. J. STERN
Chirurgische Universitätsklinik
Im Neuenheimer Feld 110
D-6900 Heidelberg 1

Prof. Dr.
T. J. M V. VAN VROONHOVEN
Divisie Chirurgie
Academisch Ziekenhuis Utrecht
Postbus 85500
NL-3508 GA Utrecht

Dr. C. WAYDHAS
Chirurgische Klinik Innenstadt
Nußbaumstraße 20
D-8000 München 2

Prof. Dr. M. WIENBECK
III. Medizinische Klinik
Zentralklinikum
Stenglinstraße 2
D-8900 Augsburg

Dr. H. J. VAN WIJK
Diaconessenhuis
Afdeling Interne Geneeskunde
Ds: Th. Fliednerstraat
NL-5600 PD Eindhoven

1 Chronische Obstipation: Ein Problem in der Praxis

A. G. KLAUSER, C. A. HEINRICH und S. A. MÜLLER-LISSNER

1.1 Einleitung

Die chronische Obstipation führt im allgemeinen nicht zur Überweisung an eine gastroenterologische Spezialabteilung. Dies erschwert die Entwicklung diagnostischer und therapeutischer Strategien. Daten über Relevanz, Diagnostik und Behandlung der Obstipation müssen in der Praxis erhoben werden.
Anfang des Jahres 1987 wurde deshalb ein Fragebogen zum Thema Obstipation an 580 niedergelassene Internisten verschickt. Von 580 Fragebogen erhielten wir 185 auswertbar beantwortet zurück. 47 der 185 antwortenden Ärzte waren gastroenterologisch ausgerichtet.

1.2 Definition der chronischen Obstipation

Die überragende Mehrheit der Befragten definierte die Obstipation anhand der Stuhlfrequenz (Tabelle 1.1). Als zweithäufigste Definition wurde harte Konsistenz des Stuhls angeben. Das Gefühl der inkompletten Entleerung, häufiges Pressen beim Stuhlgang und allein die Aussage des

Tabelle 1.1. Definition der chronischen Obstipation durch die befragten Ärzte. Mehrfachnennungen waren möglich

	[%]
Weniger als 3 Entleerungen/Woche	85
Harter Stuhl	58
Inkomplette Entleerung	20
Häufiges Pressen	17
Selbsteinschätzung des Patienten	16

Patienten, er sei obstipiert, waren nur nach Meinung einer Minderheit der Befragten zur Definition der Obstipation geeignet.
Die Definition der Obstipation als weniger als 3 Entleerungen pro Woche beruht vermutlich auf epidemiologischen Daten, aus denen hervorgeht, daß über 95% der Bevölkerung eine Stuhlfrequenz zwischen 3 pro Woche und 3 pro Tag haben [1]. Tatsächlich klagen viele Patienten mit einer Stuhlfrequenz unter 3 pro Woche über Verstopfung. Den befragten Ärzten ist freilich auch bewußt, daß einer niedrigen Stuhlfrequenz ohne begleitende Beschwerden kein Krankheitswert zukommt: sie klären ihre Patienten über den mangelnden Krankheitswert einer niedrigen Stuhlfrequenz auf (s. 1.4.1). Die Konsistenz des Stuhls wird nur von gut der Hälfte der Kollegen zur Definition der Obstipation herangezogen, obwohl harter Stuhl dem Patienten erfahrungsgemäß erhebliche Beschwerden bereiten kann. Nur von einem Fünftel der Befragten wird das Gefühl der inkompletten Entleerung oder die regelmäßige Notwendigkeit heftigen Pressens zum Stuhlgang der Definition zugrunde gelegt. Dabei weisen gerade diese beiden Symptome auf relativ häufige Funktionsstörungen als Ursache der Obstipation hin.

1.3 Obstipation in der Praxis: ein relevantes Problem

Für 66% der befragten Ärzte stellt die Obstipation ein relevantes Problem in ihrer Praxis dar. Durchschnittlich $34 \pm 25\%$ der weiblichen und $12 \pm 10\%$ der männlichen Patienten litten unter Obstipation. Dabei gaben weit über 80% der Kollegen an, ihre Patienten grundsätzlich nach den Stuhlgewohnheiten zu fragen; in diesen Praxen wird die Obstipation auch signifikant häufiger als Problem erkannt als in den Praxen, in denen die Frage nach den Stuhlgewohnheiten nicht zum prinzipiellen anamnestischen Repertoire gehört.
Daß die Obstipation ein relevantes, weil häufiges Problem darstellt, geht auch aus der Tatsache hervor, daß Laxanzien einen ganz erheblichen Absatz finden [4]. Die von uns dazu befragten Ärzte schätzten, daß 14% ihrer weiblichen und 2% ihrer männlichen Patienten regelmäßig Laxanzien einnähmen (Abb. 1.1). Das stimmt in etwa mit Daten aus der Literatur überein [3].

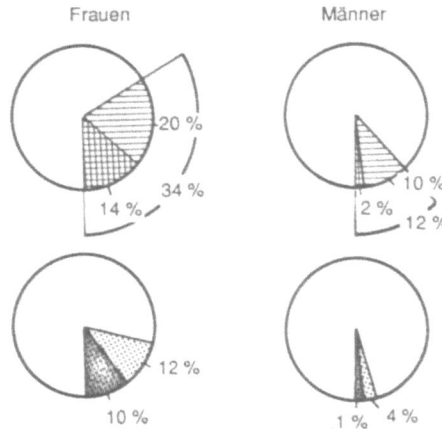

Abb. 1.1. Der Laxanzienverbrauch als Indiz für die Häufigkeit der Obstipation. *Oben* die von den befragten Ärzten geschätzten Zahlen, *unten* Daten aus einer Umfrage unter 345 weiblichen und 157 männlichen Patienten einer Allgemeinpraxis (Daten aus [3]). ≡ Obstipierte, die gelegentlich Laxanzien nehmen, ▦ Obstipierte, die regelmäßige Laxanzien nehmen, ⁺⁺⁺⁺ Patienten, die gelegentlich Laxanzien nehmen, ▦ Patienten, die regelmäßig Laxanzien nehmen

1.4 Behandlung der Obstipation

Die zur Therapie der Obstipation am häufigsten empfohlenen Maßnahmen wurden auf dem Fragebogen in 4 Komplexe unterteilt: im ersten Komplex wurden unter dem Stichwort „allgemeine Maßnahmen" die alten Hausmittel und gut(gemeint)en Ratschläge zusammengefaßt, wie etwa „nüchtern ein Glas Wasser trinken", „Zeit fürs Frühstück nehmen", „Bauchdeckenmassage", „auch ohne Stuhldrang Defäkationsversuch" u. a. (Tabelle 1.2). Als zweiter Komplex wurde faserreiche Kost durch Auswahl faserreicher Lebensmittel, als dritter Zulage von Faserpräparaten wie etwa Weizenkleie zur Nahrung und als vierter die Verordnung von Laxanzien definiert.

1.4.1 Was wird verordnet?

Großer Beliebtheit bei Ärzten erfreuen sich die allgemeinen Maßnahmen (Tabelle 1.2), deren Nutzen nicht bestritten werden soll, deren Wirksamkeit jedoch nie nachgewiesen wurde. Die am häufigsten verordnete The-

Tabelle 1.2. Häufigkeit, mit der die einzelnen therapeutischen Maßnahmen verordnet werden

	[%]
Allgemeine Maßnahmen	
Aufklärung über Stuhlfrequenz	97
Mehr trinken	84
Nüchtern ein Glas Wasser	55
Zeit zum Frühstück nehmen	54
Ohne Drang Versuch	52
Bauchdeckenmassage	41
Mehr körperliche Bewegung	91
Meiden bestimmter Nahrungsmittel	68
Abraten von Laxanzien	93
Faserreiche Kost	98
Faserpräparate	78
Laxanzien	65

rapie überhaupt war mit 98% eine faserreiche Kost, während Faserpräparate von nur 78% der Ärzte verordnet werden. Die Verordnung von Fasern ist völlig gerechtfertigt, da der Ballaststoffgehalt der Nahrung eine sehr wichtige Determinante der Transitzeit bzw. des Stuhlgewichts ist [2]. Dies konnte nicht nur an Probanden, sondern auch an Patienten gezeigt werden.

1.4.2 Welcher Erfolg ist der Therapie beschieden?

Der befragte Arzt wurde gebeten zu schätzen, bei wieviel Prozent seiner Patienten die entsprechende Maßnahme schlecht, mäßig oder gut wirkt. Zwischen den geschätzten Erfolgsraten der allgemeinen Maßnahmen, faserreicher Kost und Faserpräparaten ergab sich kein Unterschied (Abb. 1.2). Der Behandlung mit Laxanzien wird eine deutlich bessere Wirksamkeit als sämtlichen anderen Therapieansätzen zugeschrieben.

1.4.3 Warum versagt die Therapie?

Außerdem sollte der Arzt im Falle des Versagens der entsprechenden Therapiemaßnahme angeben, ob dies seiner Vermutung nach auf die

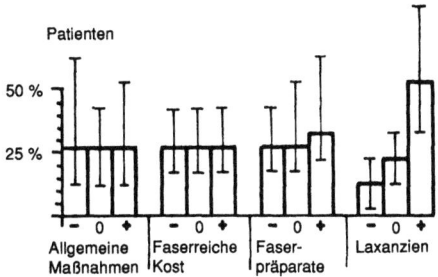

Abb. 1.2. Wirksamkeit der Behandlungsmaßnahmen nach Schätzung der Ärzte (Median und Quartilen). — Schlechte, o mäßige, + gute Wirkung

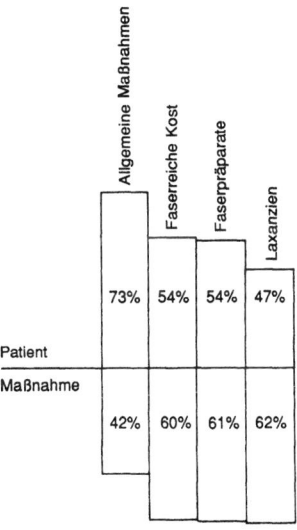

Abb. 1.3. Was/wer ist schuld am Versagen der Therapie? Die schlechte Compliance des Patienten (*obere Säulen*) oder die schlechte Wirksamkeit der Maßnahme an sich (*untere Säulen*)? Einige der Befragten gaben beides an

fehlende Compliance des Patienten oder auf die schlechte Wirksamkeit der Maßnahme an sich zurückzuführen sei (Abb. 1.3). Bei fehlender Wirksamkeit der allgemeinen Maßnahmen wurde meist deren Anwendung durch den Patienten in Zweifel gezogen. Beim Versagen der Fasertherapie wurde die Ursache zu etwa gleichem Anteil beim Patienten und bei der Maßnahme selbst gesucht. Die Einschätzung, wer/was am Versagen der Therapie schuld sei, war davon abhängig, ob der Arzt von der

Wirksamkeit der Fasertherapie überzeugt war oder nicht. Die „Fasergläubigen" tendierten dazu, dem Patienten die Schuld zu geben, wenn die Therapie der Obstipation mit faserreicher Kost versagte. Umgekehrt maßen die „nicht Fasergläubigen" im Falle fehlender Wirkung der Maßnahme selbst die Schuld zu. Bei der Therapie der Obstipation mit Laxanzien wurde ein Ausbleiben des Therapieerfolgs vor allem den Laxanzien, weniger dem Patienten angelastet.

Allerdings bleibt zu diskutieren, ob nicht eine schlechte Wirksamkeit einer therapeutischen Maßnahme an sich notwendigerweise zu einer schlechten Compliance führt. Dies ließe dann die zunächst etwas unlogisch erscheinenden Angaben zur Therapie mit allgemeinen Maßnahmen und Laxanzien in einem anderen Licht erscheinen: daß primär schlecht wirksame Therapiemaßnahmen wie die allgemeinen Maßnahmen eine nur geringe Compliance von seiten des Patienten nach sich ziehen und so der Therapieerfolg weiter abnimmt, andererseits aber eine primär wirksame Therapiemaßnahme wie die Laxanzientherapie eine gute Compliance bewirkt und so die (selteneren) Therapieversager eher auf die Unwirksamkeit des Medikaments an sich als auf eine schlechte Compliance zurückzuführen ist.

1.5 Zusammenfassung

Zusammenfassend kann festgestellt werden, daß die chronische Obstipation in der Praxis häufig ist und für den Arzt ein therapeutisches Problem darstellt. Die verfügbaren Behandlungsmaßnahmen zeigen einen unbefriedigenden Erfolg. Bei unzureichender Wirkung der empfohlenen Behandlung besteht die Tendenz, den Patienten der mangelnden Compliance zu verdächtigen, obwohl die Wirksamkeit der verordneten Maßnahmen nicht oder nur schlecht belegt ist.

Literatur

1. Connell AM, Hilton C, Irvine G, Lennard-Jones JE, Misiewicz JJ (1965) Variation of bowel habit in two population samples. Br Med J 2:1095–1099
2. Müller-Lissner SA (1988) The effect of wheat bran on stool weight and gastrointestinal transit time. A meta-analysis. Br Med J 296:615–617
3. Siegfried I, Baum E (1987) Beschwerden und Medikamentenverbrauch im mittleren Lebensalter. Dtsch Ärzteblatt 84 51/52:B-2459–2460
4. Anonymus (1986) Das Geschäft mit der Ungeduld. test 7/86:72–79

2 Problemstellung

S. A. MÜLLER-LISSNER und L. M. A. AKKERMANS

Sowohl „Obstipation" als auch „Inkontinenz" bezeichnen keine Krankheitsentitäten, sondern sind symptombezogene Begriffe. Dennoch werden beide häufig als Diagnosen gebraucht. Dies dürfte verschiedene Gründe haben. So besteht auf seiten des Patienten eine Scheu, Details seiner Defäkationsprobleme auszubreiten, jedenfalls solange von seiten des Arztes kein detailliertes Interesse erkennbar wird. Ein solches Interesse kann aber nur bestehen und ist auch nur sinnvoll, wenn der Anamnestizierende die erhaltenen Angaben in Diagnosen und möglichst auch Behandlungsempfehlungen und -maßnahmen umsetzen kann. Aufgrund der Umfrage (Kap. 1) bestehen hieran Zweifel.
Trotz der Häufigkeit von Defäkationsstörungen (Kap. 12) und ihrer Relevanz in der Praxis (Kap. 1) sind viele Erkenntnisse relativ jungen Datums und entstammen verschiedenen Fachgebieten – vorwiegend der inneren Medizin und der Chirurgie. Im Gegensatz zu anderen gastroenterologischen Themen war die Kommunikation über Stuhlgangsprobleme zwischen den Fachgebieten bisher gering. Beides mag dafür verantwortlich sein, daß der Arzt den betroffenen Patienten etwas hilflos und daher zurückhaltend gegenübersteht.
Die Akribie, mit der die Symptome des Patienten erhoben werden sollen (Kap. 7), ist in deren Zugehörigkeit zu unterschiedlichen pathophysiologischen Entitäten begründet (Kap. 15–18). Nur eine pathophysiologisch orientierte Betrachtung kann zu Therapieansätzen führen, die dem Standard der Medizin des ausgehenden 20. Jahrhunderts angemessen sind.
Die Abhandlung des Themas wird dadurch erschwert, daß der Krankheitswert der Defäkationsstörungen meist „nur" durch die Beschwerden des Patienten bestimmt wird. Weiterhin bedürfen manche objektiv nachweisbaren Befunde eines Manifestationsfaktors, um symptomatisch zu werden. So ist die Anwesenheit des Symptoms Obstipation bei manchen Patienten mit langsamem Kolontransit vom Ballaststoffgehalt der Nahrung abhängig; ein innerer Rektumprolaps mag erst dann auftreten und funktionell wirksam werden, wenn der Patient aus anderen Gründen (z. B. langsamer Transit oder Rektozele) zur Defäkation pressen muß;

eine Neigung zur Inkontinenz kann erst bei gleichzeitig verminderter Stuhlkonsistenz manifest werden. Schließlich gibt es Störungen, die gleichzeitig mit Obstipation und Inkontinenz einhergehen, etwa die Stuhlimpaktion des Rektums oder ein Rektumprolaps.

Trotz der Neuigkeit mancher Aspekte und der teilweisen Komplexität des Themas muß es das Ziel bleiben, die Betreuung der Patienten mit Defäkationsstörungen weitestgehend der ambulanten Praxis zu überlassen und nicht an spezialisierte Zentren zu binden. Die grundlegenden diagnostischen wie therapeutischen Maßnahmen sind nämlich relativ einfach und ohne großen technischen Aufwand durchzuführen.

Es gilt daher, besonders die folgenden Punkte, eingebettet in eine pathophysiologisch orientierte Darstellung, so darzustellen, daß die Konsequenzen für die praktische Betreuung der Patienten mit Defäkationsstörungen sichtbar werden:

1. Was ist bei der initialen Vorstellung des Patienten an Maßnahmen sinnvoll, was notwendig, was überflüssig?
2. Welche therapeutischen Maßnahmen sind gesichert, welche rechtfertigen, obwohl nicht gesichert, den Versuch ihrer Anwendung?
3. Welche bisher in der Hand von Spezialisten gelegenen Maßnahmen können in die Praxis übernommen werden?
4. Wann sind die Möglichkeiten der Praxis erschöpft, so daß die Überweisung an ein spezialisiertes Zentrum angezeigt ist?
5. Wie sehen eine rationale Stufendiagnostik und Stufentherapie aus?

Es darf allerdings nicht übersehen werden, daß die Darstellung einiger Aspekte unvollkommen sein bzw. mit der Erarbeitung neuer Erkenntnisse überarbeitungsbedürftig werden wird.

3 Definitionen

L. M. A. Akkermans, B. Birkner, G. Bleijenberg, G. E. Coremans,
P. Enck, J. F. Erckenbrecht, K. Ewe, R. Goei, L. W. M. Janssen,
A. G. Klauser, H. R. Koelz, W. Kruis, J. H. C. Kuijpers,
S. A. Müller-Lissner, H. Müller-Lobeck, N. E. Schindlbeck,
A. Schulz, J. A. J. Schuurkes, A. J. P. M. Smout, A. Sonnenberg,
J. Stern und M. Wienbeck

3.1 Einleitung

Die Kenntnis einer Reihe von Begriffen ist Voraussetzung für das Verständnis des vorliegenden Buches. Da diese Begriffe in verschiedenen Kapiteln wiederkehren und ihre Verwendung in der Literatur nicht einheitlich ist, haben wir die folgenden Definitionen bzw. Begriffserklärungen nach z. T. langen Diskussionen gemeinsam erstellt. Wir haben uns bemüht, gebräuchliche Synonyme, insbesondere auch die in der englischsprachigen Literatur gebrauchten, aufzuführen. Einige Begriffe halten wir für ungeeignet, so daß wir sie zwar erwähnen, aber von ihrem Gebrauch abraten.

3.2 Anatomie

Analkanal (anal canal)

Anatomisch: Durch freie Nervenenden sensibel versorgter Abschnitt zwischen Rektum und Haut. Erstreckt sich von knapp oberhalb der Linea dentata bis zum Beginn behaarter und Talgdrüsen tragender Haut. Länge ca. 2 cm.

Funktionell (manometrisch): Hochdruckzone zwischen unterem Rektum und Außenwelt, Länge 3–5 cm.

Anorektaler Winkel (anorectal angle). Winkel zwischen Analkanal und der Geraden zwischen dem Hinterrand der Puborektalschlinge und der Spitze des Os coccygis. Die untere Rektumkontur oder die Mittelachse des Rektums als zweite Bezugsgerade führen zu ähnlichen Ergebnissen, sind aber weniger gut zu ermitteln.

Definitionen

Rektozele (rectocele). Ausbuchtung der unteren Rektumwand nach ventral in die Vagina (häufiger, vordere Rektorzele) oder nach dorsocaudal (selten, wenig ausgeprägt; „Beckenbodenhernie", „perineal hernia"). Die Rektozele ist häufig nur beim Pressen nachweisbar und hat per se keinen Krankheitswert.

Enterozele (enterocele). Mit Darmschlingen gefüllter Douglas-Raum, der sich in die Vagina vorwölbt. Im Rektum imponiert sie als Vorderwandprolaps.

Innerer Prolaps (internal prolapse, internal procidentia). Vorfall von Rektumwand ins Rektumlumen, in der Regel nur beim Pressen, meist 5–10 cm oberhalb des Analkanals. Tritt als Vorderwandprolaps oder kompletter innerer Prolaps auf.

Vorderwandprolaps (anterior wall prolapse). Innerer Prolaps der vorderen Rektumwand.

Kompletter innerer Prolaps (complete internal prolapse, intussusception). Zirkulärer innerer Prolaps der gesamten Rektumwand.

Mukosaprolaps (mucosal prolapse). Prolabieren lockerer Mukosa des unteren Rektums in den Analkanal, meist ventral.

Megakolon, Megarektum. Kolon bzw. Rektum, die durch ihre Weite auffallen. Eine numerische Definition ist nicht sinnvoll, da sie nicht pathophysiologisch begründet werden kann. Beide sollten an einen M. Hirschsprung denken lassen. Ansonsten ist eine klinische Relevanz nicht belegt.

3.3 Physiologie

Ballaststoffe (bulking agents). Höhermolekuläre Nahrungsbestandteile, die durch körpereigene Enzyme nicht spaltbar sind. Sie erhöhen das Stuhlvolumen durch Wasserbindung und/oder dadurch, daß die Darmbakterien sie spalten und zur Vermehrung der Bakterienmasse benutzen.

Faserstoffe (dietary fibre). Ballaststoffe pflanzlichen Ursprungs (i.a. Zellwandbestandteile).

Quellstoffe (bulking agents). Ballaststoffe, die das Stuhlvolumen vorwiegend durch Wasserbindung erhöhen. Sie können pflanzlichen (z. B. Weizenkleie) oder anderen (z. B. synthetischen) Ursprungs (z. B. Calciumpolycarbophil) sein.

Gastrokolischer Reflex (gastrocolonic reflex, gastrocolonic response). Zunahme der Motorik im Kolon und Rektum in Reaktion auf Nahrungsaufnahme.

Rektoanaler Inhibitionsreflex (rektoanaler Hemmreflex, Distensionsreflex, rectoanal inhibitory reflex). Abnahme des Tonus des inneren Analsphinkters bei Dehnung des Rektums.

Kutaneo-analer Reflex (Analreflex, anal reflex). Reflektorische Kontraktion des äußeren Analsphinkters bei Bestreichen der perianalen Haut.

Schließreflex (closing reflex). Kontraktion des äußeren Analsphinkters unmittelbar nach einer Stuhlpassage. Existenz strittig.

Perzeptionsvolumen (sensitivity threshold). Kleinstes Volumen im Rektum, das als Rektumfüllung wahrgenommen wird.

Stuhldrangvolumen (evacuation threshold, defecation threshold). Kleinstes Volumen im Rektum, das Stuhldrang auslöst.

Maximal tolerables Volumen (maximal tolerable volume, pain threshold). Kleinstes Volumen im Rektum, das zu Schmerzen führt.

Pressen („Pressen wie zum Stuhlgang", straining). Kontraktion der Abdominalmuskulatur und des Zwerchfells. Pressen führt zur Erhöhung des intraabdominellen und damit auch intrarektalen Drucks. In der Regel kommt es gleichzeitig zur Erschlaffung des inneren Analsphinkters.

Zwicken (Kneifen, Zusammenzwicken, Zusammenkneifen „wie beim Versuch, Stuhl zurückzuhalten", squeezing). Willkürliche Kontraktion der Beckenbodenmuskeln (äußerer Analsphinkter, M. puborectalis, M. levator ani).

Rektale Dehnbarkeit (rectal compliance). Volumenänderung im Rektum in Abhängigkeit vom rektalen Druck ($\Delta V/\Delta p$). Die klinische Bedeutung für Obstipation und Inkontinenz ist noch unklar.

(Stuhl-)Kontinenz. Fähigkeit zur Retention von Rektuminhalt.

3.4 Symptomatologie

Unvollständige Entleerung (incomplete evacuation). Gefühl der unvollständigen Stuhlentleerung nach Defäkation. Hervorgerufen durch im Rektum verbliebenen Stuhl (i. allg. >15–30 ml), inneren Prolaps, Mukosaprolaps, Proktitis oder Rektumtumor.

Dyschezie. Der Begriff wird nicht einheitlich verwendet. 1) Schwierigkeit oder Unvermögen, im Rektum verspürten Stuhl zu entleeren, 2) verminderte Rektumsensibilität, 3) schmerzhafte Defäkation. Wegen dieser Diskrepanzen empfehlen wir die Verwendung des Begriffes nicht.

Tenesmus. Krampfartige Wahrnehmung im Rektum mit Gefühl der inkompletten Entleerung. Hinweis auf Erkrankung des Rektums.

3.5 Pathophysiologie

Chronische Obstipation (chronic constipation). Regelmäßige Notwendigkeit (bei mehr als 25% der Defäkationen) zum heftigen Pressen, um ohne pharmakologische, chemische oder mechanische Hilfsmittel eine Defäkation zu erzielen, und/oder Stuhlfrequenz von <3 pro Woche mit Beschwerden.

Paradoxe Sphinkterkontraktion. Kontraktion des äußeren Analsphinkters und/oder des M. puborectalis beim Pressen. Der Patient preßt und zwickt (kneift) gleichzeitig.

Funktionelle anorektale Obstruktion (functional outlet obstruction). Unvermögen, das Rektum zu entleeren, verursacht durch eine Störung im Kontinenzorgan, die nur beim Pressen auftritt; bei statischer Untersuchung (Endoskopie, Röntgen) deshalb nicht nachweisbar.

Anismus (spastisches Beckenbodensyndrom, spastic pelvic floor syndrome, outlet obstruction). Chronische Defäkationsstörung, bedingt durch funktionelle Obstruktion des Analkanals infolge paradoxer Sphinkterkontraktion. Da es noch andere Formen der "outlet obstruction" gibt und da kein Spasmus vorliegt, sollten die in der Klammer angegebenen Synonyme nicht verwandt werden.

Descending perineum syndrome. Beckenbodensenkung beim Pressen kombiniert mit Obstipation und/oder Inkontinenz verschiedener Ursachen. Da der Begriff schlecht definiert ist, wird sein Gebrauch nicht empfohlen.

Solitäres Rektumulkus (solitary rectal ulcer). (Nicht immer solitäres) Ulkus in sonst normaler Rektumschleimhaut. Meist an der Rektumvorderwand in 5–10 cm Höhe gelegen.

Syndrom des Solitären Rektumulkus (solitary rectal ulcer syndrome). Kombination von Defäkationsstörung mit solitärem Rektumulkus oder nichtulzeröser polypöser Läsion im Rektum, die histologisch durch Einsprossen der Muscularis mucosae zwischen die Krypten und teilweise deren zystische Erweiterung gekennzeichnet ist (Colitis cystica profunda).

(Stuhl-)Inkontinenz. Unfreiwilliger Verlust von Rektuminhalt. Grad I: nur von Flüssigkeit, Grad II: auch von geringen Mengen festen Stuhls, Grad III: völliges Fehlen der Kontinenz.

Streßinkontinenz. Inkontinenz, die nur bei plötzlichen intraabdominellen Druckerhöhungen, z. B. Husten oder Lachen, auftritt.

Dranginkontinenz (urge incontinence). Unfähigkeit, die Defäkation nach Auslösung des Stuhldrangs zu unterdrücken.

Überlaufinkontinenz (Impaktionsinkontinenz, overflow incontinence). Bei Stuhlimpaktion des Rektums auftretende Inkontinenz.

3.6 Therapie

Laxans (laxative). Substanz, die den Wassergehalt der Faezes steigert und deren primärer Angriffspunkt die Flüssigkeitsresorption oder aktive oder passive Sekretion des Kolons ist. Manche Laxanzien wirken zusätzlich primär prokinetisch. Der Begriff wird auch generell, d. h. unabhängig vom Wirkmechanismus, für Substanzen gebraucht, die das Stuhlvolumen erhöhen und die Defäkation erleichtern.

Laxanzienabusus. Nicht indizierter Gebrauch oder Überdosierung von Laxanzien. Der chronische Gebrauch von Laxanzien stellt bei gegebener Indikation und angemessener Dosierung keinen Abusus dar.

Prokinetikum. Substanz, die zu einer Beschleunigung des Transits (der Passage) in einem oder mehreren Abschnitten des Gastrointestinaltrakts führt und deren primärer Angriffspunkt die Motilität ist.

Biofeedback. Methoden, dem Patienten/Probanden autonome oder willkürliche Körperfunktionen synchron darzustellen, i. a. durch visuelle oder auditive Hilfsmittel.

Biofeedback-Training. Durch Biofeedback ermöglichtes Üben der willkürlichen Beeinflussung normalerweise unwillkürlicher oder nicht wahrgenommener Körperfunktionen.

Physiologie, Pharmakologie und funktionelle Untersuchungsmethoden des Kolons und Anorektums

4 Kolonmotilität und Defäkation

A. J. P. M. Smout

4.1 Einleitung

Die drei Hauptfunktionen des Kolons, die Resorption von Natrium und Wasser, der intraluminale Metabolismus von unverdauten Kohlehydraten durch Bakterien und die zeitliche Lagerung und kontrollierte Ausscheidung der Fäzes, stehen in engem Zusammenhang zueinander. Die motorische Aktivität des Kolons ist von primärer Bedeutung für letztgenannte Funktion, hat aber auch Einfluß auf die anderen Funktionen. Störungen der Kolonmotilität können zu Obstipation, Diarrhö oder Stuhlinkontinenz führen. Leider ist unsere Kenntnis der normalen oder gestörten Kolonmotilität beim Menschen noch ziemlich beschränkt, und viele unserer Konzepte basieren nicht auf konsistenten Ergebnissen geeigneter Untersuchungen. In diesem Kapitel wird versucht, die verfügbare Information über die Physiologie der Kolonmotilität zusammenzufassen.

4.2 Anatomie und Innervation

4.2.1 Anatomie

Das menschliche Kolon, ungefähr 1,5 m lang, wird gewöhnlich in die Appendix, das Zäkum, das Colon ascendens, das Colon transversum, das Colon descendens, das Colon sigmoideum, das Rektum und den Anus unterteilt. Den meisten dieser Teile kann keine spezifische motorische Funktion zugeschrieben werden.
Entlang dem ganzen Kolon, Rektum ausgenommen, ist die longitudinale Muskelschicht ungleichmäßig über die Zirkumferenz der Kolonwand verteilt. Die Muskelfasern sind in drei longitudinalen Bändern, den Taeniae coli, gruppiert. Diese Taenien befinden sich in etwa gleichen Abständen um den Umfang des Dickdarms. Das Kolon weitet sich zwi-

schen den Taenien aus, so daß ein sakkuläres Aussehen entsteht. Im Rektum ist die longitudinale Muskelschicht um die gesamte Wandzirkumferenz angeordnet; diese unterschiedliche Anatomie erklärt vielleicht Unterschiede zwischen der elektrischen Aktivität des Rektums und derjenigen mehr proximaler Dickdarmanteile.

Neben der Sakkulation kennt das menschliche Kolon auch die Haustrierung; so wird die durch zirkuläre Einschnürungen hervorgerufene Segmentierung bezeichnet (s. u.).

Der innere Analsphinkter, der lumennäher und ein wenig proximal vom äußeren Sphinkter liegt, ist kontinuierlich mit der inneren zirkulären Muskelschicht des Rektums verbunden und besteht aus glatten Muskelfasern. Der aus quergestreiften Muskelfasern bestehende äußere Analsphinkter steht in engem Kontakt mit der longitudinalen Muskelschicht des Rektums und hat auch enge Beziehungen zur Beckenbodenmuskulatur.

Der M. puborectalis ist ein schlingenförmiger Muskel, der vom Os pubis entspringt und in einem Bogen, hinter dem Rektum vorbei, zurück zum Os pubis zieht. Im Ruhezustand bewirkt der M. puborectalis eine Abknickung zwischen der longitudinalen Achse des Rektums und des Analkanals.

4.2.2 Innervation

Die Innervation des Kolons umfaßt ein intramurales und ein extramurales Nervensystem. Das extramurale System besteht in seinem parasympathischen Anteil aus Neuronen, die das Kolon über dem N. vagus (rechter Teil des Kolons) und durch die Nn. splanchnici pelvini (linker Teil des Kolons) erreichen. Der sympathische Anteil des extramuralen Nervensystems umfaßt Neurone, die den Grenzstrang passieren, in den oberen und unteren mesenterialen Ganglien synaptieren und das Kolon über perivaskuläre Plexus erreichen (Abb. 4.1).

Das intramurale Nervensystem besteht aus Neuronen, die in unterschiedliche Plexus gegliedert sind. Der größte dieser Plexus ist der Plexus myentericus (Auerbach). Die Dichte der Nervenzellen der Plexus ist am größten im proximalen Kolon. Im Rektum enthalten die Plexus dagegen nur wenige Ganglienzellen. Die Neurophysiologie der intramuralen Plexus des Kolons ist nur unvollständig bekannt. Es scheint jedoch klar zu sein, daß der Plexus neben cholinergen exzitatorischen und adrenergen inhibitorischen Neuronen auch exzitatorische Neurone enthält, die weder cholinerge noch adrenerge Transmitter enthalten. Die Überträger-

Anatomie und Innervation

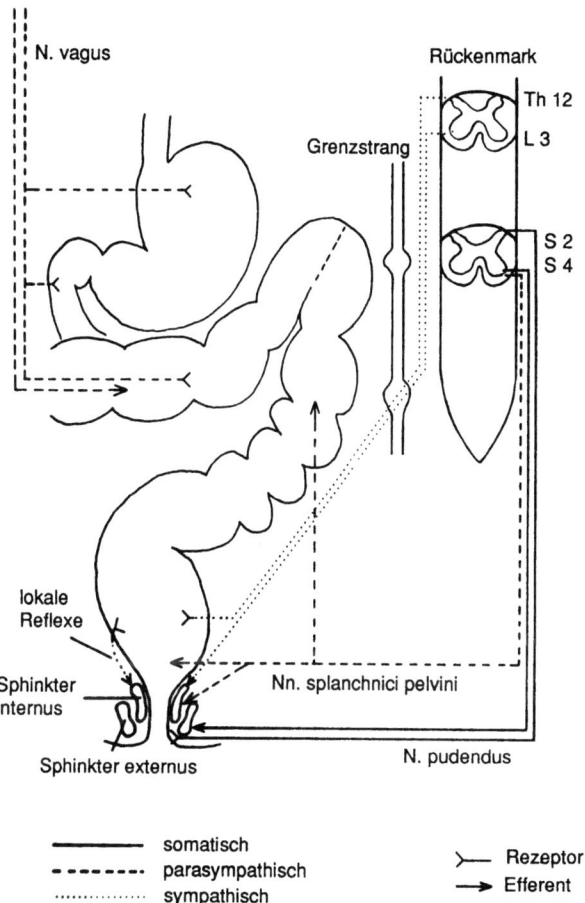

Abb. 4.1. Darstellung der für Defäkation und Kontinenz verantwortlichen Innervation. Die somatische Innervation des Analkanals erfolgt über den N. pudendus, der den externen Sphinkter innerviert und Afferenzen vom sensiblen Anoderm leitet. Die vagale Innervation erfolgt distal der linken Kolonflexur über die Nn. splanchnici pelvini, proximal über den N. vagus. Der sogenannte gastrokolische Reflex läuft somit über Afferenzen im N. vagus und über Efferenzen via Rückenmark über die Nn. splanchnici pelvini. Die sympathische Innervation bewirkt die tonische Kontraktion des Sphinkter internus. Über Dehnungsrezeptoren, die nicht in der Rektumwand, sondern pararektal liegen, wird der rektoanale Inhibitionsreflex ausgelöst, der durch intramurale Verbindungen vermittelt wird

substanz dieser Nerven ist noch nicht genau identifiziert. Vasoaktives Intestinales Polypeptid (VIP) und ATP scheinen jedoch dafür in Frage zu kommen [5].

Neben Nervenzellkörpern enthalten die Plexus auch dickere Nervenbündel. Diese verlaufen über kürzere oder längere Strecken in der Längsrichtung des Kolons nach proximal oder distal. Sie sind teilweise als intramural gelegene Nn. splanchnici pelvini aufzufassen. Eine ihrer Funktionen ist die Übertragung von Informationen zwischen verschiedenen Teilen des Kolons unabhängig vom extramuralen System. Diese longitudinalen Nervenbündel sind auch als „shunt fascicles" und als aszendierende Nerven des Kolons bekannt [5].

4.3 Untersuchungsmethoden

Die zur Verfügung stehenden Methoden zur Untersuchung der Kolonmotilität sind in Tabelle 4.1 zusammengefaßt.
Größtenteils stammen unsere Kenntnisse über die Motilität des Dickdarms aus Untersuchungen, die röntgenologische Techniken verwenden [3, 6, 7]. Diese Beobachtungen beim Menschen sind teilweise schon 80 Jahre alt [7]. Die Methode hat den Vorteil, daß sie Informationen über die kontraktile Aktivität des ganzes Dickdarms und gleichzeitig über den Transport des Koloninhalts liefert. Als Nachteil dieser Technik sollten

Tabelle 4.1. Methoden zur Untersuchung der Kolonmotilität (rektoanale Motilität nicht inbegriffen)

	In vitro anwendbar	In vivo anwendbar	Klinisch angewandt
Intrazelluläre Registrierung elektrischer Aktivität	×		
Extrazelluläre Registrierung elektrischer Aktivität	×	×	
Registrierung mit (extraluminalen) Dehnungsmeßstreifen	×	×	
Manometrie (intraluminal)	×	×	
Röntgenkinematographie		×	
Farbstoffpassage		×	×
Markerpassage		×	×
Radionuklidpassage		×	

einerseits die Strahlenbelastung und andererseits die schlechte Quantifizierbarkeit genannt werden.

Die Messung des intraluminalen Druckes ist eine besonders beim Menschen häufig angewandte Methode zur Untersuchung der Kolonmotilität [10–12]. Die Druckmessung kann mit Ballons oder mit perforierten Kathetern durchgeführt werden. Auch auf Dehnungsmeßstreifen basierende miniaturisierte intraluminale Druckaufnehmer können für diesen Zweck benutzt werden. Die intraluminale Druckmessung bringt dem Untersucher zwar objektive Daten und bietet die Möglichkeit, langfristig zu registrieren; problematisch ist aber, daß die registrierten Druckänderungen keine feste Relation zur Wandkontraktion haben und keine Information über den Transport des Koloninhalts liefern [5].

Mit Kraftaufnehmern, die auf der Serosaseite des Kolons angenäht werden, können die Kontraktionen des Dickdarms registriert werden. Die Anwendung dieser Technik ist auf Experimente mit Versuchstieren beschränkt [5].

Die Elektromyographie des Kolons kann auf zweierlei Weise durchgeführt werden. Die Elektroden können entweder von der Serosaseite (in den Experimenten meistens bei Versuchstieren) [14] oder vom Lumen aus angebracht werden (Untersuchungen beim Menschen). Die intraluminalen Elektroden können an die Schleimhaut festgesaugt [16] oder mit einer Klemmkonstruktion an einer Stelle fixiert werden [15]. Ein anderer Elektrodentyp, die Ringelektrode, ist mit keinerlei Fixierungsmechanismus versehen und kann sich demzufolge frei in Darmlumen bewegen. Selbst mit einer fixierten Elektrode ist es nicht immer sicher, daß die Elektrode noch in Kontakt mit der Schleimhaut steht; die Qualität der registrierten myoelektrischen Signale genügt also nicht zur ausreichenden Beurteilung des Schleimhautkontaktes.

Der Transport des Koloninhalts kann u. a. mit Radionuklidtechniken untersucht werden. Eine mit einem Radioisotop gemischte Substanz wird entweder von proximal (oral oder durch eine ins Zäkum eingeführte Sonde) oder von distal ins Kolon eingeführt. Die Geschwindigkeit des Transportes durch das Kolon kann mit einer Farbstofftechnik oder durch Röntgenuntersuchungen des Patienten nach Einnahme röntgendichter Marker kontrolliert werden. Auch die röntgenologische Untersuchung der Fäzes ist möglich.

Klinisch finden vor allem Untersuchungen des Anorektums Anwendung. Die oben erwähnten Untersuchungsmethoden für die mehr proximalen Kolonteile sind entweder zu invasiv oder tragen, mit Ausnahme der Markerpassage, auch heutzutage noch zu wenig zur Differentialtherapie bei, um von großer klinischer Bedeutung zu sein.

4.4 Kolonmotilität

Ältere Untersuchungen beim Menschen und an Versuchstieren haben gezeigt, daß die Motilität in verschiedenen Kolonteilen nicht identisch ist. Manche Autoren haben drei motorische Teile des Kolons unterschieden: das rechte Kolon, das linke Kolon und das Rektum.
Im rechten Kolon werden insbesondere antiperistaltische, retrograde Kontraktionen gefunden [3, 6]. Bei Katze und Hund haben diese retrograden Kontraktionen eine ziemlich große Regelmäßigkeit (Frequenz 5–6/min) [4]. Auch beim Menschen haben hier die Kontraktionen eine prädominante Frequenz von 5–6/min, aber höhere und niedrigere Frequenzen kommen oft vor [7].
Im linken Kolon (distales Colon transversum und Colon descendens) sind die Kontraktionen meistens von segmentierendem Charakter, das heißt, sie werden nicht über größere Abstände nach oral oder aboral fortgeleitet. Bei der Katze haben die Kontraktionen im linken Kolon eine etwas höhere Frequenz als im rechten Kolon oder im Rektum. Beim Menschen sind verschiedene Kontraktionsfrequenzen zwischen 1 und 13/min beschrieben worden [5, 7, 13]. Es sind dies segmentierende Kontraktionen der zirkulären Muskelschicht, die dem Kolon sein charakteristisches haustriertes Aussehen geben. Die Haustren sind keine fixierten, präexistenten Strukturen, sondern entstehen und verschwinden innerhalb von Sekunden oder Minuten [13].
Beim Menschen ist der dritte funktionelle Teil des Kolons, das Rektum, am besten untersucht. Auch hier haben die Kontraktionen eine sehr variable Frequenz (1–13/min). Bei einigen Untersuchungen werden zwei unterschiedliche, prädominante Frequenzbänder unterschieden, wobei eine Frequenz bei rund 3/min und eine andere bei 6/min lag [15, 16]. Dieser Befund konnte bei anderen Untersuchungen jedoch nicht bestätigt werden.
Bei der Registrierung des intraluminalen Drucks im distalen Kolon fallen nicht nur die sehr variable Frequenz der Kontraktionen, sondern auch ihre sehr variable Konfiguration auf (Abb. 4.2). Außerdem lassen die Druckkurven keine konstante Fortleitungsrichtung und Geschwindigkeit erkennen. Da es kaum möglich ist, die Kontraktionen auf eine andere Weise zu quantifizieren, wird die Kolonmotilität oft durch Berechnung eines „Motilitätsindex" analysiert. In der Literatur sind mehrere Index-Berechnungsweisen beschrieben worden, die zu nicht vergleichbaren Resultaten führen. Ein Motilitätsindex gibt keinerlei Aussage über die Charakteristika der einzelnen Kontraktionen.

Kolonmotilität

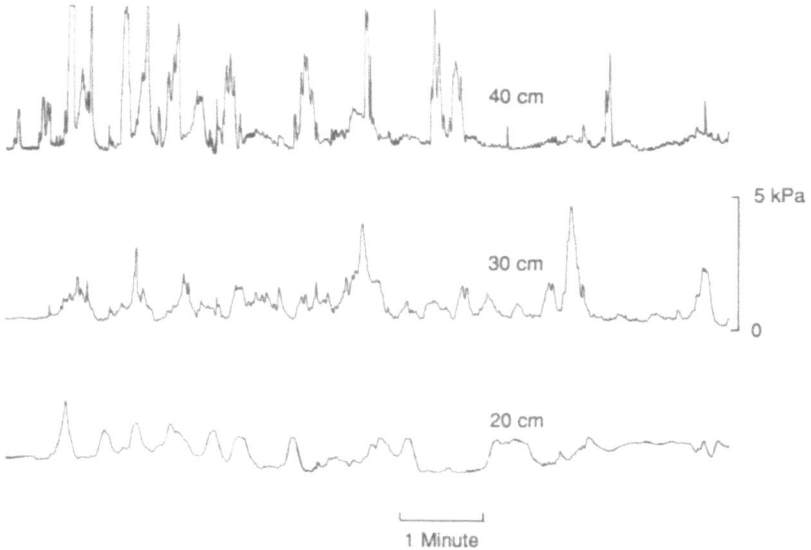

Abb. 4.2. Intraluminale Druckregistrierung von drei Stellen im menschlichen Kolon (gesunder Proband: 20 cm, 30 cm und 40 cm proximal des Analrandes). Die Frequenz der Kontraktionen, ihre Konfiguration und ihre Fortpflanzung ist von Ort zu Ort und von Minute zu Minute sehr unterschiedlich

Nichtsdestoweniger kann die Anwendung eines Motilitätsindex Informationen über die Kolonmotilität unter verschiedenen experimentellen Bedingungen, wie zum Beispiel während einer Langzeitmanometrie über 24 h, verschaffen [11]. Durch diese Langzeituntersuchungen konnte gezeigt werden, daß die Dickdarmmotilität zwischen den Mahlzeiten und während der Nacht sehr gering ist. Beim Aufwachen und nach jeder Mahlzeit nimmt sie jedoch sprunghaft zu (Abb. 4.3).
Sogenannte Massenbewegungen kommen in allen Teilen des Kolons vor. Diese Bewegungen werden beim Menschen nur gelegentlich beobachtet: wahrscheinlich treten sie nur einige Male pro Tag, insbesondere nach dem Essen auf [7, 11, 13]. Diesen Massenbewegungen geht zeitlich das Verschwinden der haustralen (segmentierenden) Kontraktionen voraus. Sie bewegen sich mit relativ hoher Geschwindigkeit (1 cm/s) in distaler Richtung fort (Abb. 4), wobei sie größere Mengen Fäzes in Richtung Rektum transportieren und damit den Prozeß der Defäkation in Gang setzen können.
Die Ergebnisse mancher Studien legen das Konzept nahe, daß die Motilität des Sigmoids ein hemmender Faktor für den Transport von Dick-

Kolonmotilität und Defäkation

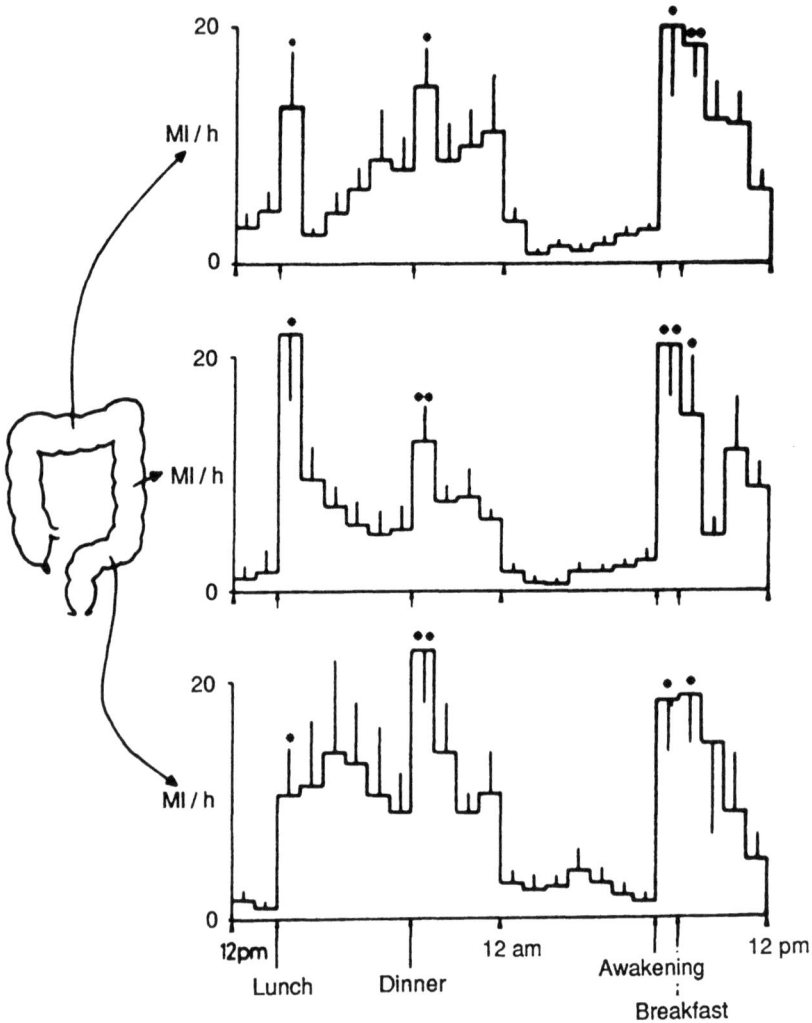

Abb. 4.3. Variabilität der Kolonmotilität während des Tages. Die Motilitätsindices (MI) im Colon transversum, Colon descendens und Colon sigmoideum sind graphisch wiedergegeben (Mittelwerte ±SEM). Die Sterne geben signifikante Differenzen der Nüchternwerte an. (Mit Genehmigung der Autoren und des Herausgebers entnommen aus Narducci F et al. [11])

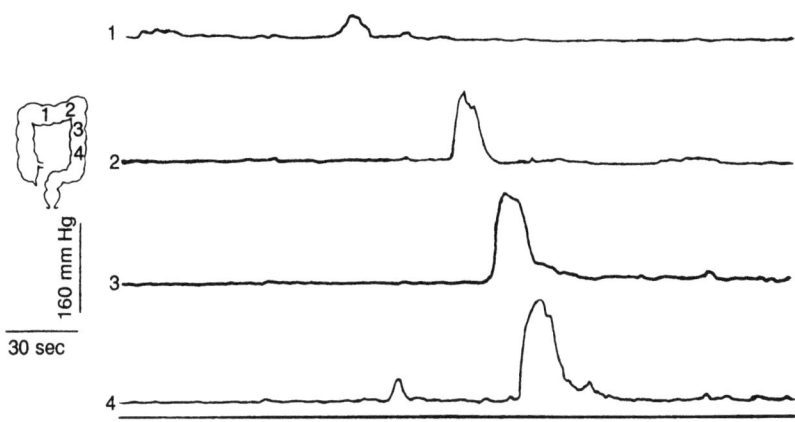

Abb. 4.4. Massenkontraktion, registriert mit intraluminaler Druckmessung im menschlichen Kolon (Mit Genehmigung der Autoren und des Herausgebers entnommen aus Narducci F et al. [11])

darminhalt ist [13]. Nach diesem Konzept führt motorische Hyperaktivität des Sigmas zu Obstipation, während Hypoaktivität zu Diarrhö beitragen kann. Andere Motilitätsstörungen, die zum Entstehen von Obstipation und Diarrhö beitragen, werden an anderen Stellen diskutiert.

4.5 Rektoanale Motilität und Defäkation

Die plötzliche Dehnung des Rektums (entweder durch Ankunft von Fäzes oder durch Aufblasen eines Ballons) führt zur Auslösung des rektoanalen Inhibitionsreflexes. Dieser Reflex hat ein unwillkürliches Relaxieren des aus glatter Muskulatur bestehenden inneren Analsphinkters zur Folge. Gleichzeitig kontrahieren sich der äußere Analsphinkter und die Beckenbodenmuskulatur. Dadurch gelangt eine kleine Menge Rektuminhalt in den oberen Teil des Analkanals. Rezeptoren im proximalen Teil des Analkanals ermöglichen hier eine Diskrimination zwischen festem, flüssigem oder gasförmigem Rektuminhalt.

Eine Dehnung des Rektums ruft auch Sensationen hervor, die die Person warnen, daß eine Defäkation möglich ist oder droht. Die Rezeptoren für diese Wahrnehmung scheinen im Beckenboden lokalisiert zu sein; nach Rektumextirpation bleiben sowohl der rektoanale Inhibitionsreflex als der Defäkationsreiz erhalten [12].

Wenn das Individuum die Defäkation zulassen will, müssen eine Reihe willkürlicher Muskelrelaxationen stattfinden. Zunächst muß der äußere Analsphinkter erschlaffen. Dann relaxiert der M. puborectalis, wodurch der rektoanale Winkel stumpfer wird. Außerdem erschlaffen die anderen Beckenbodenmuskeln, womit eine Senkung des Beckenbodens von 1-2 cm eintritt. Diese Vorgänge können mittels röntgenologischer Techniken (Defäkographie) auch beim Menschen (Patienten) dargestellt und untersucht werden. Während der normalen Defäkation ist das Anspannen der Bauchmuskeln von untergeordneter Bedeutung. Kontraktionen des Rektums und möglicherweise auch weitergehende Massenkontraktionen sorgen für die Zufuhr von Fäzes. Es ist nachgewiesen worden, daß manche Personen das gesamte linke Kolon während des Prozesses der Defäkation entleeren [12, 13]. Wahrscheinlich sind rektokolische und anokolische Reflexe, die über die "shunt fascicles" verlaufen, in diesen Vorgang mit einbezogen [5].

4.6 Steuerungssysteme

4.6.1 Myogene Steuerung

Die glatte Muskulatur des Magens und des Dünndarms generiert zwei unterschiedliche elektrische Aktivitäten, die auch mit extrazellulären Elektroden registriert werden können [14]. Eines dieser elektrischen Phänomene ist immer nachweisbar, unabhängig davon, ob die Zellen motorisch aktiv sind oder nicht. Diese Aktivität ist unter anderem als "electrical control activity" (ECA) oder "slow waves" bekannt. Im proximalen Teil des Gastrointestinaltrakts ist die ECA sehr regelmäßig und bewegt sich in aboraler Richtung fort. Eine zweite Form elektrischer Aktivität ist die schnellere "Spike"-Aktivität oder "electrical response activity" (ERA). ERA kommt nur intermittierend vor und superponiert die ECA. Wenn ERA auftritt, folgt eine Kontraktion. Auf diese Weise bestimmt die ECA, zu welchem Zeitpunkt eine Kontraktion auftreten *kann,* die ERA bestimmt, ob wirklich eine Kontraktion auftritt.
Im Kolon der Katze und des Hundes sind regelmäßige ECA und ERA erkennbar (Abb. 4.5). Die ECA-Frequenz steigt von 4,5/min im proximalen Teil bis zum 6,0/min im distalen Teil des Kolons an [4]. Diese Frequenzen stimmen mit den Kontraktionfrequenzen, die im Katzenkolon registriert wurden, gut überein [4, 6]. Beim Menschen ist die ECA im Kolon in situ viel unregelmäßiger als bei Katze oder Hund (Abb. 4.6). Man-

Steuerungssysteme

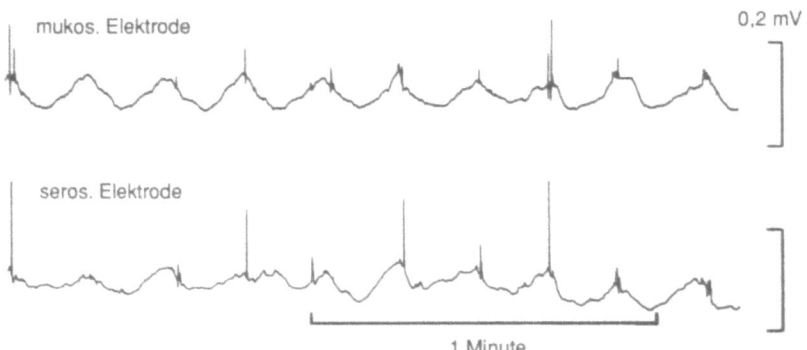

Abb. 4.5. Regelmäßige ECA und ECA-assoziierte ERA (DERA) im Kolon eines narkotisierten Hundes. Die elektrische Aktivität wurde simultan von einer mukosalen Elektrode und von einer serosalen Elektrode abgeleitet

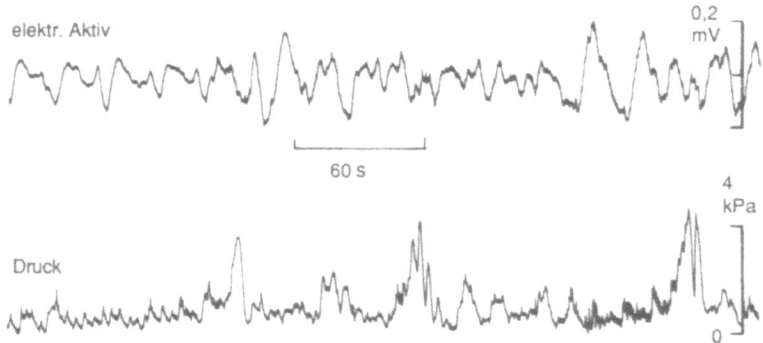

Abb. 4.6. Elektrische und mechanische Aktivität des menschlichen Kolons in vivo (Sigmoid, mukosale Elektrode und perfundierter Manometriekatheter). Die ECA ist sehr unregelmäßig, Spikes sind kaum erkennbar

che Autoren haben beschrieben, daß bis zu 80% der Zeit keine ECA nachgewiesen werden kann [15, 16].
Diese Befunde können durch entsprechende Untersuchungen an in-vitro-Streifen der menschlichen Kolonmuskulatur besser verstanden werden [8, 9]. In zirkulären Muskelstreifen wurde ECA mit sehr variablen Frequenzen zwischen 1 und 60/min registriert. Kontraktionen, die im Zusammenhang mit sehr hochfrequenter ECA (über 12/min) auftraten, fusionierten. Für das Auftreten von schwachen Kontraktionen erschien die Anwesenheit von ERA nicht unbedingt notwendig.

27

Eine Besonderheit der Dickdarm-ECA ist, daß sie gegenüber Dehnung und Aktivierung durch Neurotransmitter und Hormone sehr empfindlich ist [8, 9]. In Magen und Dünndarm ist die ECA dagegen in hohem Maße unbeeinflußbar durch externe Stimuli; die ECA imponiert hier als ein autonomer myogener Prozeß.

Auch die ERA oder Spike Aktivität ist im menschlichen Kolon in vivo viel pluriformer als im Magen oder Dünndarm [14]. Ihre Amplitude ist oft niedrig. Spikes, die sich über mehrere "slow waves" erstrecken ["long spike bursts" (LSB) oder "continuous ERA" (CERA)] sind im menschlichen Kolon nicht ungewöhnlich. Sie induzieren lange, tonische Kontraktionen des Dickdarms. Die kürzeren, auf einen Slow-wave-Zyklus beschränkten "spike bursts", ["short spike bursts" (SSB) oder "discrete ERA" (DERA)] führen dagegen zu phasischen Kontraktionen des Dickdarms (Abb. 4.6). Im menschlichen Kolon in vivo ist eine dritte Art elektrischer Aktivität, die mit Kontraktionstätigkeit verbunden ist, beschrieben worden. Es handelt sich hier um eine hochfrequente sinusoidale Oszillation (25–40 Zyklen/min). Dieses Phänomen wird von Sarna et al. [14] als "contractile electrical complex" (CEC) bezeichnet. Der CEC ist verbunden mit tonischer Kontraktionstätigkeit. Es scheint möglich, daß diese Aktivität mit der durch Huizinga in vitro beschriebenen ECA der longitudinalen Muskelschicht identisch ist [8, 9].

Aus dem hier Dargestellten wird deutlich, daß das relativ einfache Konzept der myogenen Steuerung der Motilität des Magens und Dünndarms nicht auf das Kolon übertragbar ist. Es ist darüber hinaus fragwürdig, ob der Ausdruck "electrical control activity", der von den elektrischen Phänomenen im oberen Gastrointestinaltrakt übernommen wurde, geeignet ist, um die oszillatorischen Potentialänderungen im menschlichen Dickdarm zu beschreiben.

4.6.2 Neurogene Steuerung

Bei der neurogenen Steuerung der Kolonmotilität sind, wie erwähnt, intra- und extramurale Systeme beteiligt (Abb. 4.1). Im allgemeinen stimulieren die parasympathischen Nerven die Kontraktionstätigkeit des Kolons, die orthosympathischen dagegen hemmen sie. Verschiedene Formen von Streß haben über diese Nervenbahnen wesentlichen Einfluß auf die Kolonmotilität [1, 10]. Die Durchtrennung der parasympathischen Nn. splanchnici pelvini führt zu Hypomotilität und Dilatation des linken Kolons.

Rückenmarksläsionen oberhalb S 2 führen zu einem Verlust der analen Sensibilität und der Willkürkontinenz. Außerdem erlischt der sogenannte gastrokolische Reflex ab der linken Kolonflexur. Die reflektorische Erschlaffung des inneren Sphinkters bei Rektumdehnung bleibt dagegen erhalten. Sitzt die Läsion aber in Höhe von S 2 oder S 3 oder im Kaudabereich, so ist zusätzlich der Inhibitionsreflex gestört und es resultiert eine Stuhlimpaktion mit Überlaufinkontinenz [12]. Läsionen des Nervus pudendus beeinträchtigen die Kontinenzfunktion.

Der rektoanale Inhibitionsreflex bleibt auch nach Zerstörung aller extramuralen Nerven teilweise erhalten: er verläuft über Bahnen, die sich in der Wand des Kolons befinden. Die intramuralen neuronalen Netzwerke sind wichtig für lokale Reflexe, durch welche der Koloninhalt Einfluß auf Motilität und Transport ausübt.

4.6.3 Hormonelle Steuerung

Viele gastrointestinale Peptide haben bei exogener Verabreichung eine stimulierende (z. B. Gastrin, Cholecystokinin, Substanz P, Enkephaline) oder hemmende (z. B. Glukagon, VIP, Sekretin) Wirkung auf die Kolonmotilität. Aber nicht alle beobachteten Effekte sind physiologisch von Bedeutung. Physiologische Dosen von Gastrin und Choleystokinin erhöhen die Kolonmotilität beim Menschen. Die postprandiale Freisetzung dieser Hormone aus dem proximalen Dünndarm scheint eine Rolle bei der postprandialen Motilitätszunahme des Dickdarms zu spielen. Allerdings sind beim gastrokolischen Reflex auch andere hormonelle und neuronale Mechanismen beteiligt [5, 12].

Manche hormonellen Substanzen wirken nicht primär als zirkulierende Hormone, sondern beeinflussen die Kolonmotilität durch neuronale Impulstransmission oder durch einen parakrinen Sekretionsmechanismus (z. B. VIP, Somatostatin, Enkephalin).

4.6.4 Steuerung durch intraluminale Faktoren

Eines der auffälligsten Kennzeichen des Kolons ist, daß seine Motilität sehr empfindlich auf Faktoren reagiert, die vom Lumen aus ihre Wirkung ausüben. In manchen in vitro-Experimenten war das menschliche Kolon nicht nur mechanisch, sondern auch elektrisch inaktiv, solange keine Dehnungsstimuli angeboten wurden [8, 9] (Abb. 4.7). In-vivo-Untersuchungen haben gezeigt, daß ein kritisches Dehnungsvolumen not-

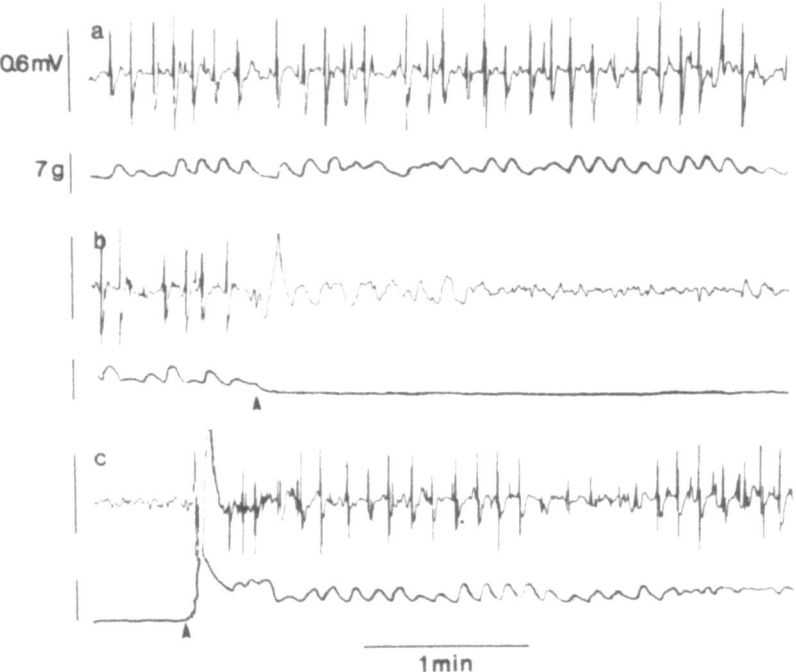

Abb. 4.7 a–c. In vitro (sucrose gap) Registrierung elektrischer und mechanischer Aktivität der zirkulären Muskulatur des menschlichen Kolons. **a** Während Dehnung des Streifens sind ECA, ERA und phasische Kontraktionen vorhanden. **b** Nach Beseitigung der Dehnung (Pfeil) verschwindet alle Aktivität. **c** Erneute Dehnung führt zu erneuter elektrischer und mechanischer Aktivität. (Mit Genehmigung der Autoren und des Herausgebers entnommen aus Huizinga JD et al. [8])

wendig ist, bevor propulsive Kontraktionstätigkeit auftritt. Die durch Zusatz von Kleie zur Nahrung hervorgerufene Beschleunigung des Kolontransits ist mit spezifischen Änderungen der Kolonmotilität verbunden, die aber von Spezies zu Spezies verschieden zu sein scheinen.

Über das Bestehen eines peristaltischen Reflexes im Kolon (Exzitation proximal vom Reiz, Inhibition distal) besteht noch keine volle Klarheit; durch Bayliss and Starling [2] wurde beim Hund ein solcher typischer peristaltischer Reflex gefunden, aber nicht alle anderen Untersucher haben dies bestätigen können.

Die Infusion von Fett in das proximale Kolon ruft fortgeleitete Druckwellen hervor, beschleunigt den Transport durch das Kolon und führt zu früher Defäkation. Eine Dehnung des Rektums verursacht Kontraktionen in mehr proximalen Teilen des Kolons (rektokolische Reflexe) [12].

4.7 Zusammenfassung und Schlußfolgerungen

Soweit es sich um die Motilität handelt, ist das Kolon besonders beim Menschen der zweifellos dunkelste Teil des Gastrointestinaltrakts. Die kontraktile Aktivität ist schwer zu quantifizieren, die elektrische Aktivität verdient kaum das Prädikat Steueraktivität, und über mögliche Steuermechanismen sind wir kaum informiert. Es ist fast unvorstellbar, wie das Kolon mit seiner scheinbar chaotischen Motilität unter normalen Umständen einen so geordneten Transport sowie die Speicherung von Fäzes zustande bringen kann. Über die Motilität des Anorektums und des angrenzenden Beckenbodens sind wir besser informiert. Demzufolge ist die klinische Anwendung physiologischer Kenntnisse in diesem Kolonteil wesentlich besser möglich als in mehr proximal gelegenen Kolonabschnitten.

Literatur

1. Almy TP, Tulin M (1947) Alterations in colonic function in man under stress. I. Experimental production of changes simulating the irritable colon. Gastroenterology 8:616–626
2. Bayliss WM, Starling EH (1900) The movements and the innervation of the large intestine. J Physiol (Lond) 26:107–118
3. Cannon WB (1902) The movements of the intestines studied by means of the rontgen rays. Am J Physiol 6:251–277
4. Christensen J, Anúras S, Hauser RL (1974) Migrating spike bursts and electrical slow waves in the cat colon: effect of sectioning. Gastroenterology 66:240–247
5. Christensen J (1987) Motility of the colon. In: Johnson LR (ed) Physiology of the gastrointestinal tract. Raven, New York, pp 665–693
6. Elliot TR, Barclay-Smith E (1904) Antiperistalsis and other muscular activities of the colon. J Physiol (Lond) 31:272–304
7. Hertz AF, Newton A (1913) The normal movements of the colon in man. J Physiol (Lond) 47:57–65
8. Huizinga JD, Daniel EE (1985) Control of human colonic motor function. Dig Dis Sci 31:865–877
9. Huizinga JD (1986) Electrophysiology of colon motility. Clin Gastroenterol 15:879–901
10. Narducci F, Snape WJ, Battle WM, London RL, Cohen S (1985) Increased colonic motility during exposure to a stressful situation. Dig Dis Sci 30:40–44

11. Narducci F, Bassotti G, Gaburri M, Morelli A (1987) Twenty-four hour manometric recording of colonic motor activity in healthy man. Gut 28:17–25
12. Read NW, Timms JM (1986) Defecation and the pathophysiology of constipation. Clin Gastroenterol 15:937–965
13. Ritchie JA (1971) Movement of segmental constrictions in the human colon. Gut 12:350–355
14. Sarna SK, Waterfall WR, Bardakjian BL, Lind LF (1981) Types of human colonic electrical activities recorded postoperatively. Gastroenterology 81:61–70
15. Snape WJ, Carlson GM, Cohen S (1976) Colonic myoelectric activity in the irritable bowel syndrome. Gastroenterology 70:326–330
16. Taylor I, Duthie HL, Smallwood R, Linkens R (1975) Large bowel myoelectrical activity in man. Gut 19:808–814

5 Pharmakologie des Kolons und des Analkanals

J. A. J. Schuurkes*

5.1 Einleitung

Die Zahl der Publikationen, die sich mit den Wirkungen von Pharmaka auf die Kolonmotilität beim Menschen beschäftigt, ist begrenzt. Die meisten Daten stammen aus Tierstudien. Aus vergleichenden anatomischen und physiologischen Studien geht hervor, daß unter den einzelnen Teilen des Gastrointestinaltraktes das Kolon die größten speziesbedingten Unterschiede aufweist. Dadurch werden Extrapolationen von einer Spezies auf eine andere erschwert oder unmöglich gemacht. Das Ziel dieses Beitrages besteht in einer Übersicht über die Wirkungen endogener Substanzen und exogener Arzneimittel auf die Kolonmotilität. Zu den endogenen Substanzen gehören Acetylcholin, Norepinephrin und Peptide, während die exogenen Arzneimittel Anticholinergika, α- und β-adrenerge Antagonisten, Spasmolytika, Opiate, Laxanzien und prokinetische Benzamide umfassen. Der Beitrag geht nicht auf den Ursprung der endogenen Substanzen (Freisetzung im Lumen, Mastzellen, enterochromaffine Zellen, intramurale Nerven, zirkulierende Botenstoffe, intrinsische Nerven) ein. Die Quellen dieser Substanzen können entweder im Kolon selbst, ebensogut aber in Strukturen außerhalb des Kolons liegen.

Die integrierte Kooperation zwischen den verschiedenen Schichten der Kolonwand, d. h. der Mukosa, der Submukosa und der Lamina muscularis, erlaubt nicht immer eine Unterscheidung des Angriffes eines Arzneimittels direkt an der Muskelhülle oder indirekt über eine Beeinflussung der Mukosastrukturen. Abbildung 5.1 zeigt die möglichen Angriffspunkte eines Arzneimittels, das direkt auf die Muskelschicht des Kolons (1–6) oder indirekt über andere Strukturen (a–e) wirkt. Das Kolon reagiert, wie auch der Dünndarm, auf Dehnung mit einer motori-

---

* Der Autor dankt Herrn J. Peeters für die Literaturrecherchen, Herrn L. Leijssen und Frau L. Geentjens für die Manuskriptherstellung, und Herrn Dr. Ch. Hörig für die deutsche Übersetzung.

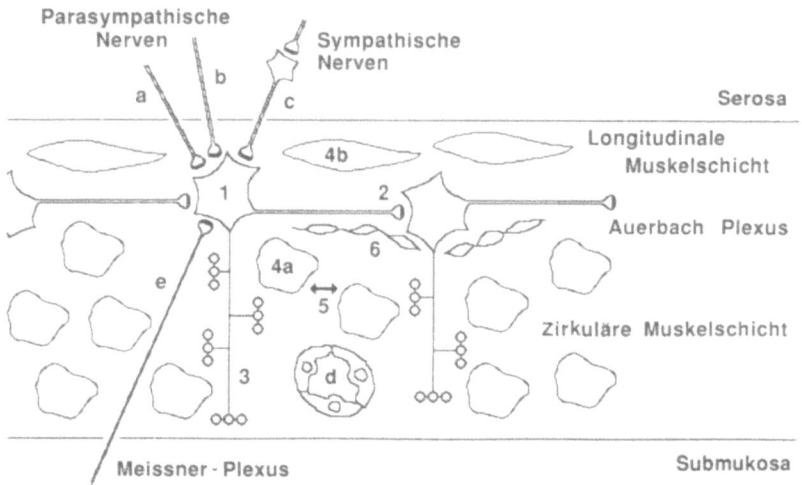

Abb. 5.1 a–e. Mögliche Angriffspunkte von Arzneimitteln an der intestinalen Muskularis: 1. Neuronenzellkörper im myenterischen (Auerbach'schen) Plexus, 2. Gangliennervenendigung, 3. intermuskuläre Nervenendigung, 4. glatte Muskelzelle in der **a** zirkulären, **b** longitudinalen Muskelschicht, 5. Zellkopplung, 6. Cajal' Interstitialzellen. Parasympathische **a** cholinerge Nervenendigung, **b** non-adrenerge, non-cholinerge Nervenendigung; sympathische **c** adrenerge Nervenendigung, **d** Kapillare, **e** Nervenfaser mit Ursprung im submukosalen (Meissner'scher) Plexus

schen Reaktion. Daher können Arzneimittel, die den transepithelialen Transport beeinflussen, indirekt eine Veränderung des motorischen Verhaltens erzeugen (Abb. 5.1 e), die durch Nervenfasern aus der Mukosa-Submukosa vermittelt werden.

Wie Abb. 5.1 zeigt, können Arzneimittel ihre Wirkungen über verschiedene Zielgewebe ausüben. Außerdem können sie verschiedene Teile des Dickdarms unterschiedlich beeinflussen. Es lassen sich dabei zumindest zwei funktionell verschiedene Regionen unterscheiden, das aszendierende und transversale Kolon neben dem deszendierenden Kolon mit dem Rektosigmoid. Der Ursprung dieser beiden Regionen und damit ihrer extrinsischen Innervierung ist unterschiedlich. Während das proximale Kolon sich vom Mitteldarm ableitet, stammt das distale Kolon vom Enddarm. Die parasympathische Innervierung des proximalen Kolons erfolgt durch den N. vagus, während das distale Kolon durch Beckennerven innerviert ist [26]. Die beiden Kolonregionen können anders als der innere und der äußere Analsphinkter reagieren. Die rektosigmoidale Anschlußstelle kann als Sphinkterregion fungieren [4].

5.2 Neurotransmittersysteme

5.2.1 Extrinsische Nerven

Die extrinsische Nervenkomponente umfaßt die parasympathischen (N. vagus und Nn. pelvici) und die sympathischen Nerven (N. splanchnicus sowie Nerven, die vom unteren Mesenterialganglion ausgehen). Der N. vagus enthält exzitatorische Fasern cholinerger und nicht-cholinerger Natur, während in den Beckennerven auch nicht-adrenerge, nicht-cholinerge inhibitorische Fasern vorhanden sind. Die sympathischen Nerven bestehen vorwiegend aus adrenerg-inhibitorischen Fasern [26]. Potentielle Neutrotransmitter sind neben Acetylcholin für die parasympathischen und Norepinephrin für die sympathischen Nerven auch VIP (ATP), Substanz P, Enkephaline, Somatostatin, Gastrin-Cholecystokinin, Serotonin und Histamin [11, 29].

5.2.2 Enterische Nerven

Obwohl die klassische Einteilung des peripheren Nervensystems nur zwei Klassen – das parasympathische und das sympathische Nervensystem – kennt, haben neuere Untersuchungen klar die Bedeutung einer dritten Klasse, des enterischen Nervensystems, nachgewiesen. Die meisten extrinsischen Nervenfasern haben Berührungsstellen mit den Ganglien des myenterischen Plexus. Das enterische Nervensystem kontrolliert die Kolonaktivität, die durch extrinsische Einflüsse moduliert wird.

Das Vorhandensein einer intrinsischen neurogenen Aktivität läßt sich leicht anhand von isoliertem Gewebe des Colon ascendens des Meerschweinchens nachweisen (Abb. 5.2). Eine Blockade der intrinsischen Nerven mit Tetrodotoxin verstärkt den Basaltonus. Die physiologische Bedeutung des myogenen Tonus für die Kolonmotilität ist aufgrund des Fehlens relevanter in-vivo-Daten noch nicht geklärt.

Jedoch können die intrinsischen Eigenschaften der glatten Muskelzellen eine wesentliche Rolle bei der Bestimmung des motorischen Verhaltens des Kolons spielen. Diese Eigenschaften (z. B. die prozentuale Kopplung zwischen den glatten Muskelzellen) sind für die periodische Aktivität, die durch cholinerge Agonisten in Gegenwart von Neuronenblockern wie Tetrodotoxin entsteht, verantwortlich [28, 48]. Dieses stimulusinduzierte Verhaltensmuster der myogenen Aktivität ähnelt der long spike burst-(LSB-)Aktivität, die man in vivo beobachtet (s. Kap. 4) [28].

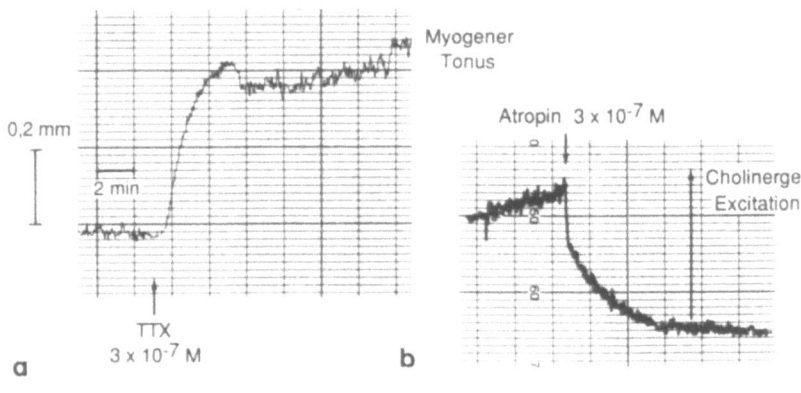

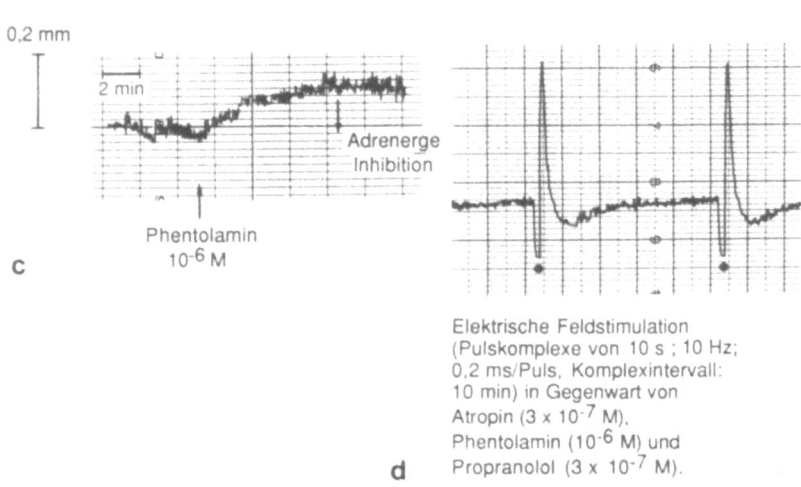

Abb. 5.2 a–d. Wirkung von **a** Tetrodotoxin (TTX), **b** Atropin, **c** Phentolamin und von **d** non-adrenerg-non-cholinerger Nervenstimulation auf den Tonus des Colon ascendens des Meerschweinchens – Hinweis auf die intramurale Nervenaktivität

Die Tonuserhöhung nach Nervenblockade zeigt an, daß in diesen Präparaten der inhibitorische Tonus die exzitatorischen Kräfte übertrifft (Abb. 5.2a). Die durch Atropin hervorgerufene Relaxation beweist, daß der Basaltonus hauptsächlich auf Acetylcholinfreisetzung zurückzuführen ist (Abb. 5.2b). Durch Zusatz von Phentolamin läßt sich die Anwesenheit eines inhibitorischen adrenergen Tonus des Präparates nachweisen (Abb. 5.2 c). Die adrenerge Hemmung ist im Vergleich zur cholinergen Exzitation gering, so daß andere, nicht-adrenerge Hemmfaktoren an der Regelung des Kolontonus beteiligt sein müssen. Ein Beispiel für eine solche inhibitorische Komponente ist die durch elektrische Nervenstimulation in Anwesenheit von Atropin, Phentolamin oder Propranolol hervorgerufene Relaxation. Der nicht-andrenergen, nicht-cholinergen (NANC) Relaxation folgt eine NANC-Exzitation (Abb. 5.2 d).

5.2.3 Cholinerge Nerven

Acetylcholin ist der wesentlichste Neurotransmitter im Gastrointestinaltrakt. Die Acetylcholinfreisetzung wird durch inhibitorische adrenerge Nerven moduliert. Der cholinerge Stimulus beeinflußt nicht nur den kontraktilen Status der glatten Muskelzellen, sondern er wirkt auch auf die Kopplung zwischen den einzelnen Zellen [28] ein und führt damit zum Fortschreiten der Kontraktion.

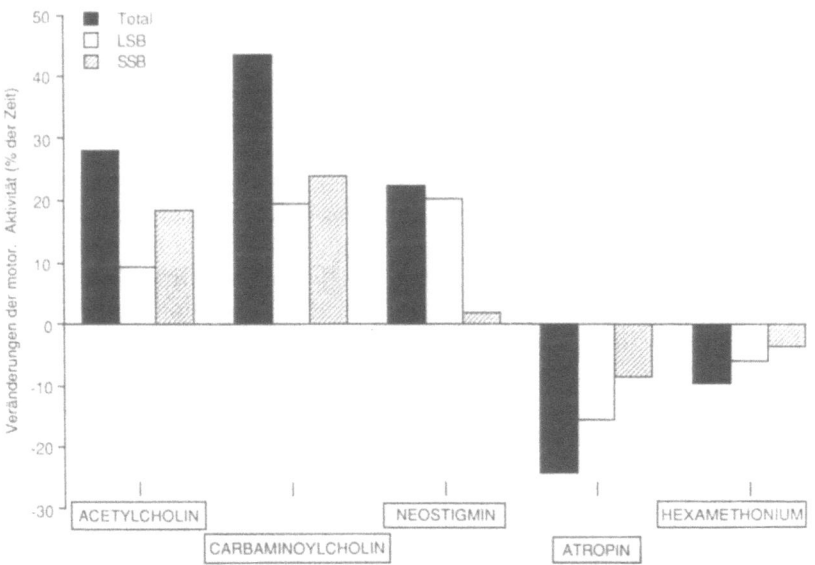

Abb. 5.3. Wirkung cholinerger Agonisten und Antagonisten auf die elektrische Aktivität des Kolons beim wachen Hund. *LSB* lange Spitzenentladung (propulsiv), *SSB* kurze Spitzenentladung (nicht-propulsiv), Total = LSB + SBB. (N. Garcia-Villar [22])

Weiterhin vermag eine subaktive Menge eines cholinergen Stimulators die Reaktion auf andere Agonisten, z. B. Peptide, die allein unwirksam wären, zu amplifizieren [38]. Daneben beeinflussen die meisten Peptide auf indirektem Wege die Acetylcholinfreisetzung.
Garcia-Villar untersuchte mehrere Arzneimittel auf ihren Einfluß auf die LSB- und SSB-(short spike burst-)Aktivität des Kolons. Cholinerge Agonisten verstärken die Kolonmotilität (Abb. 5.3) [22]. Neostigmin verstärkt spezifisch die LSB-Aktivität und führt zu Maximal-(Giant-) Kontraktionen und Defäkation [31]. Atropin reduziert deutlich die Kolonmotilität, während Hexamethonium als Blocker der nikotinergen Gangliensynapsen nur einen mäßigen Hemmeffekt zeigt. Dies deutet auf das Vorliegen von nicht-nikotinergen exzitatorischen Nervenfasern hin.
Obwohl Anticholinergika, z. B. Atropin, nur einen mäßigen und kurzen Einfluß auf die Kolonmotilität in vivo haben [11], können sie die motorische Reaktion auf Nahrungseinnahme im Kolon transversum und Sigma vermindern [6].

5.2.4 Nicht-adrenerge, nicht-cholinerge Nerven

Die elektrische Stimulation von Kolonstreifen unter Blockade der cholinergen und adrenergen Rezeptoren induziert eine Relaxation, der eine Kontraktion folgt (Abb. 5.2). Man nimmt an, daß diese NANC-Reaktionen eine wesentliche Rolle für die Kolonmotilität und die Defäkation spielen.
Die Anwesenheit von exzitatorischen NANC-Fasern im N. vagus wurde durch die Hemmung der Kolonmotilität bei Kühlung in Gegenwart von Atropin nachgewiesen [50]. Rektale Stimulation erzeugt exzitatorische Reaktionen, die durch cholinerge und NANC exzitatorische Beckennerven und inhibitorische Reaktionen, z. B. die Relaxation des inneren Analsphinkters durch NANC-Nerven, vermittelt werden [1].
Potentielle Neurotransmitter der NANC inhibitorischen Fasern sind vasoaktives Intestinalpeptid (VIP) und ATP, während in den exzitatorischen Fasern Substanz P und Enkephaline diese Rolle übernehmen [1, 11, 25, 29].

5.2.5 Adrenerge Nerven

Sowohl Norepinephrin als auch Isoprenalin vermindern die motorische Kolonaktivität (Abb. 5.4) [22]. Dopamin hat einen mäßigen exzitatori-

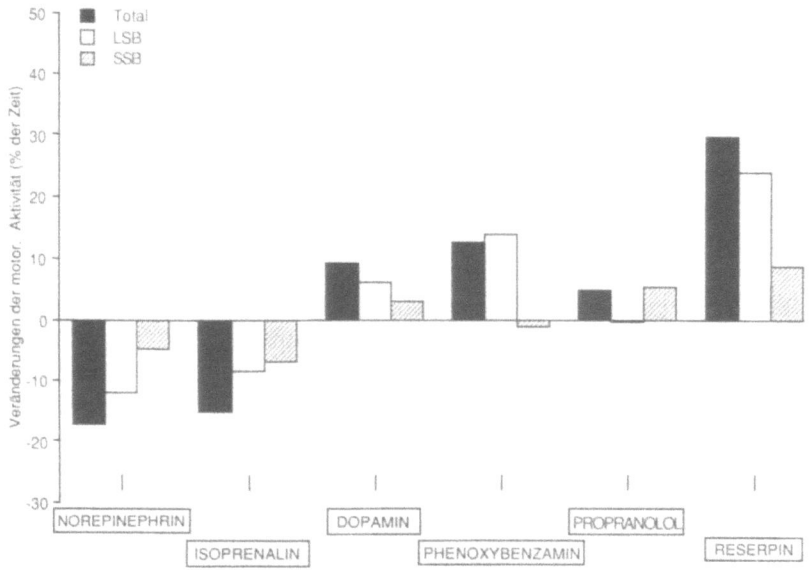

Abb. 5.4. Wirkung adrenerger Agonisten und Antagonisten auf die elektrische Kolonaktivität des wachen Hundes. *LSB* lange Spitzenentladung (propulsiv), *SSB* kurze Spitzenentladung (nicht-propulsiv), Total = LSB + SBB. (Nach Garcia-Villar 1979)

schen Effekt, doch ist eine physiologische Beeinflussung durch Vermittlung der Dopamin-D_2-Rezeptoren nicht sehr wahrscheinlich, da der peripher angreifende Dopaminantagonist Domperidon die Kolonmotilität nicht verändert, obgleich er die Dopaminwirkung antagonisiert [35]. Durch α- und β-adrenerge Antagonisten kommt es zu einer Verstärkung der Kolonmotilität, jedoch in einem geringeren Maße als durch Reserpin, das die adrenergen Nervenendigungen zerstört. Phenoxybenzamin verstärkt die propulsive Aktivität (LSB), während sich die Wirkung von Propranolol auf eine Zunahme der nicht-propulsiven Aktivität (SSB) beschränkt. Guanethidin, das eine Erschöpfung der adrenergen Nervenendigungen verursacht, verstärkt die motorische Kolonaktivität und erzeugt maximale Kontraktionen und Defäkation [31]. Die durch das sympathische Nervensystem verursachte Hemmung des Kolons der Katze wird durch $α_2$-adrenerge Rezeptoren vermittelt [23], während an der reflexogenen sympathischen Hemmung sowohl α- als auch β-adrenerge Rezeptoren beteiligt sein können [27]. Für die Bedeutung der β-adrenergen Rezeptoren spricht weiterhin die verstärkte motorische Kolonaktivität unter β-Rezeptorblockade beim Menschen [2]. Der antidiarrhoische Effekt von Lidamidin, einem α_2-Agonisten, wird seinem antisekretorischen Einfluß auf die Intestinalmukosa zugeschrieben [56].

5.3 Andere endogene Substanzen

5.3.1 Peptide

Bei der narkotisierten Katze verstärken Cholecystokinin (CCK), Pentagastrin, Substanz P und Neurotensin die kontraktile Aktivität, während vasoaktives Intestinalpeptid (VIP) zu einer Hemmung führt. Die Wirkungen von Pentagastrin, Substanz P und Neurotensin, nicht aber die Wirkung von CCK, werden durch Atropin partiell blockiert. Dies illustriert die Beteiligung cholinerger Nerven. Bethanechol verstärkt die kontraktilen Reaktionen auf diese Peptide [38]. Beim wachen Hund verstärken Gastrin, CCK und Insulin die Kolonmotilität, während Sekretin und Glukagon zu einer Abschwächung führen [22]. In den myenterischen Nerven läßt sich eine Anzahl Peptide, z. B. VIP, Substanz P, Bombesin, β-Endorphin, Enkephaline, PHI, NPY und Neurotensin nachweisen. Einige von ihnen entstammen dem submukösen Plexus. Obgleich die Anwesenheit von CCK in den Kolonnerven nicht nachgewiesen werden konnte, ist seine Beteiligung bei der Reaktion des Kolons auf Nahrungszufuhr offensichtlich [37, 43]. Vor kurzem konnten Wattchow et al. [54] nachweisen, daß Enkephalin und Substanz P in den exzitatorischen Fasern und VIP sowie NPY in den inhibitorischen Fasern, die zur Lamina muscularis externa des menschlichen Kolons führen, vorliegen [54]. Vasoaktives Intestinalpeptid (VIP) ist ein potentieller Transmitter für die nicht-adrenerge, nicht-cholinerge Kolonrelaxation bei der Ratte und dem Meerschweinchen [25], nicht aber bei der Maus [18, 37]. Neuropeptid-Y-bedingte Inhibition kann durch eine Hemmung der cholinergen Neurotransmission [37], ähnlich dem adrenergen Hemmeffekt, vermittelt werden.
Substanz P induziert eine Kontraktion des Meerschweinchenkolons, die an der dehnungsinduzierten Kontraktionsreaktion des Rattenkolons [25], wie auch an NANC exzitatorischen Erscheinungen beteiligt sein könnte [29].
Gastrin und CCK können den gastrokolischen Reflex auf Nahrungseinnahme vermitteln [26]. Die exzitatorische Reaktion des Katzenkolons auf CCK reagiert im Gegensatz zur Gastrinreaktion nicht auf Atropin [38].

Neurotensin aktiviert die Kolonmotilität der Katze [38] und führte bei Probanden zur Defäkation [10].

5.3.2 Verschiedene Substanzen

Obwohl einige Gallensäuren ihre Kolonbeeinflussung hauptsächlich der Interferenz mit sekretorischen Prozessen verdanken, wurde nachgewiesen, daß sie einen lokalen Effekt auf die Kolonmotilität haben [11]. Ähnlich entsteht die diarrhoische Wirkung der Prostaglandine durch Beeinflussung der Intestinalsekretion, doch können auch sie direkt auf die Kolonmotilität einwirken [11]. Interessanterweise werden die Wirkungen einiger Laxanzien durch Prostaglandin-Mechanismen vermittelt [51, 57]. Der GABA-Rezeptorantagonist Bicucullin potenziert die cholinerg-exzitatorischen und NANC-inhibitorischen Reaktionen während elektrischer Stimulation des Meerschweinchenkolons. Er hemmt hingegen Relaxationen, die durch periarterielle (sympathische) Nervenstimulation hervorgerufen werden [20]. GABA selbst führt zu einer vorübergehenden Relaxation des Meerschweinchenkolons durch Exzitation der inhibitorischen Enteroneuronen, während GABA-Antagonisten die Kolonmotilität herabsetzen [11].

5.4 Exogene Substanzen (Arzneimittel)

5.4.1 Spasmolytika

Ähnlich den Anticholinergika können auch Spasmolytika wie Pinaveriumbromid und Trimebutin die motorische Kolonaktivität oder den gastrokolischen Reflex bei Reizdarm (irritablem Kolon) vermindern [17, 19].
Beim wachen Hund schwächen die Spasmolytika Secoverin und Trimebutin die Kolonmotilität ab. Der Hemmeffekt des Trimebutins auf die Kolonmotilität reagiert, im Gegensatz zum stimulatorischen Einfluß dieses Stoffes auf die Dünndarmmotilität, nicht auf Naloxon [13] (Abb. 5.5). Trimebutin reduziert spezifisch die propulsive LSB-Aktivität [13, 19].

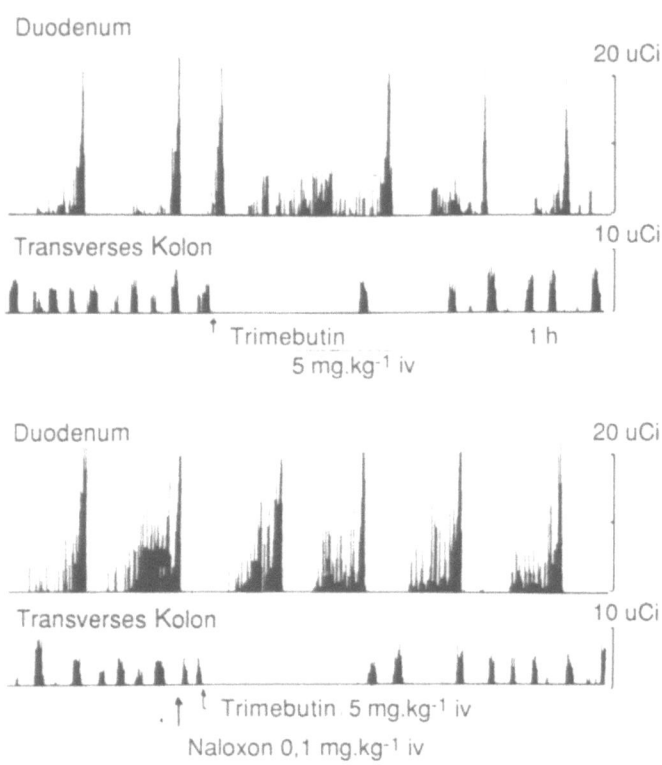

Abb. 5.5. Einfluß von Trimebutin auf die Duodenal- und Kolonmotilität. Naloxon verhindert den duodenalen, nicht aber den Koloneffekt beim wachen Hund (uCi = µCoulomb, integrierte Aufzeichnungen). (Nach Fioramonti 1984)

5.4.2 Opiate

Die verstopfende Wirkung von Morphin ist seit langem bekannt, doch die Beschleunigung des Kolontransits durch Naloxon bei Probanden [32] und seine Anwendung bei obstipierten Patienten [33] wurde erst vor kurzem beschrieben. Diese Naloxonwirkungen deuten auf die Rolle endogener Opiate bei der Regulation der Kolonmotilität hin. Enkephaline treten in den myenterischen Nerven auf, doch läßt sich die Kolonmotilität bei Hunden auch durch intrazerebroventrikuläre (ICV) Verabreichung von Opiatagonisten beeinflussen [14]. Die ICV Gabe eines Enkephalinaseinhibitors verstärkt die Kolonmotilität (Abb. 5.6) [15] auf ähnliche Weise wie Enkephalinamid (Dalamide). Dies läßt bei Hunden eine

Exogene Substanzen (Arzneimittel)

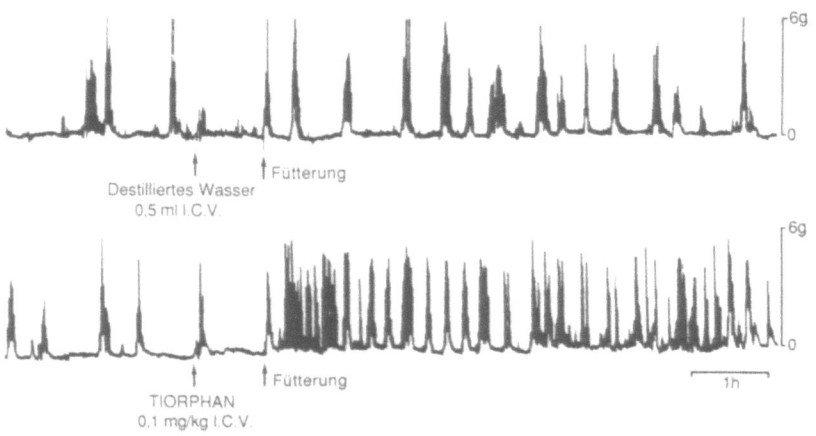

Abb. 5.6. Einfluß des ICV (intrazerebroventrikulären) Verabreichung eines Enkephalinaseinhibitors (Tiorphan) auf die Kolonmotilität des wachen Hundes. Die postprandiale motorische Aktivität wird durch ICV Tiorphan verstärkt. (Nach Fioramonti 1985)

zentrale Steuerung der motorischen Kolonreaktion auf Nahrungseinnahme durch zentrale endogene Enkephaline vermuten. Die durch ICV oder intravenös (IV) verabreichtes Morphin hervorgerufenen Veränderungen der Kolonmotilität sind unterschiedlich und sprechen dafür, daß die zentrale Morphinwirkung nach IV Gabe durch andere Opiatrezeptoren als diejenigen, die bei ICV Verabreichung besetzt werden, vermittelt werden [14]. Die durch Morphin hervorgerufenen motorischen Erscheinungen sind non-propulsiver Art und verstärkten den Strömungswiderstand [8]. Die Stimulationseffekte der Enkephaline auf Katzenkolonpräparate entstehen durch eine direkte Beeinflussung der glatten Muskelzellen [58].
Bei Hunden läßt sich in vivo die durch Opiate verstärkte motorische Kolonaktivität durch Atropin oder Methysergid partiell blockieren. Dies spricht für cholinerge und serotoninerge Mechanismen [8]. Diphenoxylat, Loperamid und sein Prodrug-Derivat Loperamidoxid sind effektive Antidiarrhoika. Sie wirken durch Beeinflussung peripherer Opiatrezeptoren, doch ist der exakte antidiarrhoische Mechanismus noch nicht völlig aufgeklärt. Veränderungen im motorischen Verhalten des Dünndarmes und des Kolons, sowie eine Beeinflussung des inneren Analsphinkters könnten ebenfalls eine wesentliche Rolle spielen. Obwohl über antisekretorische Wirkungen berichtet wurde, ist die Motilitätsbeeinflussung der für die antidiarrhoische Wirkung entscheidende Faktor [30].

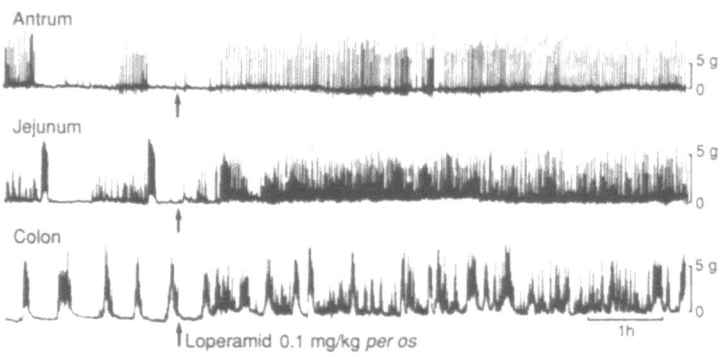

Abb. 5.7. Stimulation der gastrointestinalen Motilität des wachen Hundes durch Loperamid. (Nach Fioramonti 1987)

Loperamid vermindert die Aktivität der longitudinalen Muskelschicht durch Hemmung der Acetylcholinfreisetzung [53], doch aktiviert es daneben die zirkuläre Muskulatur durch Blockade der inhibitorischen Nerven [42]. Es wurden in vivo sowohl inhibitorische [3] als auch stimulatorische Wirkungen [16, 58] beobachtet (Abb. 5.7).
Die ICV Verabreichung von Loperamid hat keinerlei Einfluß auf die motorische Aktivität des Kolons. Die durch Loperamid hervorgerufene Verstärkung der motorischen Kolonreaktion des Hundes läßt sich durch Naloxon unterdrücken. Dies deutet auf eine Beteiligung peripherer Opiatrezeptoren [16]. Loperamid hemmt die Wirkung von Rizinoleinsäure bei Ratten [41] und Katzen [58], sowie die Neostigminwirkung beim Menschen [3].
Loperamid beeinflußt weiterhin den inneren Analsphinkter-(IAS-)Reflexmechanismus des Menschen. Das für die permanente Auslösung des rektoanalen Hemmreflexes erforderliche Volumen nimmt zu, der Ruhedruck des Sphinkters steigt, und die Rektumcompliance geht zurück [46]. Rattan und Culver [46] erhielten ähnliche Ergebnisse am Opossum (Abb. 5.8): Loperamid steigerte den Ruhedruck des IAS und senkte die durch Rektumdehnung hervorgerufene Relaxationsbereitschaft des IAS.
Der zugrundeliegende Mechanismus ist die Hemmung von Neurotransmittern, die aus präganglionären sakralen Nervenfasern freigesetzt werden. Beide Erscheinungen reagieren auf Naloxon [45]. Damit ist erwiesen, daß die Beeinflussung des IAS-Reflexes durch Loperamid nicht über direkten Angriff am Sphinkter, sondern über dessen nervale Steuerung erfolgt (s. Abschnitt 5.5).

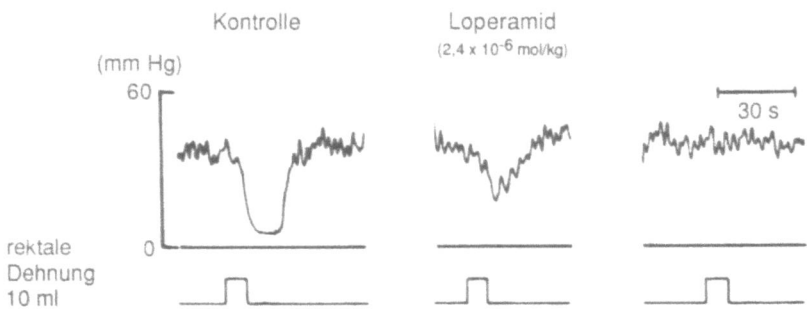

Abb. 5.8. Loperamid verhindert beim narkotisierten Opossum die IAS-Relaxation durch Hemmung der Neurotransmitterfreisetzung aus präganglionären sakralen Nervenfasern. (Nach Rattan 1987)

5.4.3 Laxanzien

Oberflächenaktive Stoffe (Rizinusöl, Dioctylsulfosuccinat)

Diese Stoffe üben ihre Hauptwirkung überwiegend am Dünndarm aus [52]. Jedoch führt orale Verabreichung von Rizinusöl bei Hunden nach einer Latenzzeit zu maximalen Kolonkontraktionen (giant contractions) und Defäkation [31]. Bei Katzen führt Rizinoleinsäure zu einer Entkopplung der Langsamwellenaktivität des Kolons [58], die durch Loperamid beseitigt werden kann. Die unspezifische Wechselwirkung dieser Stoffe mit biologischen Membranen kann zur Freisetzung von Sekretagoga (z. B. Prostaglandinen) führen [57].

Anthrachinone und Diphenylmethanderivate

Wenngleich diese Verbindungen sowohl die Dünndarmsekretion als auch die Dünndarmmotilität beeinflussen, nimmt man an, daß sie ihre stärkste Wirkung am Kolon haben. Anthrachinone (Senna, Cascara, Danthron) und Diphenylmethanderivate (Bisacodyl und Phenolphthalein) wirken auf die Kolonmukosa ein und induzieren motorische Reaktionen durch intrinsische Nervenbahnen in der Darmwand, die zu einer Beschleunigung des Kolontransists führen [24]. Anthrachinone wirken nach oraler Gabe stärker als nach in vitro Verabreichung, da sie Prodrugs sind, die durch die Kolonflora zu aktiven Verbindungen metabolisiert werden [24, 36]. An Ratten tritt nach Sennosidgabe die Beeinflussung der Darmmotilität früher als der sekretorische Effekt auf [36].

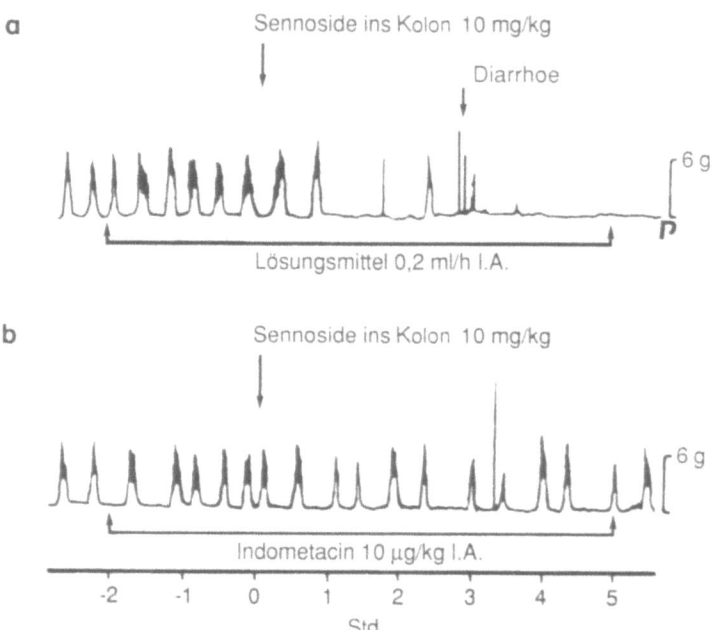

Abb. 5.9 a, b. Prostaglandin-Vermittlung der Sennosid-induzierten Veränderungen der Colonmotilität beim wachen Hund **a** Lösungsmittel intraarteriell (IA) verabreicht **b** Vorbehandlung mit Indometacin beseitigt die Auswirkung der Sennoside auf die Kolonmotilität. (Nach Staumont 1988)

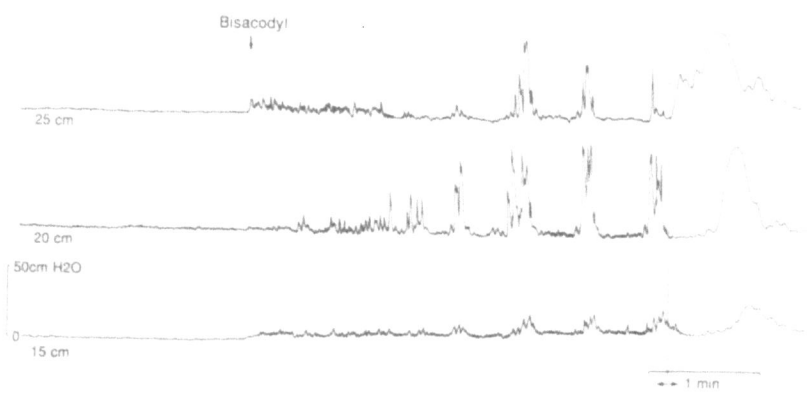

Abb. 5.10. Wirkung von Bisacodyl, 25 cm vom Anus entfernt verabreicht, auf die Sigmamotilität bei einem Patienten mit langsamem Transit. (Nach Preston 1985)

Beim wachen Hund hemmen Sennoside die propulsive Kolonmotilität, erzeugen aber maximale Kontraktionen und Diarrhö [51]. Diese Erscheinungen lassen sich durch Vorbehandlung mit Indometacin verhindern, so daß eine Beteiligung endogener Prostaglandine an der Sennosidwirkung angenommen werden kann (Abb. 5.9) [51]. Bisacodyl und Anthrachinone verändern das Verhältnis zwischen LSB- und SSB-Aktivitäten, so daß es zu einer Propulsionsverstärkung kommt [57]. Bisacodyl verstärkte bei 11 von 18 Patienten mit verzögertem Kolontransit die peristaltische Aktivität [44] (Abb. 10).

Ballaststoffe und osmotisch wirksame Laxanzien

Das intraluminale Volumen ist ein starker Stimulus für die Aktivität des Peristaltikreflexes. Darüber hinaus kann die Wirkung von Ballaststoffen (z. B. Faserstoffen) teilweise auch durch quantitative Zunahme der Bakterienflora erklärt werden (s. Kap. 6) [5]. Einige osmotisch wirksame Laxanzien, z. B. Laktulose, wirken durch Hydratation des Lumeninhaltes, während bei Salzlaxanzien, z. B. Magnesiumsulfat, andere Faktoren, beispielsweise die Freisetzung von CCK und eine daraus resultierende Stimulation der Kolonmotilität, beteiligt sind [12, 14].

5.4.4 Prokinetika aus der Benzamidgruppe

Metoclopramid und Cisaprid erzeugen Kontraktionen des Meerschweinchenkolons, die sich nur partiell durch Atropin oder Tetrodotoxin antagonisieren lassen [49]. Sie üben ihre Wirkungen sowohl am Nervengewebe als auch direkt an den glatten Muskelzellen des Meerschweinchenkolons aus. Weiterhin verstärkt Cisaprid die motorische Kolonaktivität beim Hund [21, 40]. Interessanterweise verstärkt Cisaprid bei diesen Hunden auch die Reaktion auf eine vagale Nervenstimulation (Abb. 5.11).

Die Wirkung von Cisaprid ist am proximalen Kolon am stärksten ausgeprägt. Dies könnte eine Erklärung für die verkürzte Transitzeit im Colon ascendens und die erhöhte Anzahl der Darmbewegungen nach Cisaprid sein [34]. Bei Patienten führt Cisaprid im Vergleich zu Plazebo zu einer signifikanten Besserung der Obstipation und zu einer Abnahme des Laxanzienverbrauches [39]. An der Wirkung von Cisaprid scheint eine direkte Beeinflussung der Kolonwand beteiligt zu sein, da die Verkürzung der Kolontransitzeit auch bei Paraplegikern auftritt. Bei diesen Patienten führte Cisaprid außerdem zu einer Verminderung der Rektum-

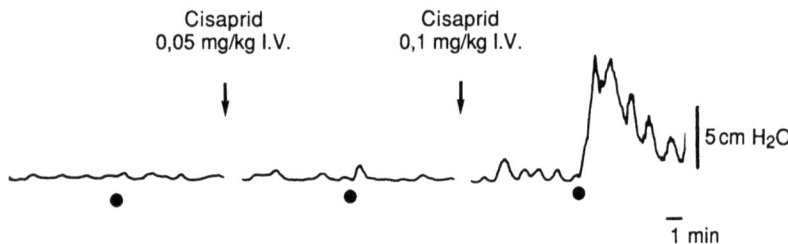

Abb. 5.11. Einfluß von Cisaprid auf die kontraktile Reaktion des proximalen Kolons, hervorgerufen durch Vagusstimulation (●, 30 Hz, 2 ms, 10 V) beim Hund (Ballondruckmethode). (Nach Nakayama 1985)

kapazität [7]. Dies bestätigt die Beobachtungen von Reboa et al. [47], daß Cisaprid die Dehnungsreizschwelle bei obstipierten Patienten in den Normbereich zurückführt.

5.5 Der innere Analsphinkter (IAS)

Der IAS ist sowohl wesentlich für die Kontinenz, als auch für den Angriff von Arzneimitteln zur Behandlung von Obstipation und Diarrhö. Davon sind sowohl Basaltonus als auch Reflexmechanismen betroffen. Ein starker IAS-Tonus resultiert überwiegend aus der exzitatorischen adrenergen Innervierung, während der Basaltonus nur eine Teilrolle spielt. Die reflexogene Relaxation des IAS kann sowohl durch NANC als auch durch inhibitorische sympathische oder cholinerge Nervenfasern vermittelt werden. Im IAS des Menschen sind sowohl VIP- als auch NPY-immunreaktive Fasern vorhanden [54]. Bethanechol relaxiert den Sphinkter wahrscheinlich durch einen Prostaglandin-Freisetzungsmechanismus [9]. Während Propranolol den Sphinktertonus steigert, führen die β-adrenergen Agonisten zur Relaxation. Von nikotinartigen Stimulatoren nimmt man an, daß sie indirekt, über die Freisetzung von Noradrenalin, an den β-Rezeptoren angreifen [9, 11]. Beim Menschen ließen sich keine enkephalinergen immunreaktiven Fasern im IAS nachweisen [54], und weder Morphin noch Loperamid haben in vitro einen Einfluß auf die IAS-Aktivität [9]. Dies führt zu der Annahme, daß die genannten Wirkungen des Loperamids indirekter Natur auf präganglionärem Niveau sind [45].

Die Erleichterung der reflexogenen Relaxation durch Cisaprid kann zumindest teilweise seine Wirksamkeit bei obstipierten Patienten erklären [47].

Literatur

1. Abrahamsson H (1986) Non-adrenergic non-cholinergic nervous control of gastrointestinal motility patterns. Arch Int Pharmacodyn Ther 280 [Suppl]:50–61
2. Abrahamsson H, Dotevall G (1981) Effect of propranolol on colonic pressure in patients with irritable bowel syndrome. Scand J Gastroenterol 16:1021–1024
3. Altaparmakov I, Wienbeck M (1984) Local inhibition of myoelectrical activity of human colon by loperamide. Dig Dis Sci 29:232–238
4. Baker WNW, Mann CV (1981) The rectosigmoid junction zone: another sphincter? In: Thomas PA, Mann CV (eds) Alimentary sphincters and their disorders. MacMillan, London, pp 201–211
5. Bass P, Fox DA (1984) Laxatives: a review of their mechanism of action. In: Bennett A, Vela G (eds) Mechanisms of gastrointestinal motility and secretion. Plenum, New York, pp 325–343
6. Bassotti G, Imbimbo BP, Gaburri M, Daniotti S, Morelli A (1987) Transverse and sigmoid colon motility in healthy humans: effects of eating and of cimetropium bromide. Digestion 37:59–64
7. Binnie NR, Creasey GH, Edmond P, Smith AN (1988) The action of cisapride on the chronic constipation of paraplegia. Paraplegia 26:151–158
8. Bueno L, Fioramonti J (1981) Patterns of colonic motility. Clin Res Rev 1 [Suppl]:91–100
9. Burleigh DE, D'Mello A (1983) Neural and pharmacologic factors affecting motility of the internal anal sphincter. Gastroenterology 84:409–417
10. Calam J, Unwin R, Peart WS (1983) Neurotensin stimulates defaecation. Lancet I:737–738
11. Christensen J (1987) Motility of the colon. In: Johnson LR (eds) Physiology of the gastrointestinal tract, 2nd edn. Raven, New York, pp 665–693
12. Fingl E, Freston JW (1979) Antidiarrhoeal agents and laxatives: changing concepts. Clin Gastroenterol 8:161–185
13. Fioramonti J, Fargeas MJ, Bueno L (1984) The involvement of opiate receptors in the effects of trimebutine on intestinal motility in the conscious dog. J Pharm Pharmacol 36:618–621
14. Fioramonti J, Fargeas MJ, Bueno L (1985) Different targets for I.V. vs I.C.V. administered morphine for its effect on colonic motility in dogs. Eur J Pharmacol 117:115–120
15. Fioramonti J, Bueno L, Fargeas MJ (1985) Enhancement of colonic motor response to feeding by central endogenous opiates in the dog. Life Sci 36:2509–2514
16. Fioramonti J, Fargeas MJ, Bueno L (1987) Stimulation of gastrointestinal motility by loperamide in dogs. Dig Dis Sci 32:641–646
17. Fioramonti J, Frexinos J, Staumont G, Bueno L (1988) Inhibition of the colonic motor response to eating by pinaverium bromide in irritable bowel syndrome patients. Fundam Clin Pharmacol 2:19–27

18. Fontaine J, Grivegnee AR, Robberecht P (1986) Evidence against VIP as the inhibitory transmitter in non-adrenergic, non-cholinergic nerves supplying the longitudinal muscle of the mouse colon. Br J Pharmacol 89:599–602
19. Frexinos J, Fioramonti J, Bueno L (1985) Effects of trimebutine on colonic myoelectrical activity in IBS patients. Eur J Clin Pharmacol 28:181–185
20. Frigo GM, Galli A, Lecchini S, Marcoli M (1987) A facilitatory effect of bicuculline on the enteric neurones in the guinea-pig isolated colon. Br J Pharmacol 90:31–41
21. Fujii K, Okajima M, Kawahori K (1988) Effect of cisapride on the cholinergic control mechanisms of gastrointestinal motility in dogs. Jpn J Smooth Muscle Res 24:1–12
22. Garcia-Villar R (1979) Recherches sur la motricité colique chez le chien. Thèse présentée à l'Institut National Polytechnique de Toulouse
23. Gillis RA, Dia Souza J, Hicks KA, Mangel AW, Pagani FD, Hamilton BL, Garvey III TY, Pace DG, Browne RK, Norman WP (1987) Inhibitory control of proximal colonic motility by the sympathetic nervous system. Am J Physiol 253:G531–G539
24. Greenberger NJ (1978) Laxatives. In: Greenberger NJ, Arvanitakis C, Hurwitz A (eds) Drug treatment of GI disorders. Churchill Livingstone, New York, pp 42–54
25. Grider JR, Makhlouf GM (1986) Colonic peristaltic reflex: identification of vasoactive intestinal peptide as mediator of descending relaxation. Am J Physiol 252:G40–G45
26. Grundy D (1985) Gastrointestinal motility. The intergration of physiological mechanisms. MTP Press, Lancaster
27. Hallerbäck B, Glise H, Sjöovist A (1987) Reflex sympathetic inhibition of colonic motility in the cat. Scand J Gastroenterol 22:141–148
28. Huizinga JD, Waterfall WE (1988) Electrical correlate of circumferential contraction in human colonic circular muscle. Gut 29:10–16
29. Jodal M, Lundgren O (1983) Nerves of the colon. In: Bustos-Fernandez L (ed) Colon. Structure and Function. Plenum Medical Book, New York, pp 187–209
30. Kachel G, Ruppin H, Hagel J, Barina W, Meinhardt M, Domschke W (1986) Human intestinal motor activity and transport: effects of a synthetic opiate. Gastroenterology 90:85–93
31. Karuas M, Sarna SK (1987) Giant migrating contractions during defecation in the dog colon. Gastroenterology 92:925–933
32. Kaufman PN, Krevsky B, Malmud LS, Maurer AH, Somers MB, Siegel JA, Fisher RS (1988) Role of opiate receptors in the regulation of colonic transit. Gastroenterology 94:1351–1356
33. Kreek MJ, Hahn EF, Schaefer RA, Fishman J (1983) Naloxone, a specific opioid antagonist, reverses chronic idiopathic constipation. Lancet I:261–262
34. Krevsky B, Malmud LS, Maurer AH, Somers MB, Siegel JA, Fisher RS (1987) The effect of oral cisapride on colonic transit. Aliment Pharmacol Ther 1:293–304
35. Lanfranchi GA, Bazzocchi G, Fois F, Brignola C, Campieri M, Menni B (1985) Effect of domperidone and dopamine on colonic motor activity in patients with the irritable bowel syndrome. Eur J Clin Pharmacol 29:307–310
36. Leng-Peschlow E (1986) Dual effect of orally administered sennosides on large intestine transit and fluid absorption in the rat. J Pharm Pharmacol 38:606–610
37. Lluis F, Thompson JC (1988) Neuroendocrine potential of the colon and rectum. Gastroenterology 94:832–844

38. Mangel AW (1984) Potentiation of colonic contractility to cholecystokinin and other peptides. Eur J Pharmacol 100:285–290
39. Müller-Lissner SA (1987) Treatment of chronic constipation with cisapride and placebo. Gut 28:1033–1038
40. Nakayama S, Neya T, Yamasato T, Takaki M, Itano N (1985) Effects of cisapride on the motility of digestive tract in dogs and guinea pigs. Jpn J Smooth Muscle Res 21:1–9
41. Niemegeers CJE, Awouters F, Lenaerts FM, Artois KSK, Vermeire J (1986) Antidiarrheal specificity and safety of the N-oxide loperamide (R 58 425) in rats. Drug Dev Res 8:279–286
42. Ooms LAA, Degryse AD, Janssen PAJ (1987) The mode of action of loperamide on the intestine. In: Read NW (ed) The relationships between intestinal motility and epithelial transport. Janssen Research Council, Beerse, pp 247–257
43. Polak JM, Bishop AE, Bloom SR (1983) Colon. In: Bustos-Fernandez L (ed) Colon. Structure and function. Plenum Medical Book, New York, pp 167–186
44. Preston DM, Lennard-Jones JE (1985) Pelvic motility and response to intraluminal bisacodyl in slow-transit constipation. Dig Dis Sci 30:289–294
45. Rattan S, Culver PJ (1987) Influence of loperamide on the internal anal sphincter in the opossum. Gastroenterology 93:121–128
46. Read M, Read NW, Barber DC, Duthie HL (1982) Effects of loperamide on anal sphincter function in patients complaining of chronic diarrhea with fecal incontinence and urgency. Dig Dis Sci 27:807–814
47. Reboa G, Arnulfo G, Frascio M, Di Somma C, Pitto G, Berti-Riboli E (1984) Colon motility and colo-anal reflexes in chronic idiopathic constipation. Effects of a novel enterokinetic agent cisapride. Eur J Clin Pharmacol 26:745–748
48. Schuurkes JAJ, Van Nueten JM (1984) Domperidone improves myogenically transmitted antroduodenal coordination by blocking dopaminergic receptor sites. Scand J Gastroenterol 19:101–110
49. Schuurkes JAJ, Van Nueten JM, Van Daele PGH, Reyntjens AJ, Janssen PAJ (1985) Motor-stimulating properties of cisapride on isolated gastrointestinal preparations of the guinea pig. J Pharmacol Exp Ther 234:775–783
50. Scratcherd T, Grundy D, Collman I (1986) Evidence for a non-cholinergic excitatory innervation in the control of colonic motility. Arch Int Pharmacodyn Ther 280 [Suppl]:164–175
51. Staumont G, Fioramonti J, Frexinos J, Bueno L (1988) Changes in colonic motility induced by sennosides in dogs: evidence of a prostaglandin mediation. Gut 29:1180–1187
52. Stewart JJ, Bass P (1976) Effects of ricinoleic and oleic acids on the digestive contractile activity of the canine small and large bowel. Gastroenterology 70:371–376
53. Van Nueten JM, Schuurkes JAJ (1981) Effect of loperamide on intestinal motility. Clin Res Rev 1:175–185
54. Wattchow DA, Furness JB, Costa M (1988) Distribution and coexistence of peptides in nerve fibers of the external muscle of the human gastrointestinal tract. Gastroenterology 95:32–41
55. Wienbeck M, Körner MM (1981) Influence of opiates on colonic motility. Clin Res Rev 1 [Suppl 1]:199–204
56. Wienbeck M, Bohn M (1985) Different actions of 2 antidiarrheal agents, lidamidine and loperamide, on motility of the isolated cat colon muscle. Z Gastroenterol 23:175–182

57. Wienbeck M (1987) Relationships between motor activity, metabolic function and absorption in the colon. In: Read NW (ed) The relationships between intestinal motility and epithelial transport. Janssen Research Council, Beerse, pp 113–124
58. Wienbeck M, Wallenfels M, Kortenhaus E (1987) Ricinoleic acid and loperamide have opposite motor effects in the small and large intestine of the cat. Z Gastroenterol 25:355–363

6 Ernährung und Kolonfunktion

N. E. SCHINDLBECK

6.1 Einführung

Die Passage einer Mahlzeit durch den Magen und den Dünndarm ist innerhalb weniger Stunden vollzogen. Der überwiegende Teil der normalen Transitzeit durch den gesamten Darm beim gesunden Menschen von 1 bis 4 Tagen, geht zu Lasten der Transitzeit durch das Kolon [32]. Die sezernierten Verdauungssäfte und die durch die enzymatische Aktivität aufgeschlossenen Nahrungsbestandteile wie Kohlenhydrate, Eiweiße und Fette werden im Dünndarm nahezu vollständig und rasch resorbiert [31]. Die verbleibende Flüssigkeit und die unverdaulichen, nicht resorbierbaren Nahrungsbestandteile, die sog. Ballast- oder Faserstoffe, erreichen das Kolon. Das Kolon übernimmt die Salz- und Wasserresorption gegen hohe osmotische Gradienten. Die Kolonflora gewährleistet die Fermentation eines Teils der in oberen Darmabschnitten nicht verdauten und resorbierten Nahrung.

6.2 Indirekter Einfluß der Ernährung auf die Kolonfunktion

6.2.1 Vom oberen Gastrointestinaltrakt ausgehende Wirkungen

Der „gastrokolische Reflex" ist seit langem bekannt [25]. Die zugrundeliegenden Mechanismen sind jedoch bislang nicht ausreichend geklärt. Nachgewiesen ist, daß die Nahrungsaufnahme beim Menschen zu einer Zunahme der elektrischen und motorischen Aktivität des Kolons [34] und zu einer Verkürzung der Transitzeit im Kolon führt [20]. Die motorische Antwort des Kolons scheint von der Menge der verabreichten Kalorien [34] und der Zusammensetzung der Nahrung hinsichtlich Fett, Kohlenhydraten und Protein abzuhängen. Fett induziert einen prompten (10–40 min nach Aufnahme) und einen verzögerten Anstieg (70–

90 min nach Aufnahme) der motorischen Aktivität im Kolon, während Proteine und Kohlenhydrate in gleicher kalorischer Menge keinen stimulierenden Effekt auf die Motilität haben [43]. In einer kürzlich publizierten Arbeit [42] ergaben sich Hinweise dafür, daß der gastrokolische Reflex einerseits durch die Distension des Magens über Mechanorezeptoren und cholinerge Bahnen erfolgt und andererseits auch durch die intestinale Infusion von Fett vermittelt sein kann, wobei letzterer Mechanismus nur teilweise atropinsensitiv und unabhängig von Cholecystokinin ist.

6.2.2 Systemische Wirkungen

Die systemische Wirkung von resorbierten Bestandteilen der Nahrung auf die Kolonmotilität ist nur wenig beschrieben. Dem Kakao werden „verstopfende" Eigenschaften zugeschrieben. Tee führt bei gesunden Probanden zu einer Verlangsamung der Transitzeit [19]. Die im vorigen Jahrhundert geäußerte Hypothese, daß das sowohl in Tee als auch in Kakaobohnen vorkommende koffeinähnliche Alkaloid Theobromin (3,7-Dimethylxanthin) für die verstopfenden Eigenschaften von Tee und Kakao verantwortlich ist, scheint eher zweifelhaft [16]. Eine direkte diuretische Wirkung von Theophyllin wird beim Tee als Ursache diskutiert [19].

Der Einfluß der täglichen Flüssigkeitszufuhr auf die Kolonfunktion ist nicht geklärt. In Lehrbüchern und Sekundärliteratur wird zwar häufig behauptet, daß eine reichliche Flüssigkeitszufuhr den Stuhl weicher macht und eine bestehende Obstipation bessern kann, es existieren dazu allerdings keine publizierten Daten.

6.3 Lokaler Einfluß der Ernährung auf die Kolonfunktion (Ballaststoffe und Kolonfunktion, "bulking")

Wie eingangs erwähnt, erreichen das Kolon normalerweise fast nur die enzymatisch nicht spaltbaren und deshalb nicht resorbierbaren Ballast- oder Faserstoffe. Dort entfalten die heterogenen Ballaststoffe unterschiedliche Wirkungen auf die Funktion des Kolons, die im einzelnen erläutert werden sollen.

6.3.1 Zusammensetzung der Ballaststoffe

Ballaststoffe setzen sich zusammen aus strukturierten pflanzlichen Zellwandbestandteilen wie Zellulose, Lignin und Hemizellulose sowie nicht strukturierten Polysacchariden wie Pectin, Gummin, Pflanzenschleim, Algenpolysacchariden und sonstigen nicht stärkeartigen Polysacchariden pflanzlichen, tierischen oder synthetischen Ursprungs [36].

6.3.2 Physikalische Eigenschaften der Ballaststoffe

Wasserbindungskapazität

Die verschiedenen Komponenten der Ballaststoffe haben unterschiedlich hohe Fähigkeiten zur Wasserbindung. Pectine, Gummine, Pflanzenschleime und Speicherpolysaccharide besitzen eine hohe Affinität zu Wasser und bilden im Dünndarm Gele. Zellulose und Hemizellulose binden Wasser nur zu einem geringen Grad. Demgegenüber sind Lignine weit weniger hydrophil [26].
Hohe Bindungskapazitäten für Wasser sollten theoretisch hohe Stuhlvolumina, kurze Transitzeiten und weichen Stuhl bedingen. Beim Vergleich der In-vitro-Wasserbindungskapazität mit Veränderungen des Stuhlgewichts zeigte sich dagegen eine negative Korrelation [37]. Dieser Widerspruch ist wahrscheinlich auf zusätzliche In-vivo-Effekte zurückzuführen. Visköse Polysaccharide mit großer Wasserbindungskapazität (z. B. Pectin) werden bakteriell schnell gespalten und verlieren dadurch ihre Fähigkeit zur Wasserbindung. Hohe Ligninanteile (hydrophob) scheinen einen gewissen Schutz vor Fermentation zu bieten. Lignifizierte Faserstoffe (z. B. Weizenkleie) wirken deshalb hauptsächlich über eine erhöhte Wasserbindung laxierend, wogegen Gummi arabicum und Pectin in Form von rohen Karotten über eine Steigerung der bakteriellen Stoffwechselaktivität laxierend wirken [13]. Es existieren allerdings keine Daten, die eine exakte Quantifizierung des Anteils beider Mechanismen für die einzelnen Ballaststoffe ermöglichen.

Bindung von Gallensalzen

Verschiedene Faserstoffe, insbesondere Lignine, sind in der Lage, Gallensäuren und Medikamente zu binden [13, 31]. Gummi arabicum und Pectin (rohe Karotten) senken den Cholesterinspiegel im Blut [13]. Welche Bedeutung die Fähigkeit zur Gallensalzbindung für Stuhlgewicht und Transitzeit des Kolons hat, ist jedoch nicht eindeutig zu beantworten. Es wurde zwar gezeigt, daß Gallensalze die Sekretion und die propulsive motorische Aktivität des Kolons steigern können [1, 23, 35], jedoch ist die Ausscheidung von Gallensalzen im Stuhl bei kleiereicher Kost nicht notwendigerweise erhöht [31]. Eine Rolle könnte in diesem Zusammenhang die unterschiedliche bakterielle Spaltbarkeit der einzelnen Faserstoffe und die dadurch determinierte Freisetzung von Gallensalzen spielen.

6.3.3 Ballaststoffe und Ökologie des Kolons

Zunahme der bakteriellen Zellmasse

Ein Teil der Faserstoffe bildet einen idealen Nährboden für das Wachstum von Kolonbakterien, die wiederum Faserstoffe verändern und abbauen und durch ihre metabolische Aktivität die physikalisch-chemischen Bedingungen im Kolon determinieren.
Etwa ein Drittel der Stuhlmasse entfällt auf Darmbakterien [21]. Bei bis zu 95% der aus den Fäzes anzüchtbaren Bakterien handelt es sich um nichtsporenbildende anaerobe Mikroorganismen (Bacteroides-, Bifidus-, Eubacteriumarten). Maximal 5% entfallen auf fakultative Anaerobier (Coliforme, Enterokokken) und nur ein kleiner Teil auf andere Mikroorganismen (Lactobacillus-, Clostridien-, Veillonella-, Staphylokokken-, Proteus-, Pseudomonas- und Hefearten) [21]. Die Zusammensetzung des „normalen" Stuhls ist in Abb. 6.1 schematisch dargestellt. Der

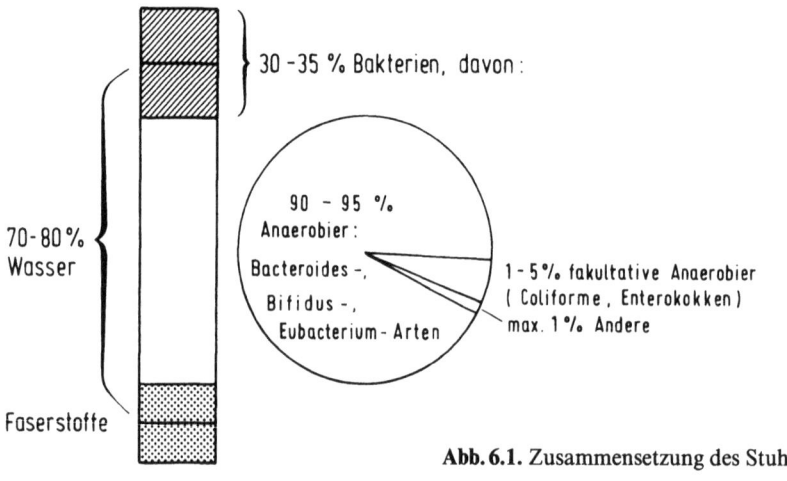

Abb. 6.1. Zusammensetzung des Stuhls

Darmflora wird eine Reihe von physiologischen Funktionen zugeschrieben. Dazu gehören eine Barrierefunktion gegen die Ansiedlung pathogener Keime, die Stimulierung des darmassoziierten Immunsystems, die Förderung von Stoffwechselfunktionen der Darmmukosa und die Versorgung des Makroorganismus mit einigen Vitaminen [21]. Die Besiedlung des Darms mit E. coli soll dabei von großer Bedeutung für das ökologische Gleichgewicht der Darmflora sein. Ein Antagonismus von E. coli gegen andere Mikroorganismen ist gut belegt [21], weiterhin hat E. coli Einfluß auf Redoxpotential und Sauerstoffgehalt des Kolons, wodurch die Aufrechterhaltung des anaeroben Milieus gewährleistet werden könnte.

Störungen im Gleichgewicht der Darmflora können die Ansiedlung darmpathogener Keime erleichtern und Diarrhöen verursachen. Als Ursachen solcher Gleichgewichtsstörungen werden unter anderem Infektionskrankheiten, extrem hohe Eiweißzufuhr, Strahlentherapie, Medikamente (z. B. Antibiotika) und auch psychische Faktoren angenommen [21]. Die Frage, inwieweit die Art der Ernährung Zusammensetzung und Stoffwechselaktivität der Kolonmikroflora beeinflußt, wurde kontrovers diskutiert [21]. Man ist heute eher der Ansicht, daß der Anteil an Eiweiß, Kohlenhydraten und Fett von untergeordneter Bedeutung ist, da diese Nahrungsbestandteile im Dünndarm nahezu vollständig resorbiert werden. Lediglich für Abbauprodukte von Faserstoffen (Stärke), die in das Kolon gelangen und für eine Zulage an Ballaststoffen zur Nahrung konnte eine Erhöhung der bakteriellen Zellmasse nachgewiesen werden [21, 38]. Dabei konnten jedoch keine statistisch faßbaren Veränderungen der Zusammensetzung der Flora beobachtet werden [33]. Dies bedeutet jedoch nicht, daß Ballaststoffe keine derartigen Veränderungen verursachen, sondern es liegt möglicherweise daran, daß die derzeit vorhandenen Nachweismethoden ungeeignet sind (z. B. inadäquate Simulation der in vivo vorliegenden Bedingungen, Probleme bei der Quantifizierung bestimmter Bakterienspezies, Fehler bei der Bestimmung der metabolischen Aktivität von Bakterien).

Bildung von kurzkettigen Fettsäuren

Kolonbakterien können Kohlenhydrate zu kurzkettigen Fettsäuren fermentieren. Ein großer Teil dieser Fettsäuren wird rasch resorbiert [28]. Welche Bedeutung die verbleibenden Fettsäuren für die Kolonfunktion haben, ist nicht geklärt. Die Daten dazu sind widersprüchlich [28]. Einerseits sollen sie durch osmotische Effekte oder möglicherweise durch einen Sekretionsreiz die Flüssigkeitsretention im Kolon begünstigen

[28], andererseits gibt es Studien, die zeigen, daß kurzkettige Fettsäuren die Salz- und Wasserresorption begünstigen, was eigentlich zu einer Verringerung des Stuhlgewichts führen müßte [28].

Gasbildung

Neben den oben erwähnten flüchtigen Fettsäuren werden im Rahmen der bakteriellen Fermentation im Kolon Gase wie Kohlendioxid, Methan und Wasserstoff gebildet [14]. Die Annahme, daß die Gasbildung aus Ballaststoffen über eine Distension der Kolonwand zur laxierenden Wirkung beiträgt, wurde bisher nicht bewiesen. Die vermehrte Gasbildung könnte sogar für unerwünschte Effekte (z. B. Blähungen) verantwortlich sein.

6.3.4 Transitzeit, Stuhlgewicht und Stuhlkonsistenz

Epidemiologische Daten sprechen dafür, daß ein hoher Fasergehalt der Nahrung bei der gesunden Bevölkerung das Stuhlvolumen erhöht und die Transitzeit verkürzt. Es besteht eine negative Korrelation zwischen Stuhlgewicht und oroanaler Transitzeit (Abb. 6.2), d.h. Personen mit niedrigen Stuhlvolumina haben lange Transitzeiten und umgekehrt [3–5].

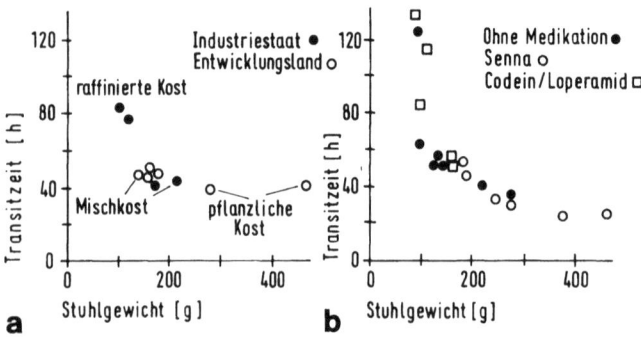

Abb. 6.2. a. Beziehung zwischen Transitzeit und Stuhlgewicht bei verschiedenen Populationen mit unterschiedlichen Ernährungsgewohnheiten (Daten aus [4]). **b** Beziehung zwischen Transitzeit und Stuhlgewicht bei gesunden Probanden ohne Medikament, mit Senna und mit Codein bzw. Loperamid (Daten aus [39]). Man beachte, daß die Beziehung zwischen Transitzeit und Stuhlgewicht in beiden Abbildungen praktisch identisch verläuft

In einer experimentellen Studie von Stephen et al. [39] wurde an gesunden Probanden unter einer definierten gleichbleibenden Diät der Einfluß von Änderungen der gastrointestinalen Transitzeit auf Masse und Zusammensetzung der Fäzes untersucht. Dabei wurde die Transitzeit mittels eines Sennapräparats auf die Hälfte des Basalwerts und mittels Codein und Loperamid auf das Doppelte des Basalwertes eingestellt. Die Verkürzung der Transitzeit führte zu einer signifikanten Zunahme des Stuhlgewichts, des Stuhltrockengewichts und der Bakterienmasse, die Verlängerung der Transitzeit hingegen führte zu gegenteiligen Effekten (Abb. 6.2). Es zeigte sich eine ähnliche Beziehung wie beim Einfluß der Zusammensetzung der Ernährung auf Transsitzeit und Stuhlgewicht. Transitzeit und Stuhlgewicht lassen sich somit sowohl durch die Ernährung als auch pharmakologisch verändern. Es hat demnach nicht nur das durch Ernährung modulierte Stuhlvolumen Einfluß auf die Transitzeit, sondern auch die Transitzeit ihrerseits auf die Bakterienmasse und das Stuhlvolumen.

Experimentelle Daten zum Einfluß der Ernährung auf Transitzeit und Stuhlgewicht sind eher spärlich, betreffen überwiegend Probanden und sind meist nur qualitativ. Bei der Analyse von 20 Studien aus der Literatur [27] über den Effekt einer Zulage von Weizenkleie zur Nahrung auf Stuhlgewicht und Transitzeit zeigte sich, daß sowohl bei gesunden Kontrollpersonen als auch bei Patienten mit chronischer Obstipation durch eine Kleiezulage generell das Stuhlgewicht erhöht und die oroanale Transitzeit verkürzt wurde (Abb. 6.3). Obstipierte hatten jedoch mit und ohne Faserzulage stets niedrigere Stuhlvolumina und längere Transitzei-

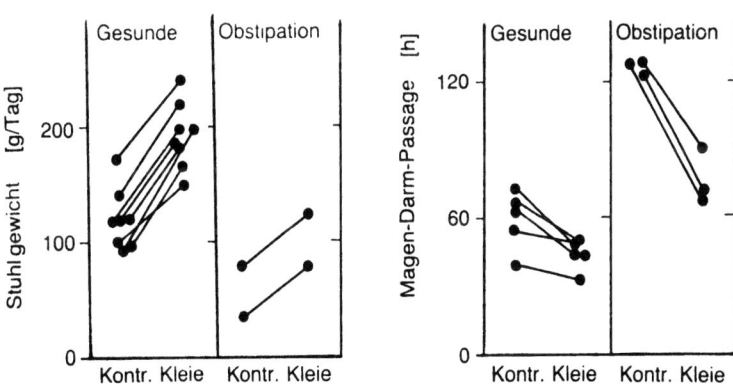

Abb. 6.3. Tägliches Stuhlgewicht und oroanale Transitzeit bei gesunden Probanden und bei Patienten mit chronischer Obstipation, jeweils mit und ohne Kleiezugabe. (Modifiziert nach [27])

ten als gesunde Kontrollpersonen. Bei Zulage anderer Faserstoffe zeigten sich ebenfalls höhere Stuhlgewichte und kürzere Transitzeiten als unter Kontrollbedingungen [18, 22, 40, 41]. Bei gesunden Probanden konnten durch eine faserarme Diät Defäkationsprobleme induziert werden [10]. Cummings [11] untersuchte verschiedene Ballaststoffbestandteile hinsichtlich ihrer Wirkung auf die Kolonfunktion. Dabei erzielte Kleiegabe den größten Anstieg des Stuhlgewichts, gefolgt von Kohl, Karotten, Apfel und Guar. Auch die Partikelgröße scheint einen Einfluß auf die Funktion zu haben. Mit grober Kleie ließ sich ein deutlicher Anstieg des Stuhlgewichts erreichen als mit feiner Kleie [6].

Die Mechanismen, wie einzelne Ballaststoffe zu einer Erhöhung des Stuhlgewichts, zu einer Verkürzung der oroanalen Transitzeit und zu einer Verminderung der Stuhlkonsistenz führen, lassen sich aus den genannten Eigenschaften wie folgt zusammenfassen (Abb. 6.4). Die entscheidenden Determinanten für die weichere Stuhlkonsistenz und das

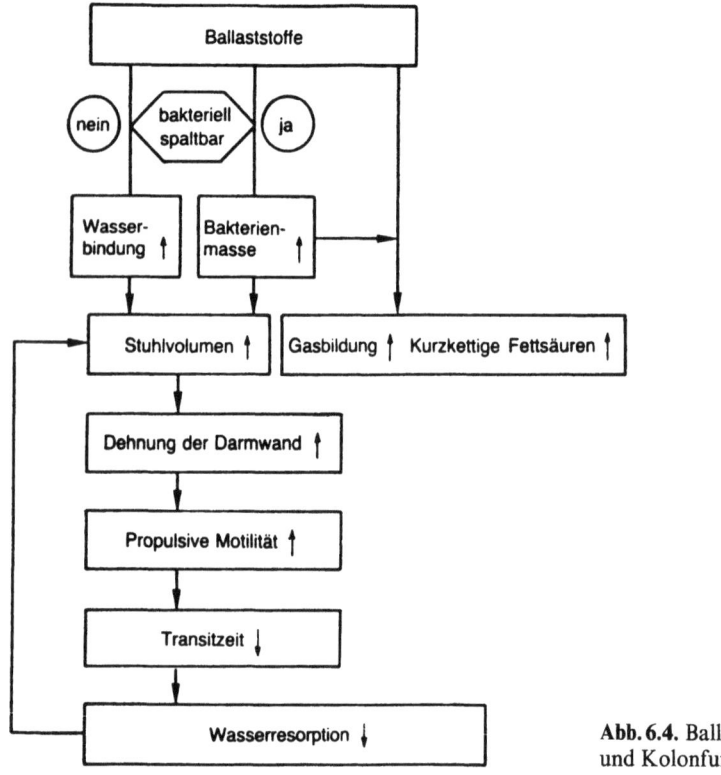

Abb. 6.4. Ballaststoffe und Kolonfunktion

höhere Stuhlvolumen scheinen die Wasserbindungsfähigkeit und die Erhöhung der Bakterienmasse über Fermentationsprozesse zu sein. Unklar ist, ob Fasern über ein erhöhtes Stuhlvolumen die Peristaltik des Kolons anregen oder ob sie oder ihre Spaltprodukte vorwiegend pharmakologische Wirkungen auf die motorische Aktivität und damit die Transitzeit haben. Ein komplexes Zusammenspiel der genannten Mechanismen dürfte für die laxierende Wirkung der Ballaststoffe verantwortlich sein.

6.4 Ballaststoffe und Erkrankungen des Kolons

6.4.1 Faserhypothese

Burkitt [3–5] und Painter [29, 30] etablierten aufgrund epidemiologischer Daten die sog. Faserhypothese. Sie beobachteten, daß die durchschnittliche Ballaststoffaufnahme in hochentwickelten westlichen Ländern ca. 25 g pro Tag beträgt, in unterentwickelten Ländern dagegen zwischen 50 und 150 g pro Tag liegt. Aus der gleichzeitig bestehenden hohen Inzidenz von typischen Zivilisationskrankheiten in westlichen Ländern wurde auf eine kausale Beziehung zwischen niedrigem Faserkonsum und Auftreten von Krankheiten, wie Kolondivertikulose, Kolonkarzinom, Appendizitis, Hiatushernie, Gallenwegserkrankungen, Venenerkrankungen und koronarer Herzerkrankung geschlossen. Eastwood [12, 13, 15] nannte zusätzlich Erkrankungen wie Colon irritabile, chronische Obstipation, Fettsucht und Diabetes. Diese retrospektiven Untersuchungen enthalten jedoch methodische und gedankliche Mängel. Eine Kausalität zwischen faserarmer Diät und bestimmten Erkrankungen konnte bisher prospektiv nicht bewiesen werden. Die wichtigsten Daten zu diesem Themenkomplex sind im folgenden kurz angesprochen.

6.4.2 Divertikulose des Kolons

Obwohl wissenschaftlich keineswegs belegt, ist die Hypothese, daß ein niedriger Faseranteil der Nahrung über einen verlängerten Kolontransit und niedrige Stuhlvolumina zu einem erhöhten intrakolischen Druck führt und dadurch die Entstehung von Divertikeln begünstigt, weit verbreitet [12, 26]. Neben den oben erwähnten Studien [3–5, 29, 30] gibt es

Beobachtungen, daß Patienten mit Kolondivertikulose eine signifikant niedrigere Faseraufnahme zeigen als Kontrollen [7] und die Inzidenz der Divertikulose bei Vegetariern mit einem hohen Faserkonsum niedriger ist als bei Nichtvegetariern [17].

6.4.3 Kolonkarzinom

Epidemiologische Daten sprechen für die Assoziation des Kolonkarzinoms mit einem hohen Anteil von Fleisch und Fett in der Nahrung und für eine protektive Rolle von Faserstoffen in der Pathogenese des Kolonkarzinoms [2–5, 24, 29, 30]. Die Daten sind jedoch zum Teil widersprüchlich und möglicherweise durch methodische Probleme verfälscht [2]. Über welche Mechanismen Faserstoffe protektiv wirken, ist letztlich nicht geklärt. Da Gallensalze tierexperimentell als Kokarzinogene identifiziert wurden [9], ist möglicherweise die Fähigkeit zur Bindung von Gallensalzen Ursache des protektiven Effekts von Faserstoffen. Der Stellenwert von Faserstoffen in der Prävention des Kolonkarzinoms muß in Zukunft in weiteren Studien geklärt werden.

6.4.4 Irritables Darmsyndrom

Die Hypothese, daß die Pathogenese des irritablen Darmsyndroms auf ein Faserdefizit der Nahrung zurückzuführen ist, stützt sich neben epidemiologischen Daten [12, 13, 15] auf wenige placebokontrollierte Studien, die einen günstigen Effekt einer Faserzulage auf die Symptomatik nachweisen konnten [26]. Gegen die Hypothese spricht, daß die Mehrzahl der kontrollierten Studien keinen günstigen Effekt nachweisen konnten, daß Placebo meist auch wirksam war [26], die Faserzulage bei manchen Patienten zu einer Zunahme der Beschwerden (insbesondere Blähungen) führte und eine Faserzulage hauptsächlich die meist vorhandene Obstipation besserte, nicht aber die restliche Symptomatik des irritablen Darmsyndroms [8].

6.4.5 Chronische Obstipation

Die chronische Obstipation wird in Lehrbüchern und Sekundärliteratur häufig als Fasermangelkrankheit aufgefaßt. Es existieren jedoch keine Daten darüber, daß Obstipierte sich hinsichtlich ihrer Ernährungsgewohnheiten von Gesunden unterscheiden. Da das Stuhlvolumen nicht nur durch den Faseranteil der Nahrung, sondern auch durch die Transitzeit determiniert wird [39], ist anzunehmen, daß ein Fasermangel in der Pathogenese der chronischen Obstipation nur eine Teilkomponente darstellt.

6.5 Zusammenfassung

Die Nahrungsaufnahme und bestimmte Nahrungskomponenten wie Eiweiße, Fette und Kohlenhydrate können über nervale und humorale Mechanismen indirekt die Kolonfunktion beeinflussen.
Für die direkten Wirkungen im Kolon sind überwiegend die unverdaulichen und nicht resorbierbaren Nahrungsbestandteile, die sog. Ballaststoffe verantwortlich. Ballaststoffe erhöhen das Stuhlgewicht, verkürzen den gastrointestinalen Transit und machen den Stuhl weicher. Die zugrundeliegenden Mechanismen sind in Abbildung 6.4 schematisch zusammengefaßt.
Die Annahme, daß eine ballaststoffarme Diät Ursache von Kolondivertikulose, Kolonkarzinom, irritablem Darmsyndrom und Obstipation sei, ist keineswegs belegt. Aufgrund der verfügbaren Daten ist anzunehmen, daß Fasermangel in der Pathogenese der chronischen Obstipation allenfalls eine Teilkomponente darstellt.

Literatur

1. Binder HJ (1980) Pathophysiology of bile acid and fatty acid induced diarrhoea. In: Field M, Fordtran JS, Schultz SG (eds) Secretory diarrhea. American Physiological Society, Baltimore, pp 159–178
2. Bingham SA (1986) Epidemiology of dietary fiber and colorectal cancer: current status of the hypothesis. In: Vahouny GV, Kritchevsky D (eds) Dietary fiber. Basic and clinical aspects. Plenum Press, New York, pp 523–542
3. Burkitt DP (1973) Some diseases characteristic of modern western civilization. Br Med J 1:274–278
4. Burkitt DP, Walker ARP, Painter NS (1972) Effect of dietary fibre on stools and transit-times, and its role in the causation of disease. Lancet II:1408–1412
5. Burkitt DP, Walker ARP, Painter NS (1974) Dietary fiber and disease. JAMA 229:1068–1074
6. Brodribb AJM, Groves C (1978) Effect on bran particle size on stool weight. Gut 19:60–63
7. Brodribb, AJM, Humphreys DM (1976) Diverticular disease: three studies. Br Med J I:424–430
8. Cann PA, Read NW, Holdsworth CD (1984) What is the benefit of coarse wheat bran in patients with irritable bowel syndrome. Gut 25:168–173

9. Cohen BI, Mosbach EH (1986) The role of bile acids in colon cancer. In: Vahouny GV, Kritchevsky D (eds) Dietary fiber. Basic and clinical aspects. Plenum Press, New York, pp 487–496
10. Cowgill GR, Anderson WE (1932) Laxative effects of wheat bran and "washed bran" in healthy men. JAMA 98:1866–1875
11. Cummings JH, Southgate DAT, Branch W et al. (1978) Colonic response to dietary fibre from carrot, cabbage, apple, bran, und guar gum. Lancet I:5–8
12. Eastwood M (1983) Fibre and colonic function. In. Barbara L, Miglioli M, Philips SF (eds) New trends in pathophysiology and therapy of the large bowel. Elsevier Science, Amsterdam, pp 69–77
13. Eastwood MA, Brydon WG, Path MRC, Anderson DMW (1986) The effect of the polysaccharide composition and structure of dietary fibers on cecal fermentation and fecal excretion. Am J Clin Nutr 44:51–55
14. Eastwood MA, McKay LF, Brydon WG (1986) Methane production and excretion: a marker of cecal fermentation. In: Vahouny GV, Kritchevsky D (eds) Dietary fiber. Basic and clinical Aspects. Plenum Press, New York, pp 151–168
15. Eastwood MA, Passmore R (1983) Dietary fibre. Lancet II:202–205
16. Fischler F (1933) Zur Frage der verstopfenden Wirkung des Kakaos und über eine Verhütung dieser Wirkung. MMW 80:534–535
17. Gear JSS, Furdson P, Nolan DJ et al. (1979) Symptomless diverticular disease and intake of dietary fibre. Lancet I:511–514
18. Graham DY, Moser S, Estes MK (1982) The effect of bran on bowel function in constipation. Am J Gastroenterol 77:599–603
19. Hojgaard L, Arffmann S, Jorgensen M, Krag E (1981) Tea consumption: a cause of constipation. Br Med J 282:864
20. Holdstock DJ, Misiewicz JJ, Smith T, Rowlands EN (1970) Propulsion in the human colon and its relationship to meals and somatic activity. Gut 11:91–99
21. Irrgang K, Sonnenborn U (1988) Beziehungen zwischen Wirtsorganismus und Darmflora. Schattauer, Stuttgart
22. Kelsay JL, Behall KM, Prather ES (1978) Effect of fiber from fruits and vegetables on metabolic responses of human subjects. I. Bowel transit time, number of defecations, fecal weight, urinary excretion of energy and nitrogen and apparent digestibilities of energy, nitrogen, and fat. Am J Clin Nutr 31:1149–1153
23. Kirwan WO, Smith AN, Mitchell WD et al. (1975) Bile acids and colonic motility in the rabbit and the human. Gt 16:894–900
24. Kritchevsky D (1986) Fiber and cancer. In: Vahouny GV, Kritchevsky D (eds) Dietary fiber. Basic and clinical aspects. Plenum Press, New York, pp 427–432
25. Kumar D, Wingate DL (1985) Colorectal motility. In: Henry MM, Swash M (eds) Coloproctology and the pelvic floor. Pathophysiology and management. Butterworths, London, pp 47–61
26. McNamee B, Mansour-McNamee V (1985) Dietary fiber. Urban & Schwarzenberg, München
27. Müller-Lissner SA (1988) Effect of wheat bran on weight of stool and gastrointestinal transit time: a meta analysis. Br Med J 296:615–617
28. Mortensen PB, Andersen JR, Arffmann S, Krag E (1987) Short-chain fatty acids and the irritable bowel syndrome: the effect of wheat bran. Scan J Gastroenterol 22:185–192
29. Painter NS, Almeida AZ, Colebourne KW (1972) Unprocessed bran in treatment of diverticular disease of the colon. Br Med J 2:137–140

30. Painter NS, Burkitt DP (1971) Diverticular disease of the colon: a deficiency disease of western civilization. Br Med J 1971, 2:450–454
31. Read NW (1986) Dietary fiber and bowel transit. In: Vahouny GV, Kritchevsky D (eds) Dietary fiber. Basic and clinical aspects. Plenum Press, New York, pp 81–100
32. Read NW, Miles CA, Fisher D et al. (1980) Transit of a meal through the stomach, small intestine, and colon in normal subjects and its role in the pathogenesis of diarrhea. Gastroenterology 79:1276–1282
33. Salyers AA (1986) Diet and the colonic environment: measuring the response of human colonic bacteria to changes in the host's diet. In: Vahouny GV, Kritchevsky D (eds) Dietary fiber. Basic and clinical aspects. Plenum Press, New York, pp 119–130
34. Snape WJ, Matarazzo SA, Cohen S (1978) The effect of eating and gastrointestinal hormones on human colonic myoelectric and motor activity. Gastroenterology 75:373–378
35. Snape WJ, Shiff S, Cohen S (1980) Effect of deoxycholic acid on colonic motility in the rabbit. Am J Physiol 288:G321–325
36. Southgate DAT (1986) The relation between composition and properties of dietary fiber and physiological effects. In: Vahouny GV, Kritchevsky D (eds) Dietary fiber. Basic and clinical aspects. Plenum Press, New York, pp 35–48
37. Stephen AM, Cummings JH (1979) Water holding by dietary fiber in vitro and its relationship to faecal output in man. Gut 20:722–780
38. Stephen AM, Haddad AC, Phillips SF (1983) Passage of carbohydrate into the colon. Direct measurement in humans. Gastroenterology 85:589–595
39. Stephen AM, Wiggins HS, Cummings JH (1987) Effect of changing transit time on colonic microbial metabolism in man. Gut 28:601–609
40. Stephen A, Wiggins HS, Englyst HN et al. (1986) The effect of age, sex and level of intake of dietary fibre from wheat on large-bowel function in thirty healthy subjects. Br J Nutr 56:349–361
41. Tucker DM, Sandstead HH, Logan GM et al. (1981) Dietary fiber and personality factors as determinants of stool output. Gastroenterology 81:879–883
42. Wiley J, Tatum D, Keinath R, Owjang C (1988) Participation of gastric mechanoreceptors and intestinal chemoreceptors in the gastrocolonic response. Gastroenterology 94:1144–1149
43. Wright SH, Snape WJ, Battle WM et al. (1980) Effect of dietary components on the gastrocolonic response. Am J Phys 238:G228–G232

7 Basisdiagnostik: Anamnese, digitale Untersuchung und funktionelle Proktoskopie

B. BIRKNER

7.1 Einleitung

Stuhl- und Kontinenzprobleme sind häufige Beschwerden im klinischen Alltag [5, 6, 11, 14]. Anamnese und einfache Untersuchungsmethoden (digitale Untersuchung, Proktoskopie) dienen nicht nur der Basisdiagnostik, sondern sind für den Routinebetrieb häufig einzige Diagnoseverfahren. Die geschickte Führung des Anamnesegesprächs sowie der überlegte Einsatz der Untersuchungen sind Grundvoraussetzungen für die Diagnose und Therapie von Stuhlgangsproblemen. Kolorektale Untersuchungsmethoden werden in diesem Zusammenhang nicht abgehandelt, da sie Untersuchungen mit anderer Fragestellung sind.

7.2 Anamnese

Die Erhebung der Anamnese hat nicht nur als Zugang zu wichtigen Informationen eine überragende Bedeutung, sondern auch als Vertrauensbasis in der Arzt-Patient-Beziehung. Die Anamnese der Stuhl- und Kontinenzprobleme bedeutet für den Arzt das Eindringen in die Intimsphäre des Patienten.

7.2.1 Anamnesetechnik

Chronische Kontinenzprobleme führen zu reaktiven psychischen Veränderungen. Soziokulturelle Strukturen überlagern Stuhlverhalten und die Realisierung von Stuhlproblemen. Aus diesen Gründen ist eine Anamnese bei Patienten mit Stuhlproblemen schwierig. Ein hohes Maß an Einfühlungsvermögen und die Bereitschaft zum Zuhören sind Voraussetzung zur Anamneseerhebung. Dabei unterstützt eine neutrale und ruhige Umgebung die Bemühungen des Arztes. Die Bereitschaft, sich aus-

Basisdiagnostik: Anamnese, digitale Untersuchung

Name.. Vorname.. geb.: ....
Untersucher... Geschlecht: weibl./männl.
Datum........................ Überweisender Arzt..
Klinik... Station...............................
Untersuchungsnummer....................

1.1 Voroperationen

Anus	ja	nein	welche ....
Rektum	ja	nein	welche ....
Kolon	ja	nein	welche ....
Gynäkologie	ja	nein	welche ....
Entbindungen	ja	nein	Anzahl ....
Geburtshilfliche Op.	ja	nein	welche ....

1.2 Erkrankungen

Diabetes mellitus	ja	nein	wie lange ....
Andere endokrine Erkrankungen	ja	nein	welche ....
Arterielle Verschlußkrankheit	ja	nein	
Neurologische Erkrankungen	ja	nein	welche ....

2. *Defäkations- und Kontinenzanamnese*

Dauer der Beschwerden
Wochen .... Monate .... Jahre ....
Stuhlfrequenz
......../Tag ..../Woche

Symptome

Inkomplette Stuhlentleerung	ja	nein	
Pressen zur Entleerung	ja	nein	wie lange ....
Obstruktion bei Pressen	ja	nein	
Prolaps	ja	nein	
Manuelle Unterstützung	ja	nein	
Digitale Ausräumung	ja	nein	
Fremdkörpergefühl im Rektum	ja	nein	
Stuhlkonsistenz	flüssig	weich	hart
Stuhlform	geformt	ungeformt	Bleistift

Inkontinenz für

– Winde	ja	nein
– flüssigen Stuhl	ja	nein
– geformten Stuhl	ja	nein
– Winde und Stuhl	ja	nein
Dranginkontinenz	ja	nein
Streßinkontinenz	ja	nein

Allgemeinsymptome				
Schmerzen	ja	nein	wo	
Blut	ja	nein		
Meteorismus	ja	nein		
Pruritus	ja	nein		
3. *Ernährung*				
Faserreich	ja	nein		
Normalkost	ja	nein		
4. *Bisherige Behandlung*				
Faserpräparate	ja	nein	welche	
Orale Laxanzien	ja	nein	welche	
Supp./Einläufe	ja	nein		
Lactulose	ja	nein		
5. *Voruntersuchungen*				
Koloskopie	ja	nein	wann	
Proktoskopie/Rektoskopie	ja	nein	wann	
Defäkographie	ja	nein	wann	
Transitmessung	ja	nein	wann	

reichend Zeit für die Anamnese zu nehmen, steht oft im Widerspruch zu den organisatorischen Zwängen einer Praxis. Standardisierte Anamnesebögen können das Anamnesegespräch unterstützen, aber nicht ersetzen. Dokumentationsbögen haben sich unserer Erfahrung nach aber als hilfreich erwiesen (Abb. 7.1).

7.2.2 Medikamentenanamnese

Die Darmtätigkeit ist durch Medikamente beeinflußbar, ebenso der Sphinkterapparat [4]. Zur medikamentös induzierten Obstipation siehe Kap. 17.

7.2.3 Voroperationen

Sphinkterdurchtrennende Operationen sowie eine entzündliche oder tumoröse Zerstörung des muskulären Sphinkterapparats können Ursache einer Inkontinenz sein. Geburtstraumen und geburtshilfliche Eingriffe begünstigen die Entwicklung einer Inkontinenz [25]. Nach Ripstein-Rektopexien und nach Whitehead-Hämorrhoidenoperation sind gehäuft Entleerungsstörungen berichtet worden [13].

7.2.4 Beruf und körperliche Aktivität

Die berufliche Tätigkeit beeinflußt den Tagesablauf wesentlich. Die Darmtätigkeit geschieht unter dem Diktat des beruflichen Tagesablaufs. Aus beruflichen Streßsituationen und ihren psychischen Belastungen resultieren Störungen des Darmverhaltens [9]. Die vorwiegend sitzende Tätigkeit mancher Berufe vermindert die körperliche Beanspruchung zusätzlich.

So berichten manche Obstipierte über eine Besserung ihrer Beschwerden bei regelmäßiger körperlicher Aktivität. Es läßt sich freilich nicht entscheiden, ob der Wegfall des beruflichen Stresses, die Möglichkeit, jederzeit eine Toilette aufzusuchen, oder die körperliche Bewegung hierfür verantwortlich sind. Andere Patienten berichten, daß Obstipationsbeschwerden auf Reisen auftreten oder schlimmer werden.

7.2.5 Nahrung

Wegen des großen Einflusses sog. Ballaststoffe auf die Kolonfunktion (s. Kap. 6) sollte immer eine Ernährungsanalyse durchgeführt werden, am besten mittels Tagebuchaufzeichnungen über mehrere Tage. Die Rolle der Flüssigkeitsaufnahme ist nicht geklärt [18], wenngleich manche Erfahrungsberichte für einen positiven Effekt sprechen. Die Häufung der Stuhlimpaktion im Alter mit einer Abnahme des Durstverhaltens weisen auf einen Zusammenhang hin [22]. Die Flüssigkeitszufuhr soll daher bei der Anamnese ebenfalls berücksichtigt werden.

7.3 Symptome

Die Symptomatologie der Stuhlprobleme ist nicht nur in quantitativer, sondern auch in qualitativer Hinsicht problematisch. Die Fragen müssen das Was, Wie, Wodurch und Wann exakt herausarbeiten. Die Beschreibung des Patienten von Stuhlkonsistenz, Vorgang der Stuhlentleerung usw. ist medizinischen Begriffen vorzuziehen. Bezeichnend ist, daß 30% der Inkontinenten ihr Kontinenzproblem als Durchfall bezeichnen!

7.3.1 Symptome bei Obstipation und Entleerungsstörung

Eine große Zahl von Patienten mit Obstipation und Entleerungsstörungen klagt über uncharakteristische Symptome wie Meteorismus, aufgetriebenen Bauch, diffusen Abdominalschmerz. Nach Ausschluß organischer Veränderungen ist ihre Ursache in bestehenden funktionellen Darmentleerungsstörungen zu suchen. Nach Beseitigung der Entleerungsstörung bessern sich die Allgemeinsymptome [14]. Patienten mit Entleerungsstörungen geben typische Symptome an [13, 14] (Tabelle 7.1).

Die Reproduzierbarkeit der angegebenen Stuhlfrequenzen ist gering, auch durch Wochenbögen kann dieses Problem nicht beseitigt werden. Dennoch sollte gerade aus Gründen der Verlaufsbeurteilung bei den Visiten ein Zahlenwert festgelegt werden.

Beim Anismus [19] führt die paradoxe Kontraktion des M. sphincter externus bzw. des M. puborectalis zu einer Entleerungsbehinderung, die durch vermehrtes Pressen zu überwinden versucht wird. Bei funktionell wirksamem innerem Rektumprolaps (Intussuszeption) geben die Patienten an, daß unter vermehrtem Pressen nach anfänglicher Entleerung sich ein Fremdkörpergefühl im Rektum und ein vollständiger Entleerungsstop einstellt.

Häufigstes Symptom bei 50 eigenen Patienten mit Obstipation und Entleerungsstörung war die inkomplette Stuhlentleerung, oft gefolgt von weiteren kleinen Entleerungen im Abstand von wenigen Minuten bis zu einer Stunde. Diese Patienten weisen oft große Rektozelen in Kombina-

Tabelle 7.1. Symptome bei chronischer Obstipation

Allgemeine Symptome	– Seltener Stuhlgang – Harter Stuhl – Regelmäßig heftiges Pressen
Hinweis auf funktionelle anorektale Obstruktion	– Fremdkörpergefühl im Rektum – Inkomplette Entleerung – Verschlechterung der Entleerung beim Pressen – Gefühl eines tiefsitzenden Hindernisses – Manuelle Unterstützung des Perineums – Digitale Ausräumung – Aufgetriebenes, schmerzhaftes Abdomen – Schmerzen bei Defäkation – Blutauflagerungen (bei Fissur, als Folge harten Stuhls, bei solitärem Rektumulkus)

tion mit einem inneren Rektumprolaps auf. Die digitale Manipulation, die erst auf gezieltes Befragen angegeben wird, z. B. durch Anheben des Beckenbodens, Unterstützung der Rektozele von vaginal, Eröffnung der Puborektalisschlinge oder gar manueller Ausräumung, ist bei einigen Patienten die einzige Möglichkeit, eine Stuhlentleerung zu erzielen.

7.3.2 Symptome bei Inkontinenz (Tabelle 7.2)

Das Unvermögen, Wind- und/oder Stuhlabgang zu kontrollieren, ist das häufigste Symptom bei Inkontinenten. Als Symptom wird häufig Durchfall angegeben. Dies trifft für Patienten mit Überlaufinkontinenz bei Stuhlimpaktion zu [22]. Der imperative Stuhldrang, d. h. keine Kontrolle über den Stuhlgang nach Einsetzen des Stuhldrangs (Dranginkontinenz), ist häufig und kann durch den Complianceverlust bei rektaler Angina [8] verursacht sein. Aufgrund der Symptome ist eine klinische Schweregradeinteilung möglich. Patienten mit Inkontinenzsymptomen bei Winden und flüssigen Stühlen entsprechen Schweregrad I. Bestehen auch bei festem Stuhl Inkontinenzsymptome, bezeichnen wir sie als Schweregrad II bzw. III. Bei Schweregrad III fehlt jede Kontinenzkontrolle. Eine komplexe Graduierung mittels eines Punktsystems wird in Tabelle 7.3 vorgestellt [29].

Tabelle 7.2. Symptome bei Stuhlinkontinenz

Unwillkürlicher Wind-/Stuhlabgang
Fehlender Stuhldrang
Imperativer Stuhldrang
Stuhlschmieren
Schmerzen im Rektum
Prolaps nach außen
– Im Stehen
– Beim Pressen
Urininkontinenz
Inkontinenz für flüssigen/festen Stuhl
Perianales Jucken oder Brennen

Hautveränderungen wie   Analekzeme
                        Hauterytheme
                        Ulzerationen

Tabelle 7.3. Punktesystem zur Graduierung der Stuhlinkontinenz nach klinischen und manometrischen Befunden. (Nach Wienbeck [29])

Beurteilungskriterien	Befund	Bewertung
Stuhlhäufigkeit	Normal (1–2mal täglich)	2
	Mehrmals (3–5mal täglich)	1
	Sehr oft (mehr als 6mal täglich)	0
Stuhlkonsistenz	Normal (geformt)	2
	(breiig)	1
	(flüssig)	0
Stuhlschmieren	Nicht	2
	Bei Streß und Durchfall	1
	Ständig	0
Sensibilität	Normal (einschl. Diskrimination)	2
	Nur Völlegefühl (keine Diskrimination)	1
	Vollständig fehlend	0
Anorektales Ruhedruckprofil	20–24 mm Hg und mehr	2
	14–19 mm Hg	1
	<13 mm Hg	0
Maximaler Druck bei maximaler Willkürkontraktion	30 mm Hg und mehr	2
	20–29 mm Hg	1
	<19 mm Hg	0
Adaptationsreaktion	Normal	2
	Kleine Amplitude, verkürzt	1
	Nicht nachweisbar	0

7.4 Untersuchungsmethoden

7.4.1 Voraussetzungen

Als persönliche Voraussetzungen sind zum Verständnis und – zur Beurteilung proktologischer Befunde – Kenntnisse der Anatomie und der Physiologie des Anorektums und des muskulären Sphinkterapparats notwendig (Abb. 7.2). Radiologische und/oder endoskopische Kenntnisse des terminalen Verdauungstrakts sind eine notwendige Ergänzung zu den theoretischen Kenntnissen.

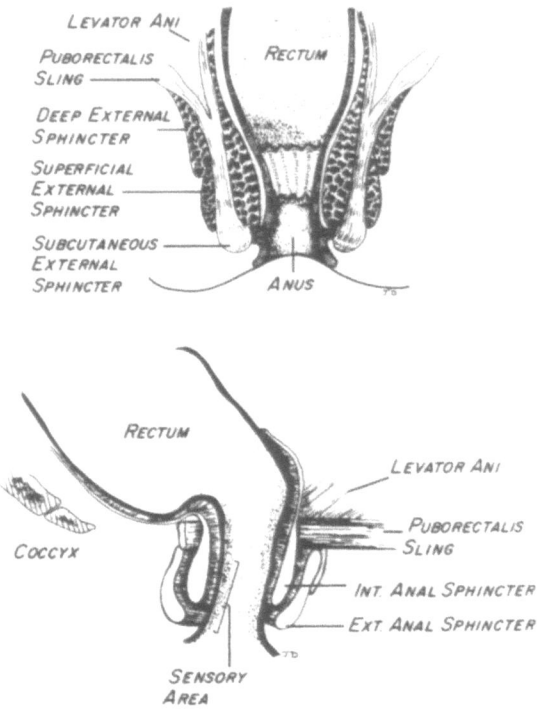

Abb. 7.2. Sagittal- und Querschnitt durch das Anorektum mit Sphinkterapparat. (Nach Wald [27])

7.4.2 Vorbereitung und Durchführung

Eine spezielle Vorbereitung zur Untersuchung ist nicht notwendig. In der Regel genügt eine normale Entleerung der Ampulle. Sollte diese spontan nicht möglich sein und noch Stuhl in der Ampulle sein, so kann ein Klysma verwendet werden.
Die Lagerung des Patienten auf der Liege erfolgt in Linksseitenlage mit angezogenen Knien. Für die Untersuchung bei Rektumprolaps und vorderer Rektozele bei Frauen kann zusätzlich eine Untersuchung in Hockstellung bzw. in Steinschnittlage erforderlich sein. Die durchzuführenden Untersuchungen bedürfen in der Regel nur eines Untersuchungsgangs.

7.4.3 Indikation

Jede Störung im Bereich des Anorektums ist Indikation zur Untersuchung. Ein nicht aufgeklärter und unkooperativer Patient stellt die einzige Kontraindikation dar.

7.4.4 Inspektion und Palpation

Die Inspektion beginnt bei der Unterwäsche. Das Tragen von Einlagen kündet vom Ausmaß der Inkontinenz. Form und Fältelung des Anus geben Hinweise auf den Tonus der Sphinkteren. Das Fehlen des anokutanen Reflexes weist auf neurogene Störungen hin. Er wird ausgelöst durch Bestreichen der Analhaut und führt zu einer Kontraktion des M. sphincter externus. Verläßt der Finger nach der digitalen Untersuchung den Analkanal, wird der Schließreflex ausgelöst, der bei Inkontinenten vermindert sein kann.
Der Patient wird jetzt zum Zwicken, anschließend zum Pressen aufgefordert.
Der ballonartig tiefertretende Beckenboden beim Pressen findet sich bei ausgeprägten Beckenbodensenkungen [30]. Ein fehlendes Tiefertreten des Beckenbodens oder eine Retraktion des Anus beim Pressen deuten auf einen Anismus hin ([17] Kap. 16).

7.4.5 Digitale Untersuchung

Die digitale Untersuchung muß sich an den anatomischen Gegebenheiten (Abb. 7.2) orientieren. Unter aktiver Mitarbeit des Patienten (Zwicken und Pressen) können die Funktionen des Beckenbodens und das Vorhandensein von Rektozele und innerem Prolaps (Abb. 7.3) geprüft werden (Tabelle 7.4).

7.4.6 Funktionelle Proktoskopie

Die Aussagemöglichkeit der Proktoskopie wird durch die Einbeziehung der Funktion Pressen wesentlich erweitert; wir nennen sie daher funktionelle Proktoskopie. Während des Pressens durch den Patienten wird das Proktoskop langsam zurückgezogen. Die dabei zu erhebenden Befunde sind in Tabelle 7.5 sowie Abb. 7.4–7.6 dargestellt.

Tabelle 7.4. Normale und pathologische Befunde bei der digitalen rektalen Untersuchung

Normalbefund in Ruhe	Pathologischer Befund
Analkanal für 1–2 Finger eingängig	Analkanal für mehr oder weniger als 1–2 Finger eingängig
Zirkulärer Schluß um den Finger auch bei Zug	Klaffen des Analkanals unter Zug Schlüssellochdefekt (Sphincter-externus-Defekt)
Puborektaliswulst vorspringend	Fehlender Puborektaliswulst
Rektum praktisch leer	Rektum – Stuhlgefüllt – Fäkalom – Wanddefekt – Rektozele
Bei *Zwicken* – Zug des Puborektalis nach ventral – Tonuserhöhung des Analkanals	Fehlende Puborektalisaktion Kein erhöhter Tonus im Analkanal Verkürzter Analkanal
Bei *Pressen* – Verstreichen des Puborektaliswulsts – Tonusminderung des Analkanals – Kein Prolaps	– Tonuserhöhung im Analkanal – Persistierender Puborektaliswulst – Innerer Rektumprolaps – Rektozele – Klaffen des Analkanals unter Pressen – Prolaps (Abb. 7.3)

Tabelle 7.5. Normale und pathologische Befunde bei der funktionellen proktoskopischen Untersuchung

Normalbefund	Pathologischer Befund
– Analkanallänge 3–5 cm	– Analkanallänge verkürzt <2 cm
– Linea dentata abgrenzbar	– Linea dentata nicht abgrenzbar
– Kollaps der Rektumwände ohne Prolaps in das Proktoskop	– Ulcus recti (Abb. 7.4)
– Anorektale Mukosa ohne Prolaps	
Beim Pressen – Ballonierung der Rektumwand in das Proktoskop (Abb. 7.5)	– Prolaps der ventralen anorektalen Mukosa in das Proktoskop (ventraler Mukosaprolaps, Abb. 7.6) – Kompletter innerer Prolaps (=zirkuläres Einstülpen der Rektumwand, Intussuszeption)

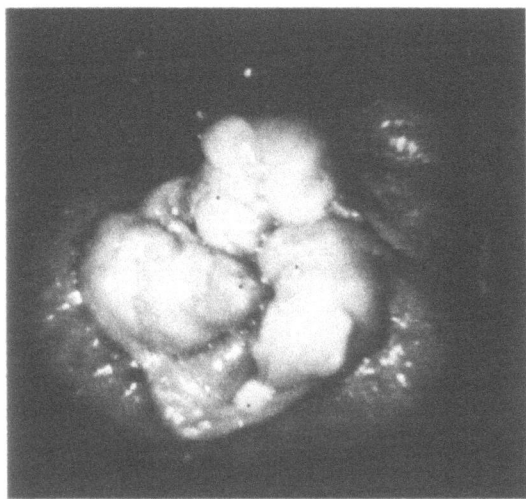

Abb. 7.3. Analprolaps

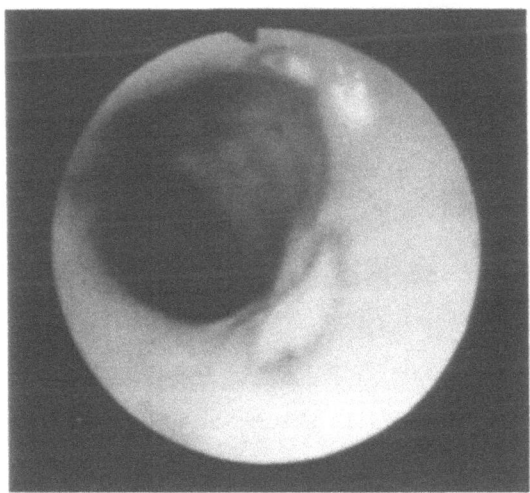

Abb. 7.4. Solitäres Rektumulkus. (Man beachte, daß in diesem Fall zwei Ulzera vorhanden sind)

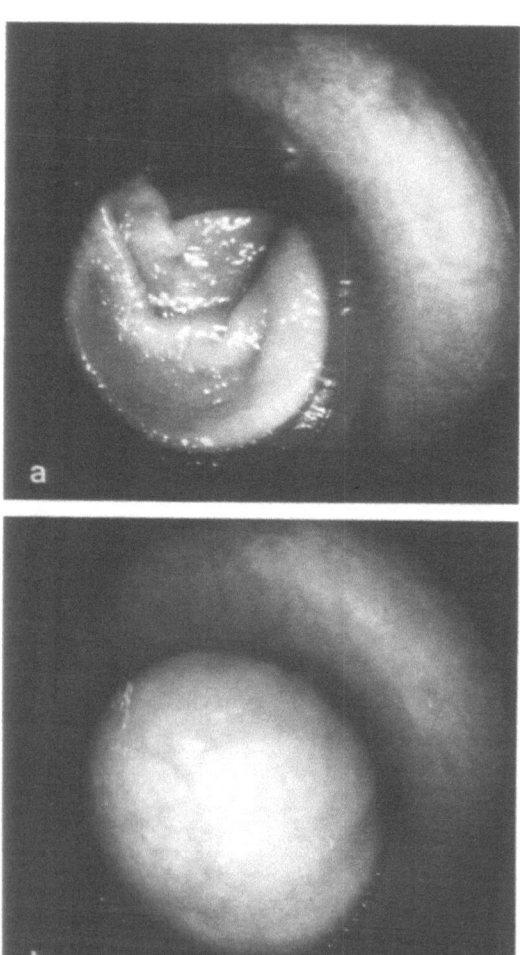

Abb. 7.5. a Normaler proktoskopischer Befund. **b** Prolaps der Rektumschleimhaut ins Proktoskop

7.4.7 Risiko, Kosten, Nutzen

Bei sachgemäßer Durchführung und Berücksichtigung der hygienischen Standards ist das Untersuchungsrisiko zu vernachlässigen. Akute Perianalthrombosen, Narben und Fissuren können wegen Schmerzhaftigkeit die Untersuchung unmöglich machen.

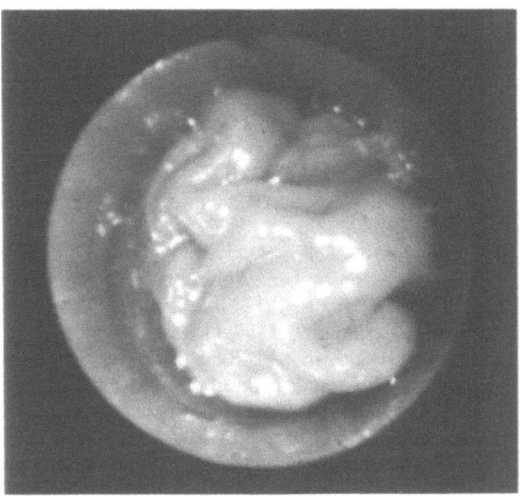

Abb. 7.6. Ventraler Mukosaprolaps

Stellt man die Investitionskosten von etwa 1000–2000 DM dem Zeitaufwand von ca. 15 min und der Aussagefähigkeit der Methoden gegenüber, so resultiert ein hohes Kosten-Nutzen-Verhältnis.

7.5 Praktischer Einsatz

Die dargestellten klinischen und technischen Untersuchungsmethoden sind unbedingte Basisdiagnostik und stellen einen gemeinsamen diagnostischen Block dar. Ihre Durchführung ist bei jedem Patienten mit anorektalen Erkrankungen, sei es gestörter Defäkation oder gestörter Kontinenz, indiziert.

Mit ihr läßt sich eine funktionelle Obstruktion wahrscheinlich oder unwahrscheinlich machen bzw. eine Stuhlinkontinenz kategorisieren. Die Ergebnisse der dargestellten Untersuchungsmethoden werden durch weiterführende Diagnostik wie Defäkographie, Transitzeitmessung und Manometrie sowie EMG bezüglich ihrer funktionellen Auswirkungen und therapeutischer Entscheidungen weiter aufgeschlüsselt.

Literatur

1. Bannister JJ, Davison P, Timms JM, Gibbons C, Read NW (1987) Effect of stool size and consistency on defecation. Gut 28:1246–1250
2. Bannister JJ, Abouzekry L, Read NW (1987) Effect of aging on anorectal function. Gut 28:353–357
3. Burkitt DP, Walker ARP, Painter NS (1974) Dietary fiber and disease. JAMA 229:1068–1074
4. Burleigh DE, Mello AD (1983) Neural und pharmacologic factors affecting motility of the internal anal sphinkter. Gastroenterology 84:409–417
5. Buser WD, Minerjr PB (1986) Delayed rectal sensation with fecal incontinence. Gastroenterology 91:1186–1191
6. Davies GJ, Crowder M, Reid B, Dickerson JW (1986) Bowel function measurements of individuals with different eating patterns. Gut 27:164–169
7. Devroede G (1982) Anal incontinence. Dis Colon Rectum 25:90–95
8. Devroede G, Vobecky S, Massè S, Arhan P, Lèger C, Duguay C, Hémond M (1982) Ischemic fecal incontinence and rectal angina. Gastroenterology 83:970–980
9. Ford MJ, Miller PC, Eastwood J, Eastwood MA (1987) Life events, psychiatric illness and the irritable bowel syndrome. Gut 28:160–165
10. Godding EW (1980) Physiological yardsticks for bowel function and the rehabilitation of the constipated bowel. Pharmacology 20:88–103
11. Henry MM (1987) Pathogenesis and management of fecal incontinence in the adult. Gastroenterol Clin North Am 16:35–45
12. Hinton JM, Lennard-Jones JE (1968) Constipation: definition and classification. Postgrad Med J 44:720–723
13. Kuijpers HC, Strijk SP (1984) Diagnosis of disturbances of continence and defecation. Dis Colon Rectum 27:658–662
14. Martelli HG, Devroede G, Arhan P, Duguay C (1978) Mechanisms of idiopathic constipation: outlet obstruction. Gastroenterology 75:623–631
15. McHugh SM, Diamant NE (1987) Effect of age, gender, and parity on anal canal pressures. Dig Dis Sci 32:726–736
16. Oettlé GJ, Heaton KW (1987) Is there a relationship between symptoms of the irritable bowel syndrome and objective measurements of large bowel function? A longitudinal study. Gut 28:146–149
17. Pezim M, Pemberto J, Phillips S (1987) The immobile perineum: pathophysiologic implications in severe constipation. Dig Dis Sci 32:924
18. Preston DM, Lennard-Jones JE (1986) Severe chronic constipation of young women: idiopathic slow transit constipation. Gut 27:41–48
19. Preston DM, Lennard-Jones JE (1985) Anismus in chronic constipation. Dig Dis Sci 30:413–418
20. Read NW, Bartolo DCC, Read MG (1984) Differences in anal function in patients with incontinence to solids and in patients with incontinence to liquids. Br J Surg 71:39–42
21. Read NW, Timms JM, Barfield LJ, Donnelly TC, Bannister JJ (1986) Impairment of defecation in young women with severe constipation. Gastroenterology 90:53–60
22. Read NW, Abouzekry L (1986) Why do patients with fecal impaction have fecal incontinence. Gut 27:283–287

23. Reynolds JR, Ouyang A, Lee CA, Baker L, Shunshine AS, Cohen S (1987) Chronic severe constipation. Gastroenterology 92:414–420
24. Sandler RS, Drossman DA (1987) Bowel habits in young adults not seeking health care. Dig Dis Sci 32:841–845
25. Snooks SJ, Swash M, Henry MM, Setchell M (1985) Risk factors in childbirths causing damage to the pelvic floor innervation. Br J Surg 72:15–17
26. Todd IP (1985) Clinical evaluation of the pelvic floor. In: Henry MM, Swash M (eds) Coloproctology and the pelvic floor. Butterworths, London, pp 187–193
27. Wald A (1987) Abnormalities of anorectal function. In: Cohen S, Johway RD (eds) Functional disorders of the gastrointestinal tract. Churchill Livingstone, New York, pp 121–138
28. Watier A, Devroede G, Duguay C, Duranceau A, Arhan P, Percer AT (1979) Mechanisms of idiopathic constipation. Gastroenterology 80:1267
29. Wienbeck M (1984) Stuhlinkontinenz – Konservative Therapie. In: Wienbeck M, Siewert JR (Hrsg) Therapie gastrointestinaler Motilitätsstörungen. Edition Medizin, Basel, S 103–121
30. Womack N, Morrison IFB, Williams NS (1985) Non-invasive assesment of idiopathic fecal incontinence. Br J Surg 72:128

8 Radiologische Methoden (Defäkographie, Transitmessung)

R. GOEI und S. A. MÜLLER-LISSNER *

8.1 Einleitung

Bei Patienten, die über Defäkationsstörungen klagen, ist eine Erkennung der Ursache wichtig. Die Radiologie kann hierzu entscheidend beitragen. Ein verzögerter gastrointestinaler Transit kann nämlich durch Transitzeitmessung erkannt werden, eine funktionelle Obstruktion des Anorektums durch Defäkographie diagnostiziert und differenziert werden.

8.2 Defäkographie

Es handelt sich um eine dynamische radiologische Untersuchungstechnik, die eine genaue Analyse des Defäkationsvorgangs und seiner Störungen ermöglicht, die mittels statischer Untersuchungstechniken (Kolonkontrasteinlauf und Koloskopie) nicht zu erkennen sind [8, 13, 15, 16].

8.2.1 Technik

Die Vorbereitung kann mit einem Klysma erfolgen, ist jedoch nicht zwingend. Als Kontrastmittel verwendet man eine Bariumsuspension hoher Viskosität (Tabelle 8.1). In Linksseitenlage werden 300 ml des Kontrastmittels mit einer 50- oder 100-ml-Spritze über ein Darmrohr ins Rektum instilliert.

---

* Die Autoren sind Herrn Dr. D. E. Ottens und Ingrid Janssen für die Überlassung der Abb. 8.9 und 8.10 zu Dank verpflichtet. Die Messungen der Transitzeit wurden mit Unterstützung der Deutschen Forschungsgemeinschaft durchgeführt (Mu 629/2-1).

Tabelle 8.1. Zusammensetzung des Kontrastbreis für die Defäkographie

Kontrastbrei „à la Maastricht"

5 l Bariumsulfat (z. B. Liquid Polibar, E–Z EM Co., Westbury, NY)
50 g Carbopol 934 P, Goodrich, London (Dispergiermittel)
340 ml Natriumhydroxid

Es entsteht eine dicke Paste mit pH 7

Kontrastbrei „Münchener Art"[a]

250 ml warmes Wasser
200 ml Pfanni-Kartoffelbreipulver
Mischen, gut quellen lassen

Mit 250 ml Micropaque vermischen

[a] Nach Dr. E. Mangel, Röntgenabteilung der Medizinischen und Chirurgischen Klinik Innenstadt der Universität München.

Während der Untersuchung sitzt der Patient auf einem Plastiktopf von ca. 40 cm Durchmesser und ca. 25 cm Höhe, in den drei wassergefüllte Motorrollerschläuche übereinandergelegt sind (Abb. 8.1). Dadurch werden Absorptionsunterschiede zwischen Weichteilen und Außenwelt minimiert. Der Patient sitzt seitlich vor einem senkrecht gestellten Durchleuchtungstisch. Eine Fernbedienung ist wünschenswert, um den Patienten bei der Defäkation möglichst wenig zu irritieren. Eine röntgenolo-

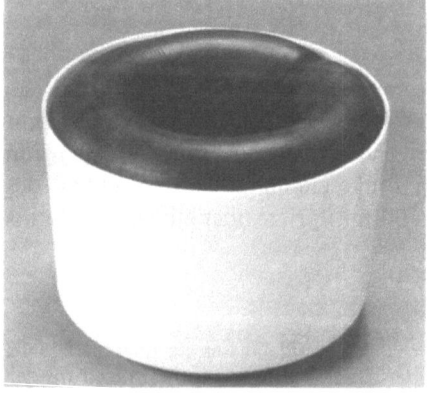

Abb. 8.1. Für die Defäkographie entworfene Plastiktoilette

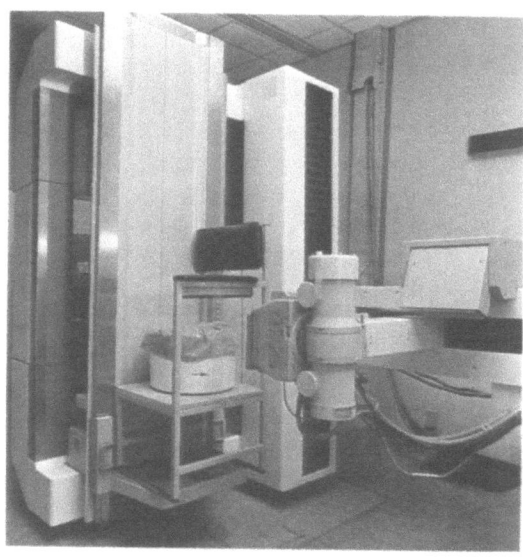

Abb. 8.2. Zur Defäkographie verwendete Ausrüstung. Der *Pfeil* weist auf das zur Höhenmessung benutzte Lineal

gisch sichtbare Skala dient zur Quantifizierung der Beckenbodensenkung (Abb. 8.2).
Die Aufnahmen werden mit einer 100-mm-Kamera bei 110–125 kV angefertigt. Als Standard sollten folgende Aufnahmen gelten: eine in Ruhelage, eine bei maximaler willkürlicher Kontraktion der Beckenbodenmuskeln, und 4–10 Aufnahmen während des Pressens und der Stuhlentleerung. In der Regel beträgt die Bildfolge ein Bild alle 2 s. Je nach Geschwindigkeit der Defäkation kann aber eine raschere oder langsamere Bildfolge angemessen sein.

8.2.2 Normalbefunde

Um Defäkogramme beurteilen zu können, sind Kenntnisse über die Anatomie und Physiologie der Beckenbodenmuskulatur erforderlich. Bei Defäkation und Kontinenz spielen der M. levator ani, bestehend aus M. iliococcygeus, M. pubococcygeus und M. puborectalis, und die Analsphinkteren eine wichtige Rolle. In Ruhelage sind der M. puborectalis und der innere Sphinkter kontrahiert, die anderen entspannt [2, 5, 7].

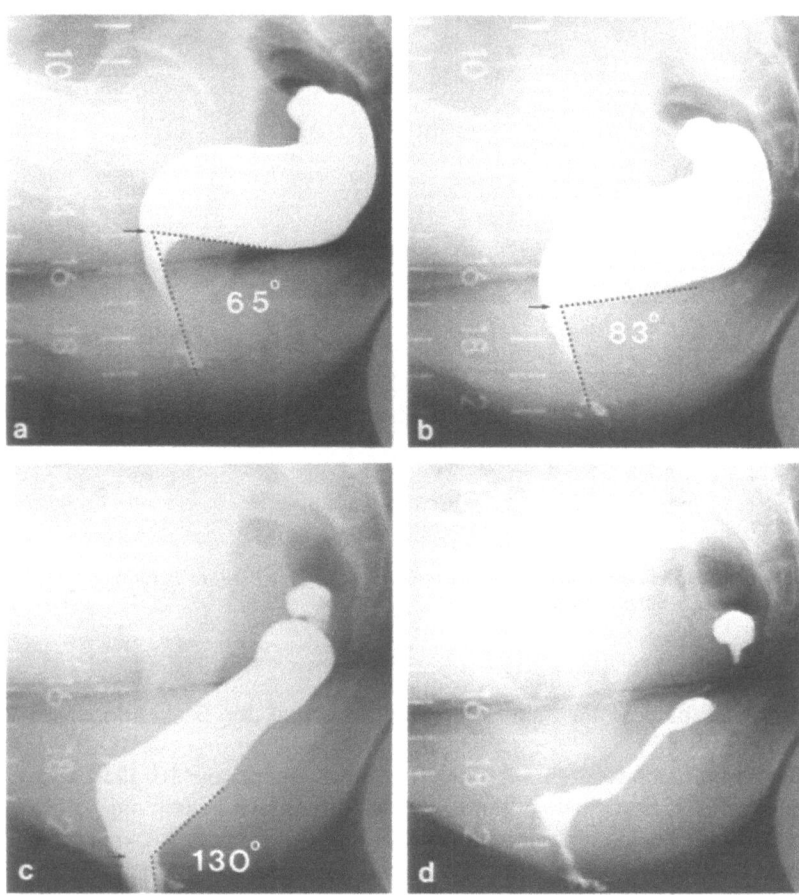

Abb. 8.3 a–d. Normales Defäkogramm. **a** Während der Kontraktion der Beckenbodenmuskeln führt der M. puborectalis (*Pfeil*) zu einer Verkleinerung des anorektalen Winkels (65 °). **b** In Ruhelage ist der Winkel weniger spitz (83 °), und der rektoanale Übergang liegt um 2 cm tiefer (*Pfeil*). **c** Beim Pressen wird der anorektale Winkel stumpf (130 °), und die Impression durch die Puborektalschlinge nimmt ab. Der rektoanale Übergang tritt noch etwas tiefer (*Pfeil*). **d** Zum Ende der Defäkation ist die Rektumampulle so gut wie leer

Tabelle 8.2. Normalbefunde bei der Defäkographie

	In Ruhe	Beim Pressen
Anorektaler Übergang	Auf oder knapp unterhalb der pubokokzygealen Linie	Senkung um maximal 2–6 cm
Anorektaler Winkel	Im Mittel 92° (65–134°)	Im Mittel 136° [a] (105–164°)
Analkanal	Geschlossen 16–22 mm	Offen und verkürzt 14–18 mm
Konturen	Scharf begrenzt ohne Impression oder Ausstülpung	

[a] Entscheidend ist das Stumpferwerden des Winkels, weniger seine absoluten Werte.

Der M. puborectalis umgreift den anorektalen Übergang von hinten schlingenförmig, so daß ein scharfer Winkel (anorektaler Winkel) entsteht (Abb. 8.3). Dieser trägt möglicherweise zur Kontinenz bei, die ansonsten von der Hochdruckzone im Analkanal gewährleistet wird. Wenn durch die propulsive Motorik des Sigmas ein Stuhlbolus ins Rektum eintritt, wird der rektoanale Inhibitionsreflex ausgelöst. Außerdem entsteht Stuhldrang. Soweit die sozialen Umstände es gestatten, wird die Toilette aufgesucht und i. allg. die Bauchpresse betätigt. Dies ist ein zusätzlicher Relaxationsreiz für den inneren Sphinkter und den M. puborectalis. Durch dessen Relaxation wird der anorektale Winkel größer, und der anorektale Übergang senkt sich. Der M. iliococcygeus und der M. pubococcygeus kontrahieren sich während der Defäkation. Dadurch wird der Analkanal weiter und kürzer. Nach der Stuhlpassage nimmt das Anorektum wieder seine ursprüngliche Konfiguration an. Die Bewegungen der Anorektalregion können durch die Defäkographie gut beobachtet werden. Die aus der Literatur extrahierten Normwerte für die verschiedenen Parameter finden sich in Tabelle 8.2 [15, 20].

8.2.3 Pathologische Befunde

Die Pathophysiologie der verschiedenen Ursachen der funktionellen anorektalen Obstruktion wird in Kap. 16 beschrieben. Im folgenden wird daher die Pathophysiologie nur kursorisch erwähnt, soweit es zum Verständnis der röntgenologischen Befunde erforderlich erscheint.

Radiologische Methoden

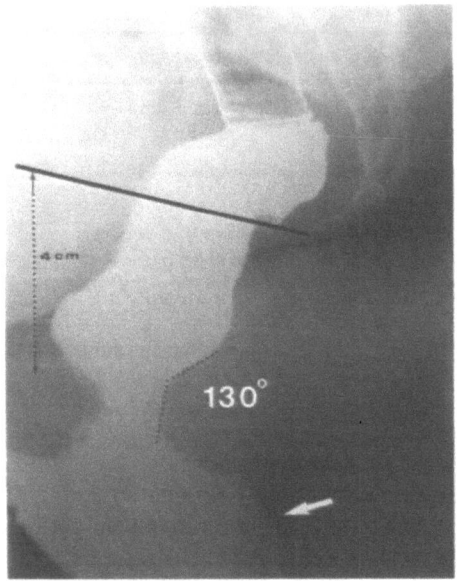

Abb. 8.4. Beckenbodensenkung mit Inkontinenz. Bereits in Ruhe steht der anorektale Übergang um 4 cm tiefer als die pubokokzygeale Linie. Der anorektale Winkel ist abgestumpft. Es fließt spontan Kontrastbrei ab (*Pfeil*)

Beckenbodensenkung

Bei der Beckenbodensenkung tritt der anorektale Übergang sowohl in Ruhe als auch beim Pressen tiefer als normal (Tabelle 8.2). Dadurch wird der anorektale Winkel stumpfer (Abb. 8.4). Als Ursache vermutet man heftiges Pressen über lange Zeit, was zu einer Schädigung des N. pudendus und damit zu einem verringerten Tonus der Puborektalschlinge mit Verlust ihrer Verschlußfunktion führen soll [9, 11].

Rektozele

Die vordere Rektozele ist eine Aussackung des Rektums nach ventral in die Vagina (Abb. 8.5). Beim Mann kommt sie nicht vor, bei der Frau ist dagegen eine kleine Rektozele fast ein Normalbefund. Klinische Relevanz für die Defäkation bekommt sie erst, wenn bei der Defäkation Stuhl in der Zele verbleibt, der dann ein Gefühl der unvollständigen Entleerung verursacht.

Defäkographie

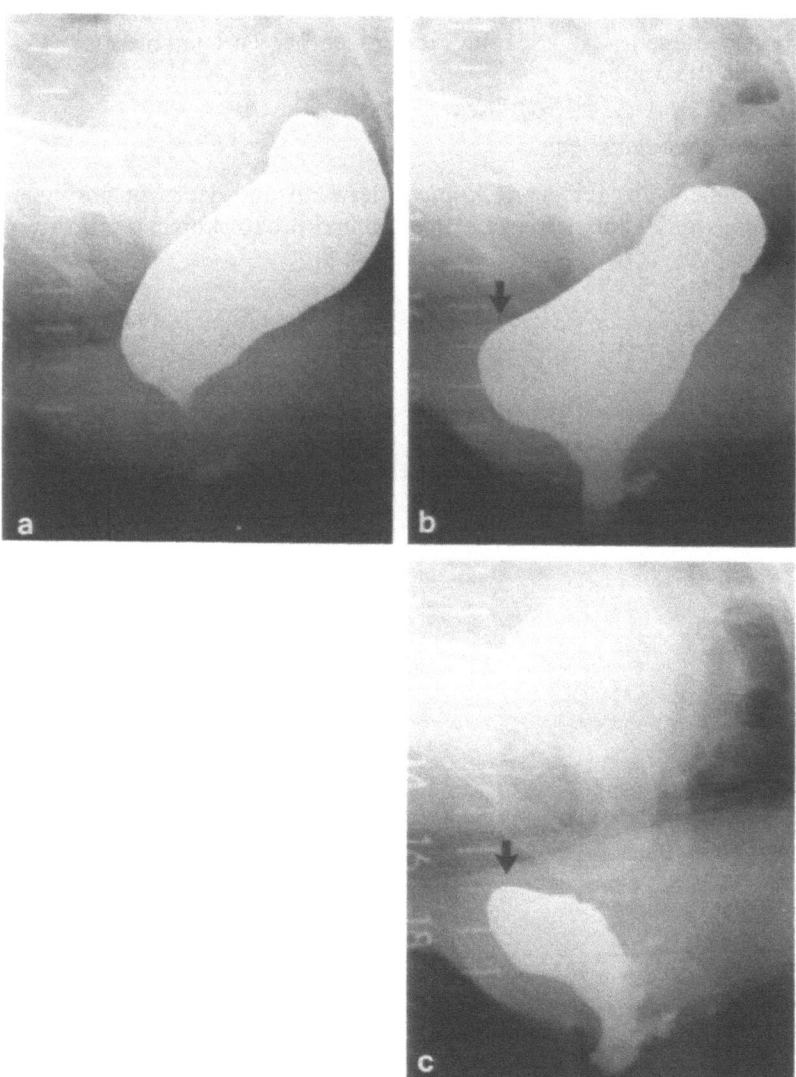

Abb. 8.5 a–c. Rektozele mit unvollständiger Entleerung. **a** Ruhelage. **b** Beim Pressen entsteht eine Ausbuchtung der vorderen Rektumwand, die mit der Heftigkeit des Pressens zunimmt (*Pfeil*). **c** Am Ende der Defäkation enthält die Rektozele noch erhebliche Kontrastmittelreste (*Pfeil*)

Die hintere Rektozele ist eine Vorwölbung des Rektums in den Beckenboden, die selten ist, nur beim Pressen sichtbar wird und meist ohne klinische Relavanz ist.

Innerer Rektumprolaps

Der innere Prolaps der Rektumvorderwand und der zirkuläre innere Prolaps sind klinisch (durch Palpation und Proktoskopie) nur unzuver-

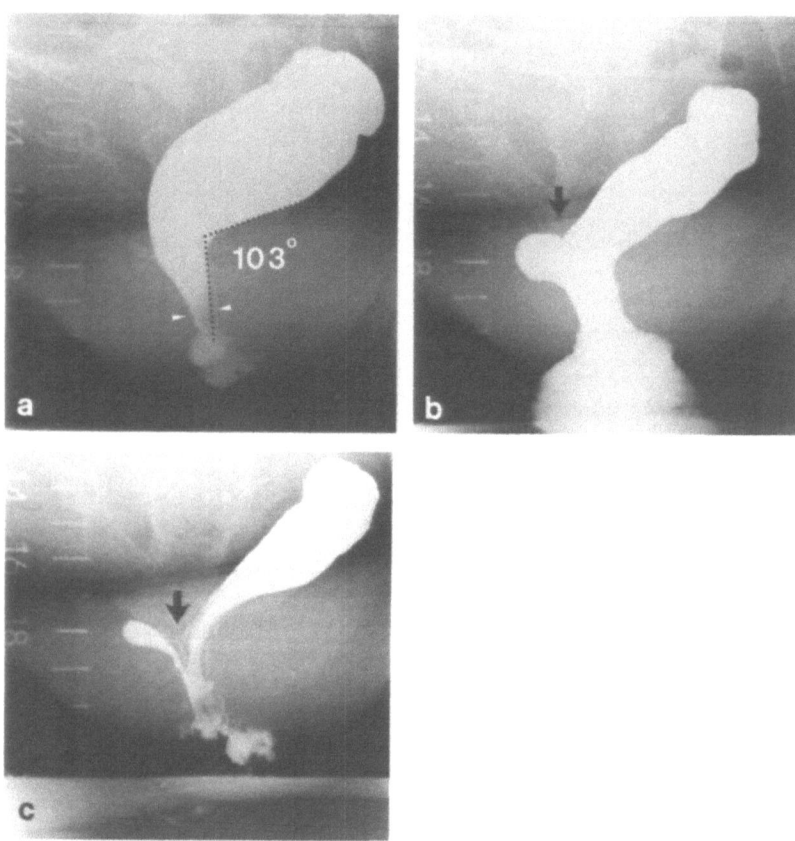

Abb. 8.6 a–c. Vorderwandvorfall. **a** In Ruhelage ist der anorektale Winkel abgestumpft (103 °) und der Analkanal ein wenig erweitert (*Pfeile*). **b** Beim Pressen kommt es zu einer zunehmenden Impression der Vorderwand (*Pfeil*). **c** Gegen Ende der Defäkation kommt es zu einer Intussuszeption der Vorderwand in den Analkanal (*Pfeil*). Hierdurch kann die weitere Defäkation verhindert werden

lässig zu finden, röntgenologisch jedoch gut nachweisbar (Abb. 8.6 und 8.7). Eine klinische Relevanz entsteht, wenn die Intussuszeption die weitere Entleerung von Rektuminhalt verhindert oder wenn der prolabierte Darmteil im Rektum ein Gefühl der unvollständigen Entleerung verursacht. Ein Vorderwandprolaps tritt häufig bei vorderer Rektozele auf, außerdem kann er Ausdruck einer Enterozele sein.

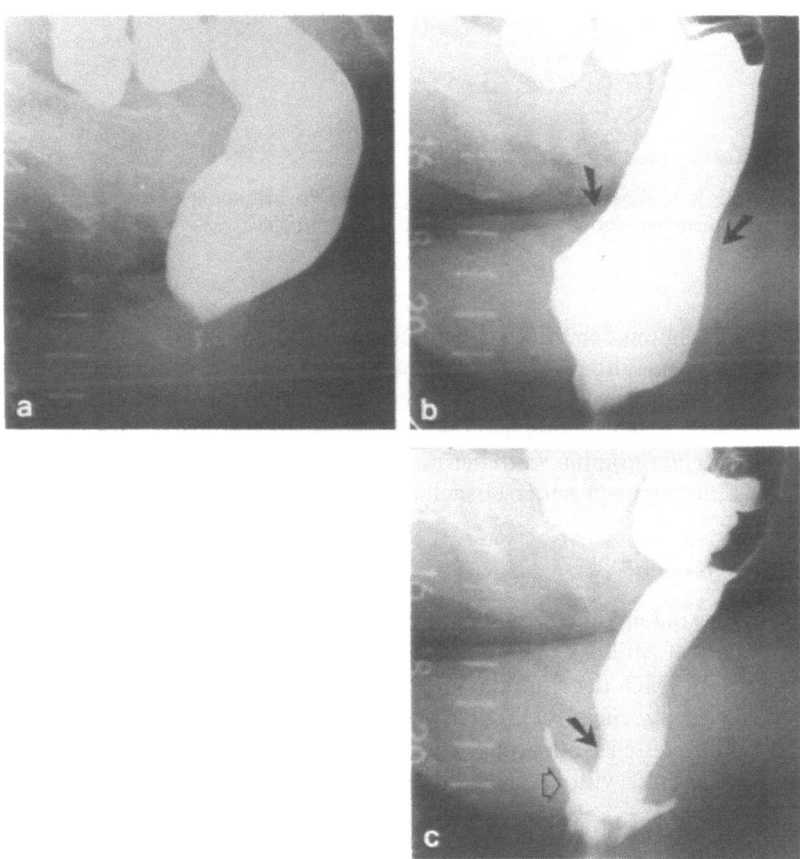

Abb. 8.7 a–c. Zirkulärer innerer Rektumprolaps. **a** Ruhelage. **b** Je mehr gepreßt wird, desto stärker tritt die Rektumwand vorn und hinten ins Rektumlumen ein (*Pfeile*). **c** Bei maximaler Betätigung der Bauchpresse stülpt sich das proximale Rektum (*geschlossener Pfeil*) teleskopartig ins distale Rektum (*offener Pfeil*). Diese Intussuszeption kann die weitere Defäkation behindern

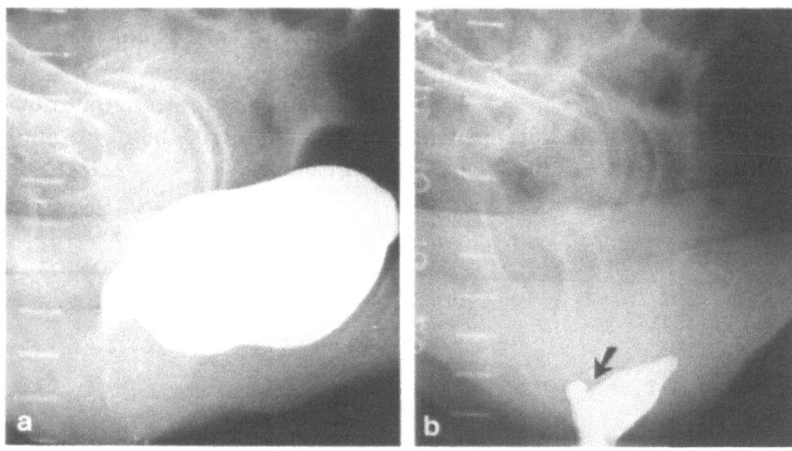

Abb. 8.8 a, b. Mukosaprolaps. **a** Ruhelage. **b** Beim Pressen kommt es zu kleinen Impressionen an der Vorderwand des unteren Rektums (*Pfeil*)

Die Schädigung der Mukosa beim inneren Prolaps kann zum solitären Rektumulkus führen [19]. Dieses kann zwar röntgenologisch dargestellt werden, ist aber i. allg. bereits von der Proktoskopie her bekannt. Außerdem sind zur Beurteilung der Dignität Biopsien erforderlich. Die Aufgabe der Defäkographie ist daher nicht der Nachweis des Ulkus, sondern die Fahndung nach seiner Ursache [8].

Mukosaprolaps

Beim Gesunden kann es während der Stuhlentleerung zu einem kleinen Prolaps von Mukosa des untersten Anteils der Rektumwand kommen (Abb. 8.8). Nach der Stuhlpassage tritt dieser Prolaps mit dem Schließreflex wieder zurück. Bleibt der Prolaps bestehen, so entsteht ein Gefühl der inkompletten Entleerung, was zum weiteren Pressen veranlaßt, so daß ein Circulus vitiosus entsteht.

Enterozele

Der Douglas-Raum weist große interindividuelle Unterschiede bezüglich Form und Größe auf. Je nach Füllungszustand von Blase und Rektum kommen intraindividuelle Schwankungen hinzu. Bei der Frau spielt auch die Lage des Uterus eine Rolle. Daher ist die Abgrenzung von nor-

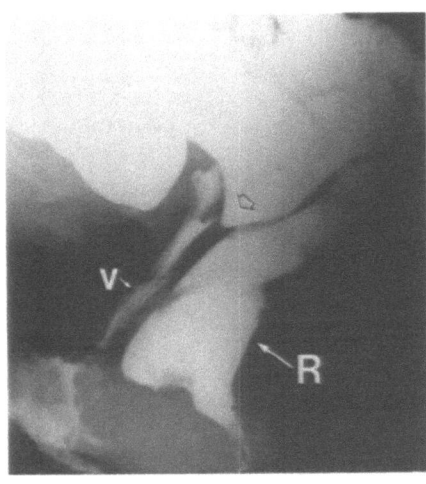

Abb. 8.9. Normale Tiefe des Douglas-Raums während des Pressens (*Pfeil*). *V* Vagina, *R* Rektum

mal und abnormal schwierig. Der Douglas-Raum kann in Einzelfällen bis zum Beckenboden reichen. Wölbt er sich in die Vagina vor, so spricht man von einer Enterozele.

Die Bedeutung des tiefen Douglas-Raums für die Stuhlentleerung kann mittels Defäkographie untersucht werden, wenn gleichzeitig der Dünndarm durch oral gegebenes Kontrastmittel dargestellt wird. Beim Gesunden wird während des Pressens neben der physiologischen Beckenbodensenkung auch eine Kaudalverlagerung des Dünndarms beobachtet (Abb. 8.9). Beim Vorliegen eines tiefen Douglas-Raums drücken die Dünndarmschlingen während des Pressens auf die Rektumvorderwand. Dadurch kann ein Vorderwandprolaps entstehen, der die Entleerung behindern kann (Abb. 8.10) [22].

Anismus

Es handelt sich um eine Defäkationsstörung durch paradoxe Sphinkterkontraktion beim Pressen. Bei der Defäkographie zeigt sich, daß die durch die Puborektalschlinge bedingte Impression an der Dorsalseite des rektoanalen Übergangs bestehen bleibt oder sogar noch stärker wird. Der anorektale Winkel bleibt gleich oder wird noch spitzer. Die Entleerung bleibt aus (Abb. 8.11).

Radiologische Methoden

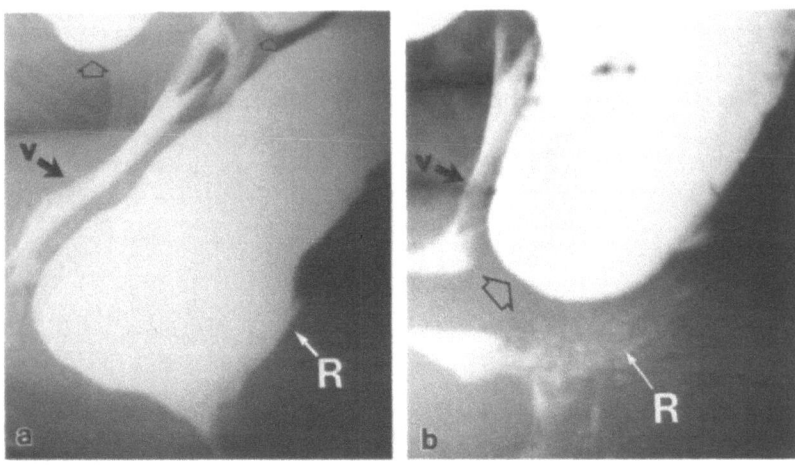

Abb. 8.10 a, b. Tiefer Douglas-Raum mit Enterozele. **a** Ruhelage, auch die Vagina ist kontrastiert (*V*). Normale Position der Dünndarmschlingen (*offene Pfeile*). *R* Rektum. **b** Beim Pressen kommen die Dünndarmschlingen weit nach unten, füllen den Douglas-Raum völlig aus und bilden eine Enterozele (*offener Pfeil*)

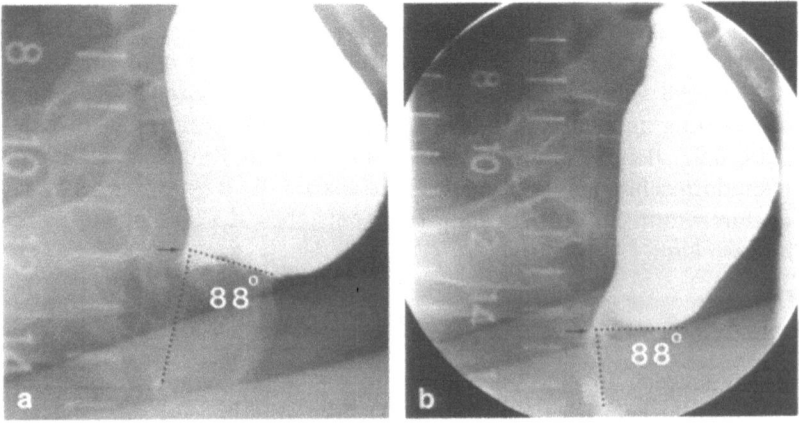

Abb. 8.11 a, b. Anismus. **a** In Ruhelage ist der anorektale Winkel spitz (88 °), der Analkanal geschlossen. **b** Beim Pressen senkt sich der rektoanale Übergang um 2,5 cm, aber der anorektale Winkel vergrößert sich nicht. Der Analkanal bleibt geschlossen, und es findet keine Entleerung statt

Morbus Hirschsprung

Beim klassischen Bild des M. Hirschsprung ist zur Diagnosestellung ein Kolonkontrasteinlauf erforderlich. Bei den Defäkationsstörungen im Erwachsenenalter steht i. allg. nur der Befall eines ultrakurzen Segments zur Diskussion. Bei der Defäkographie sieht man das Fehlen von Sphinktererschlaffung und Entleerung sowie evtl. ein sehr weites Rektum. Die Darstellung eines „Megarektums" oder „Megakolons" allein hat keine diagnostische Bedeutung.

8.2.4 Indikationen

Die Defäkographie ist indiziert bei Patienten, bei denen aufgrund der Anamnese, der digitalen Untersuchung oder der Proktoskopie der Verdacht auf eine funktionelle Obstruktion des Anorektums besteht oder wenn die konservative Therapie ohne erkennbaren Grund versagt hat.

8.2.5 Aufwand, Kosten, Risiken

Die Defäkographie kann in jeder Röntgenabteilung ohne wesentliche zusätzliche Installation leicht durchgeführt werden. Der Zeitaufwand für den Radiologen beträgt 10–15 min. Die Untersuchung ist für den Patienten weniger belastend als ein Kolonkontrasteinlauf. Komplikationen sind bisher keine berichtet worden.
Nach unseren Berechnungen beträgt die mittlere Gonadendosis bei Frauen 12 mSv, bei Männern $\leq 0{,}14$ mSv. Das Internationale Komitee für Strahlenschutz (International Committee for Radiation Protection, ICRP) schätzt das genetische Risiko für die ersten beiden Generationen als $4 \cdot 10^{-4}$ Schäden an der Erbmasse pro Sv. Andere Autoren errechneten die Organdosis durch einen Kolonkontrasteinlauf als 3,8–16 mSv pro Untersuchung bei beiden Geschlechtern [14].
Als Maß für das somatische Risiko fanden wir ein effektives Dosisäquivalent von 3,2 mSv für beide Geschlechter. Das effektive Dosisäquivalent durch natürliche Radioaktivität beträgt ≈ 2 mSv pro Jahr, dasjenige eines Kolonkontrasteinlaufs 10 mSv [14]. Das ICRP schätzt das Mortalitätsrisiko als $1{,}25 \cdot 10^{-4}$ pro Sv.

8.3 Transitzeitmessung

Der Transit durch den Ösophagus benötigt 10–30 s, durch den Magen je nach Art der Mahlzeit 10 min bis wenige Stunden, durch den Dünndarm 30 min bis 3 h. Der Kolontransit liegt um eine Zehnerpotenz höher, so daß es gerechtfertigt ist, den zeitgerechten Transit durch Ösophagus, Magen und Dünndarm zu vernachlässigen und den gesamten oroanalen Transit mit dem Kolontransit etwa gleichzusetzen. Erhebliche Transitverzögerungen in den oberen Darmabschnitten können die Meßwerte aber verfälschen.

Zur Transitmessung werden inerte Substanzen verwandt, die aufgrund ihrer physikalischen Eigenschaften leicht nachweisbar sind: Farbstoffe (z. B. Karminrot, Heidelbeeren), röntgendichte Marker, radioaktive Marker, Metallkörper. Bei den Farbstoffmethoden wird das erste Erscheinen von Marker im Stuhl ermittelt, während bei den nuklearmedizinischen und röntgenologischen Techniken die Bestimmung der räumlichen bzw. zeitlichen Verteilung der Markermenge und damit der mittleren Transitzeit möglich ist.

Wenn der Nachweis des verwendeten Markers erst im Stuhl erfolgt, so ist lediglich eine Aussage über den Gesamttransit möglich, nicht über den segmentalen Transit, d.h. den Transit durch einzelne Kolonabschnitte. Da zur Differenzierung der Obstipationsformen jedoch eine Quantifizierung des Transits getrennt für das Rektosigmoid und die höheren Kolonabschnitte notwendig ist (s. Kap. 19), kommen für die klinische Anwendung nur Transitmarker in Betracht, deren Lokalisation im Kolon nichtinvasiv bestimmt werden kann.

8.3.1 Nuklearmedizinische Transitmessung

Ein radioaktiver Marker, z.B. Indium-111-Pentaessigsäure, wird über eine dünne Sonde ins Zäkum instilliert und die Ausbreitung der Aktivität im Kolon mittels Gammakamera aufgezeichnet. Die verschiedenen Kolonabschnitte können als "regions of interest" definiert und getrennt ausgewertet werden [12]. Die bei Gesunden so ermittelte Transitzeit entspricht etwa der mit röntgendichten Markern erhaltenen: nach 50 h waren 70% der Radioaktivität [12] bzw. nach 48 h 60% der Marker entleert [1]. Direkte Vergleiche der Methoden liegen nicht vor. Es sollte an sich auch möglich sein, auf eine durch den gesamten Dünndarm bis ins Zökum gehende Sonde zu verzichten und den Marker per os zu geben. Klinische Daten mit der Methode liegen nicht vor.

8.3.2 Metallkugeln

Ein neuer Ansatz zur Transitmessung verwendet eine metallene Hohlkugel von einigen Millimeter Durchmesser, deren Lokalisation im Abdomen mit einem Metalldetektor bestimmt wird [6]. Der Vorteil ist die fehlende Strahlenbelastung. Da nur ein einziger Marker verwendet wird, muß die Repräsentativität dieses Markers bzw. die Reproduzierbarkeit der Methode noch belegt werden.

8.3.3 Röntgendichte Marker

Die Methode wurde zunächst zur Messung ausschließlich des totalen Transits beschrieben [10, 17]. Aufgrund der Messungen an 25 Probanden wurde die Ausscheidung von 80% der verabreichten Marker innerhalb von 4 Tagen als obere Grenze der Norm aufgefaßt. Allerdings läßt sich die Transitzeit auch exakt quantifizieren: Die Verweildauer der einzelnen Marker im Darm wird unter Berücksichtigung des Zeitpunkts der Defäkation durch Röntgen des Stuhls bestimmt. Daraus wird der Mittelwert berechnet. Diese Berechnung ist der 80%-Angabe überlegen [4]. Zur Messung des segmentalen Transits sind jedoch Röntgenaufnahmen des Abdomens notwendig.

Prinzip

Gibt man am Tag 1 eine bestimmte Anzahl, üblicherweise 20, Marker, so wird eine am Tag 2 angefertigte Aufnahme die Marker zeigen, die mindestens einen Tag im Kolon bzw. in bestimmten Kolonsegmenten verblieben sind. Zur Berechnung der mittleren Verweildauer eines Markers ist daher die Anzahl der noch vorhandenen Marker mit 24 zu multiplizieren (Umrechnung von Tage auf Stunden) und durch die Anzahl der verabreichten Marker (meist 20) zu teilen, insgesamt also mit 1,2 zu multiplizieren. Die Aufnahme am Tag 3 zeigt die Marker, die einen weiteren Tag (weitere 24 h) im Kolon[segment] ausgeharrt haben. Die mit 1,2 multiplizierte Anzahl ist daher zu der ersten zu addieren. Entsprechendes gilt für alle weiteren Aufnahmen (Abb. 8.12). Die Röntgenaufnahmen müssen theoretisch so lange fortgeführt werden, bis sich kein Marker mehr im Kolon befindet. Bei 6maligem Röntgen werden Transitzeiten von 6 und mehr Tagen daher unterschätzt.
Exakt dieselbe Aussage erhält man, wenn man täglich eine Markerdosis gibt und 24 h nach der letzten Markergabe eine einzige Röntgenaufnah-

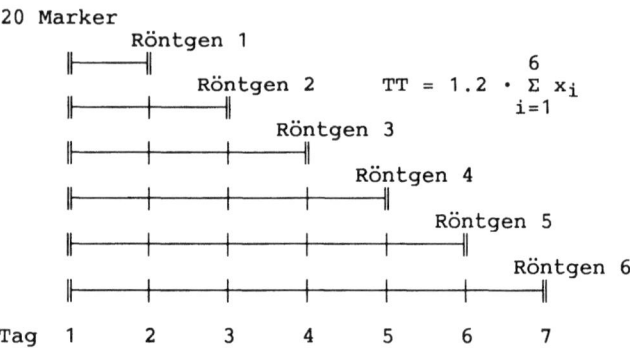

Abb. 8.12. Prinzip der Transitmessung mit einer Markerdosis und seriellen Röntgenaufnahmen (*TT* Transitzeit, x_i Anzahl der Marker auf der Röntgenaufnahme Nr. i)

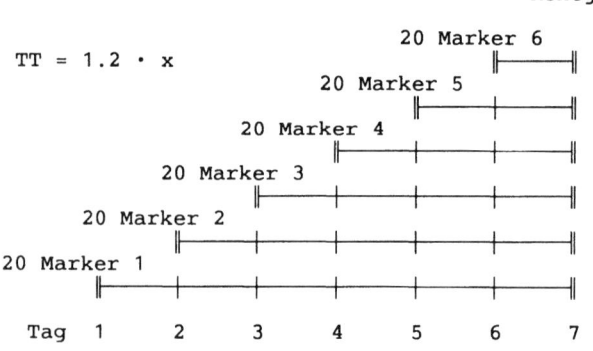

Abb. 8.13. Prinzip der Transitmessung mit seriellen Markergaben und einer einzigen Röntgenaufnahme (*TT* Transitzeit, x Anzahl der Marker auf der Röntgenaufnahme)

me anfertigt (Abb. 8.13). Die Vorteile liegen auf der Hand: erheblich reduzierte Strahlenbelastung, einfachere ambulante Durchführbarkeit. Theoretisch muß die Markergabe so lange erfolgen, bis sich die Markermenge im Kolon im Steady state befindet. Bei normalen Transitzeiten ist dies nach etwa 3 Tagen der Fall [4]. Bei 6tägiger Markergabe werden Transitzeiten von 6 und mehr Tagen daher unterschätzt. Zusätzliche Röntgenaufnahmen am Tag 13, 19, 25 usw. lassen beliebig lange Transitzeiten quantifizieren. Der Transit im Rektosigmoid kann nicht quantifiziert werden, wenn der Transit im höheren Kolon so massiv verzögert ist, daß sich die Markermenge im Rektosigmoid noch nicht im Steady

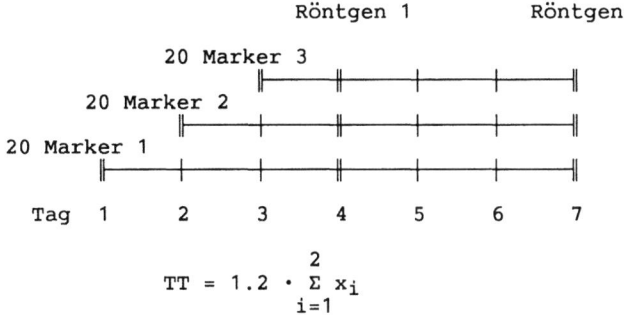

Abb. 8.14. Prinzip der Transitmessung mit seriellen Markergaben und mehreren Röntgenaufnahmen (*TT* Transitzeit, x_i Anzahl der Marker auf der Röntgenaufnahme Nr. i). Man beachte, daß wie in Abb. 8.12 und 8.13 jedes der Zeitintervalle 1, 2, ... 6 Tage zwischen Markergabe und Röntgenaufnahme genau einmal vorkommt. Dasselbe Ergebnis wäre auch zu erzielen, wenn Marker am Tag 1 und 2 gegeben würden und wenn an den Tagen 3, 5 und 7 geröntgt würde

state befindet. Die Markergabe muß dann über einen längeren Zeitraum erfolgen, oder es müssen wie oben erwähnt zusätzliche Aufnahmen angefertigt werden.

Auch die von anderen Autoren [3, 18] vorgeschlagene Zeitenfolge (Abb. 8.14) liefert dieselben Ergebnisse. Die Verwendung verschieden geformter Marker [18] bringt keinen Vorteil.

Durchführung

Je 20 bariumimprägnierte Polythenepellets von ca. 3 mm Kantenlänge (z. B. Portex Ref 499/000/000, zu beziehen über Plazotta/München oder Medic Eschmann/Hamburg) werden in Hartgelatinekapseln (Größe 00) gefüllt. Alternativ kann ein röntgendichter Angiographiekatheter in ca. 3 mm lange Segmente geschnitten werden. Der Patient nimmt von Tag 1 bis 6 je eine Kapsel zu der Uhrzeit ein, zu der am Tag 7 die Abdomenübersichtsaufnahme angefertigt wird. Während dieser Tage und möglichst auch einige Tage davor dürfen keine Medikamente mit Wirkung auf die Motilität des Kolons bzw. seinen Wasserhaushalt, insbesondere keine Laxanzien, eingenommen werden. Auf der Abdomenaufnahme werden vom Dornfortsatz von LWK 5 aus 3 Gerade gezogen (Abb. 8.15): die eine in der Mitte der Wirbelsäule nach kranial, die beiden anderen tangential entlang dem Innenrand der Darmbeinschaufeln nach links bzw. rechts kaudal [1, 3]. Dadurch werden die Regionen rech-

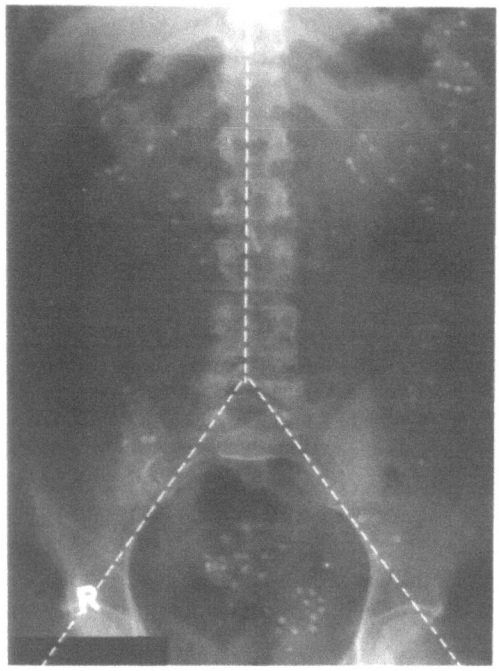

Abb. 8.15. Messung des segmentalen Kolontransits mit röntgendichten Markern. Durch Linien sind die Regionen rechtes bzw. linkes Hemikolon sowie Rektosigmoid definiert. Im vorliegenden Fall ist der Transit in allen Kolonabschnitten verzögert

tes bzw. linkes Hemikolon und Rektosigmoid definiert. Die in den jeweiligen Segmenten abgebildeten Marker werden ausgezählt und mit 1,2 multipliziert. Man erhält die mittleren segmentalen Transitzeiten in Stunden/Marker. Die Summe der drei segmentalen Transitzeiten ergibt die mittlere totale Transitzeit.

Bei normaler Transitzeit ist die so ermittelte Transitzeit im rechten Kolon ungenau, da die segmentale Transitzeit rechts kleiner als 24 h und damit kleiner als der Abstand zwischen der letzten Markereinnahme und der Röntgenaufnahme ist. Eine Quantifizierung ist zuverlässig möglich, wenn sämtliche Intervalle von 24 auf 8 oder 12 h verkürzt werden, da sich dann auch beim Gesunden noch hinreichend viele Marker im rechten Hemikolon befinden. Dies ist freilich nur für physiologische oder pharmakologische Fragestellungen relevant.

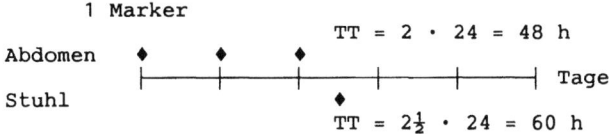

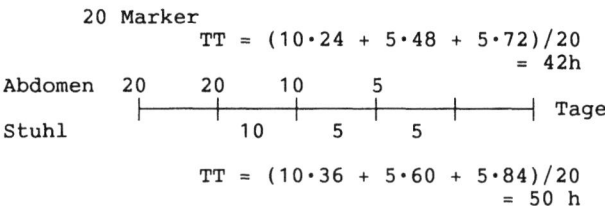

Abb. 8.16. Vergleich der ermittelten totalen Transitzeit bei Röntgen des Abdomens bzw. des Stuhls am Beispiel eines einzelnen Markers bzw. von 20 Markern. Da bei der Abdomenaufnahme der Defäkationszeitpunkt unberücksichtigt bleibt, wird die Transitzeit systematisch unterschätzt (*TT* Transitzeit in Stunden)

Fehlerquellen

Theoretisch sollten die Marker dem Koloninhalt möglichst ähneln. Verfälschungen sind am ehesten durch Dichteunterschiede und zu große Durchmesser zu erwarten. Die spezifische Dichte der Marker im Bereich von 1,25 bis 1,63 g/cm^3 sowie ihre Größe bis zu einem maximalen Durchmesser von 4,5 mm waren allerdings ohne erkennbaren Einfluß auf das Meßergebnis [4].

Die Röntgenaufnahmen des Abdomens werden zu festgesetzten Zeitpunkten, i. allg. alle 24 h ohne Berücksichtigung der Defäkationszeitpunkte angefertigt. Dabei wird implizit angenommen, daß ein zu einem definierten Zeitpunkt nicht mehr nachweisbarer Marker unmittelbar nach dem vorangegangenen Meßzeitpunkt ausgeschieden wurde. Somit wird die Transitzeit systematisch unterschätzt (Abb. 8.16). Durch rechnerische Berücksichtigung der Defäkationszeiten kann dieser Fehler eliminiert werden, er ist jedoch für die klinische Fragestellung nicht relevant.

Bewertung

Einen Überblick über die von verschiedenen Untersuchern angegebenen Maximalwerte geben die Tabellen 8.3 und 8.4. Eine Diskussion, welche

Tabelle 8.3. Normwerte für die totale oroanale Transitzeit (mittlere Aufenthaltsdauer eines Markers im Kolon in Stunden)

Quelle	n	x ± SE	+ 2 SD
[1]	38	39 ± 5	93
[3]	22	34 ± 4	67
[4]	6	55 ± 1	62
[10]	25	37 ± 3	69
[18]	49	35 ± 2	64
[21]	8	39 ± 4	61
Eigene Daten	20	39 ± 2	60

Tabelle 8.4. Normwerte für die segmentale Transitzeit (mittlere Aufenthaltsdauer eines Markers im betreffenden Kolonsegment in Stunden)

Quelle	n	Rechts		Links		Rektosigmoid	
		x ± SE	+ 2 SD	x ± SE	+ 2 SD	x ± SE	+ 2 SD
[1]	38	13 ± 2	38	14 ± 2	37	11 ± 2	34
[3]	22	7 ± 2	24	9 ± 2	30	18 ± 3	44
Eigene Daten	7	14 ± 1	19	8 ± 2	17	13 ± 2	25
[18]	49	11 ± 1	27	11 ± 1	31	12 ± 1	28

genauen Werte als Obergrenze gelten sollen, ist müßig, da keine Daten zu dieser Frage vorliegen. Daher sind derzeit nur massive Verzögerungen differentialdiagnostisch und -therapeutisch umsetzbar. So spricht ein verzögerter Transit im rechten und linken Hemikolon im Zweifelsfall gegen die Relevanz einer vermuteten funktionellen Obstruktion des Analkanals. Eine Kolonresektion bei konservativ therapierefraktärer Obstipation und großem Leidensdruck darf nicht ohne den Nachweis eines eindeutig verzögerten Transits durch die oberen Kolonabschnitte durchgeführt werden. Ob sich in Zukunft für die medikamentöse Differentialtherapie Konsequenzen aus der Transitzeitmessung ergeben werden, ist offen. Immerhin ist es denkbar, daß Substanzen entwickelt werden, die auf die verschiedenen Kolonabschnitte unterschiedlich wirken.

8.4 Schlußfolgerungen

Die Defäkographie ist, wenn die technischen Voraussetzungen einmal vorhanden sind, relativ einfach durchführbar und für Patient und Untersucher weniger aufwendig als z. B. eine Kolonkontrastdarstellung. Sie ist wie keine andere Untersuchung in der Lage, den Defäkationsablauf sichtbar zu machen. Die nennenswerte Strahlenbelastung erfordert aber eine strenge Indikationsstellung insbesondere bei jungen Patient(innen.

Die Transitzeitmessung ist einfach, billig und harmlos. Sie erlaubt die Objektivierung einer mangelhaften Propulsion im Kolon als Ursache einer Obstipation. Ansonsten ist ihre klinische Wertigkeit noch nicht genau bestimmt. Zu Diagnostik bei Inkontinenz trägt sie nichts bei.

Literatur

1. Arhan P, Devroede G, Jehannin B et al. (1981) Segmental colonic transit time. Dis Colon Rectum 24:625–629
2. Bennett RC, Duthie HL (1964) The functional importance of the internal anal sphincter. Br J Surg 51:355–357
3. Chaussade S, Roche H, Khyari A, Couturier D, Guerre J (1986) Mesure du temps de transit colique (TTC): description et validation d'une nouvelle technique. Gastroenterol Clin Biol 10:385–389
4. Cummings JH, Jenkins DJA, Wiggins HS (1976) Measurement of the mean transit time of dietary residue through the human gut. Gut 17:210–218
5. Duthie HL, Watts JM (1965) Contribution of the external anal sphincter to the pressure zone in the anal canal. Gut 6:64–68
6. Ewe K, Dederer W, Press AG, Rudin S (1988) Gastrointestinale Transitzeitbestimmung mit dem Metalldetektor. Klin Wschr 66 [Suppl XIII]:43
7. Frencker B, Euler C v (1975) Influence of pudendal block on the function of the anal sphincters. Gut 16:482–489
8. Goei R, Baeten C, Arends JW (1988) The solitary rectal ulcer syndrome: findings on barium enema study and defecography. Radiology 168:303–306
9. Hardcastle JD (1969) The descending perineum syndrome. Practitioner 203:612–619
10. Hinton JM, Lennard-Jones JE, Young AC (1969) A new method for studying gut transit times using radiopaque markers. Gut 10:842–847
11. Kiff ES, Barnes PRH, Swash M (1984) Evidence of pudendal neuropathy in patients with perineal descent and chronic straining at stool. Gut 25:1279–1282
12. Krevsky B, Malmud LS, D'Ercole F, Maurer AH, Fisher RS (1986) Colonic transit scintigraphy. Gastroenterology 91:1102–1112
13. Kuijpers HC, Strijk SP (1984) Diagnosis of disturbances of continence and defecation. Dis Colon Rectum 27:658–662
14. Maccia C, Benedettini M, Lefaure A, Fagnani F (1988) Doses to patients from diagnostic radiology in France. Health Physics 54:397–408

15. Mahieu P, Pringot J, Bodard P (1984) Defecography I. Description of a new procedure and results in normal patients. Gastrointest Radiol 9:247–251
16. Mahieu P, Pringot J, Bodard P (1984) Defecography II. Contribution to the diagnosis of defecation disorders. Gastrointest Radiol 9:253–261
17. Martelli H, Devroede G, Arhan P, Duguay C, Dornic C, Faverdin C (1978) Some parameters of large bowel motility in normal man. Gastroenterology 75:612–618
18. Metcalf AM, Phillips SF, Zinsmeister AR, MacCarthy RL, Beart RW, Wolff BG (1987) Simplified assessment of segmental colonic transit. Gastroenterology 92:40–47
19. Rutter KR, Riddell RH (1975) The solitary ulcer syndrome of the rectum. Clin Gastroenterol 4:505–530
20. Shorvon P, Stevenson GW, McHugh S, Somers S (1987) Defecography: a study of normal volunteers. Radiology 165 (P), [Suppl]:428 (Abstract)
21. Stephen AM, Wiggins HS, Englyst HN, Cole TL, Wayman BJ, Cummings JH (1986) The effect of age, sex and level of intake of dietary fibre from wheat on large-bowel function in thirty healthy subjects. Br J Nutr 56:349–361
22. Wallden L (1952) Defecation block in cases of deep rectogenital pouch. Acta Chir Scand [Suppl]165

9 Anorektale Manometrie *

A. G. Klauser, C. A. Heinrich und N. E. Schindlbeck

Zur manometrischen Aufzeichnung der anorektalen Motilität eignen sich flüssigkeitsperfundierte Seitlochkatheter, Sleevekatheter nach Dent, Ballonsonden, Mikrotransducer und Radiotelemetriekapseln [22]. Einfach durchzuführen und am weitesten verbreitet ist die Aufzeichnung der Motilität mittels flüssigkeitsperfundierter Katheter, auf deren Darstellung wir uns im folgenden beschränken.

9.1 Ausrüstung

Benötigt werden Polyvinylchlorid- oder Polyäthylenkatheter von 0,5–1 mm offenem Lumen mit einer seitlichen Öffnung, die entsprechend der Anzahl und Höhe der Meßpunkte zu einer Sonde zusammengeklebt sind. Dabei sollte man bedenken, daß der Durchmesser der Sonde die Drücke im Analkanal beeinflussen kann [8]; die Sonde sollte also keinen zu großen äußeren Durchmesser und eine möglichst glatte Oberfläche haben. Die Sonden, die in unserem Labor verwendet werden, haben einen äußeren Durchmesser von 0,5 cm. An der Spitze der Sonde ist ein Ballon fixiert, der über ein separates Lumen während der Messung mit unterschiedlichen Volumina gefüllt werden kann (Abb. 9.1 und 9.2). Diese mehrfach verwendbaren Sonden können im eigenen Labor angefertigt werden, sind aber auch in unterschiedlicher Ausführung im Handel erhältlich. Nach der Untersuchung wird die Sonde gereinigt, in einem speziellen Instrumentendesinfektionsmittel (Gigasept, 10%-Lösung) über 1 h desinfiziert und in innen und außen trockenem Zustand aufbewahrt.

Als Standardmeßpunkte empfehlen wir neben mindestens einem Meßpunkt zur Ableitung des intrarektalen Drucks 3 weitere Ableitungen, die

---

* Unterstützt mit Mitteln der Deutschen Forschungsgemeinschaft (Mu 629/2-1).

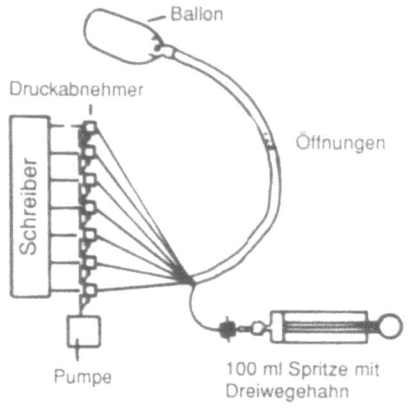

Abb. 9.1. Schematische Darstellung der Meßapparatur

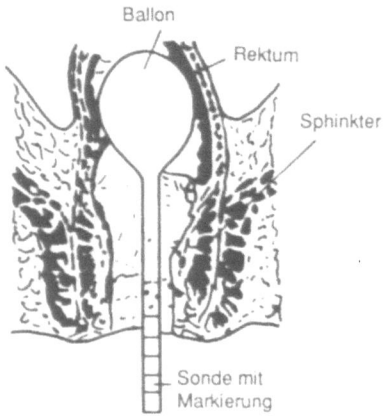

Abb. 9.2. Sondenlage während der Messung

auf gleicher Höhe radiär angeordnet sind, zur Aufzeichnung des intraanalen Drucks; eine Asymetrie der Sphinkterdruckverteilung kann so erkannt werden. Besser sind Sonden, die noch weitere Ableitpunkte ermöglichen. Markierungen an der Sonde in Abständen von 1 cm erleichtern die exakte Lokalisation (Abb. 9.2).

Zur Perfusion mit destilliertem und gasfreiem Wasser haben sich pneumohydraulische Perfusionssysteme mit niedriger Compliance bewährt. Es lassen sich jedoch auch mit einfachen Mitteln preiswert eigene Perfusionssysteme herstellen [15]. Als Perfusionsrate, die sich aus der Höhe des

Perfusionsdrucks und dem Lumen und der Länge der verwendeten Kapillaren ergibt, reichen 0,1 ml/min je Katheter aus. Grundsätzlich ist es sinnvoll, möglichst niedrige Perfusionsraten zu wählen, um das instillierte Volumen klein zu halten und so Artefakte möglichst zu vermeiden.
Über Druckaufnehmer werden die Drücke im Sphinkter und der intrarektale Druck gemessen und kontinuierlich durch einen geeigneten mehrkanaligen Schreiber (z. B. Hellige, Beckmann) aufgezeichnet (Abb. 9.1).

9.2 Durchführung

9.2.1 Vorbereitung

Die Patienten werden vor der Untersuchung über den Untersuchungsgang informiert und über deren Harmlosigkeit aufgeklärt. Die Untersuchung wird möglichst nach Stuhlentleerung durchgeführt. Eine spezielle Vorbereitung des Darms ist dann in der Regel nicht notwendig. Ist vor der Untersuchung keine Defäkation möglich, sollte die Entleerung des Enddarms mit Hilfe eines Klistiers erfolgen, da sonst insbesondere die bei der Dehnung des Rektums durch den Ballon erhobenen Befunde allenfalls eingeschränkt beurteilbar sind. Die Untersuchung sollte in einem eigens dafür vorgesehenen, abgeschlossenen Raum erfolgen. Aus untersuchungstechnischen Gründen empfiehlt sich die Assistenz einer aus forensischen Gründen weiblichen Hilfsperson.
Die Untersuchung wird bei uns in Linksseitenlage durchgeführt, es eignet sich jedoch auch die Steinschnittlage. Es wird zunächst eine Inspektion und digitale Palpation vorgenommen. Dies dient zur groben Orientierung des Arztes und zur Kontrolle bzw. zum kurzen Einüben der Funktionen, die getestet werden sollen. Es soll sichergestellt sein, daß der Patient versteht, wenn ihn der Arzt zum „Zusammenkneifen wie zum Stuhlhalten" (willkürliche Kontraktion des Sphinkters) bzw. zum „Pressen wie zum Stuhlgang" auffordert. Man sollte den Patienten auch darauf hinweisen, daß ein eventuelles Austreten von Stuhl oder Perfusionsflüssigkeit aus dem Analkanal während des Pressens ohne Bedeutung ist. Nach abgeschlossener Palpation wird die Sonde mit einem Gleitgel, das kein Lokalanästhetikum enthalten sollte, benetzt und – eventuell mit Hilfe eines Proktoskops – vorsichtig so weit in den Analkanal vorgeschoben, daß alle Meßpunkte im Rektum zu liegen kommen.

9.2.2 Bestimmung der Meßgrößen

Nach einer Adaptationsphase von einigen Minuten beginnt die eigentliche Messung. Im folgenden wird kurz dargestellt, welche Meßgrößen bei der anorektalen Manometrie bestimmt werden (Tabelle 9.1). Im langsamen Durchzug (schrittweise in 0,5-cm-Abständen) bestimmt man zunächst die Länge der Sphinkterzone und deren Ruhedruckmaximum (Abb. 9.3), dann legt man die Sonde so, daß die 3 radiär angeordneten Ableitungen im kranialen Teil der Hochdruckzone des Sphinkters zu liegen kommen. Die proximale Ableitung liegt dann intrarektal und die weiter distalen in der Regel noch intrasphinktär. Wir zeichnen dann über einige Minuten den Ruhetonus des Sphinkterapparats auf. Zur Ableitung des maximalen Willkürdrucks des Sphinkters wird der Patient auf-

Tabelle 9.1. Bei der anorektalen Manometrie erhobene Meßgrößen

Parameter	Technik
Ruhedruckmaximum Sphinkterzone	Langsamer Durchzug
Maximaler Willkürdruck	Kneifen
Druckverhältnisse bei Erhöhung des Drucks im Bauchraum	Husten
Reflektorische Relaxation	Pressen
Rektoanaler Inhibitionsreflex	Rektumfüllung mit Ballon
Perzeptionsvolumen	Rektumfüllung mit Ballon
Stuhldrangvolumen	Rektumfüllung mit Ballon
Maximal tolerables Volumen	Rektumfüllung mit Ballon
Rektale Compliance	Rektumfüllung mit Ballon

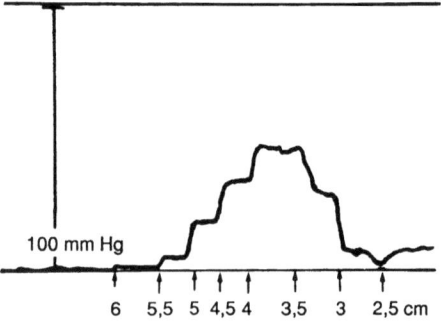

Abb. 9.3. Ruhedruckmaximum im langsamen Durchzug in einer Ableitung. Lage der Katheteröffnung von der Anokutanlinie gemessen

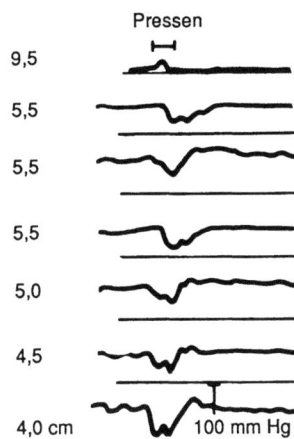

Abb. 9.4. Normale Sphinkterrelaxation beim Pressen. Lage der Katheteröffnung von der Anokutanlinie gemessen

gefordert, mehrmals wie zum Stuhlhalten zusammenzukneifen. Dann soll der Patient mehrmals pressen, um den Druckanstieg im Rektum und die normalerweise vorhandene Relaxation des Sphinkters darzustellen; beim „Pressen wie zum Stuhlgang" sollte es zu einem Druckabfall in der Sphinkterregion kommen (Abb. 9.4). Die gleichzeitige Ableitung des Sphinkterdrucks durch mehrere Ableitungen kann dabei Artefakte durch eine Dislokation der Sonde beim Pressen erkennen lassen. Die Druckverhältnisse bei Streßmanövern, z. B. beim Husten, können durch die simultane Druckmessung in Rektum und Sphinkterzone ebenfalls überprüft werden. Übersteigt nämlich der intrarektale Druck den der Sphinkterzone während der Erhöhung des intraabdominellen Druckes, so ist die Voraussetzung für eine Streßinkontinenz gegeben. In der nächsten Phase der Untersuchung wird das Rektum durch den im Rektum plazierten Ballon intermittierend (der Ballon wird vor dem nächsten zu applizierenden Volumen jeweils wieder entleert) mit ansteigenden Volumina (10 ml bis 150 ml bzw. bis zur Schmerzgrenze) gefüllt, um die Füllung des Rektums mit Stuhl zu simulieren. Man bestimmt das kleinste Volumen, das vom Patienten als Rektumfüllung wahrgenommen wird (Perzeptionsvolumen), das kleinste Volumen, bei dem Stuhldrang auftritt (Stuhldrangvolumen), und das maximal tolerable Volumen (Tabelle 9.1). Als weiterer wichtiger Parameter wird gleichzeitig der normalerweise vorhandene rektoanale Inhibitionsreflex dargestellt: Bei Füllung des Rektums sollte der Tonus des kranialen bis mittleren Teils der Sphinkterzone, der zum Teil der Aktivität des M. sphincter ani internus zugeordnet wird, abnehmen (Abb. 9.5).

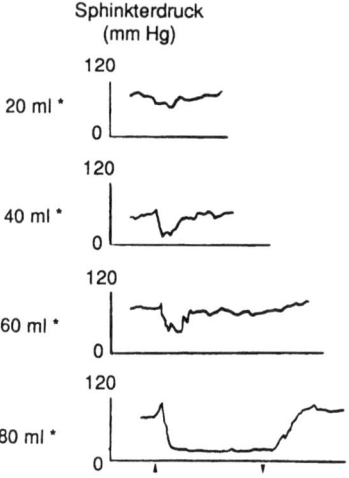

Abb. 9.5. Abnahme des Sphinkterdrucks bei Distension des Rektums mit ansteigenden Volumina. (Nach Read u. Bannister [22])
* Distensionsvolumen

Durch die Ballonfüllung läßt sich auch die Elastizität des Rektums, die rektale Compliance (Steigung der Druck-Volumen-Kurve) bestimmen. Am besten eignet sich dazu ein Ballon aus nicht elastischem Material. Bei einem Ballon aus elastischem Material muß die Eigenelastizität des Ballons bestimmt und bei der Messung berücksichtigt werden. Im Rektum herrscht ein Ruhedruck von etwa 4 mm Hg. Bei Dehnung des Rektums erfolgt zunächst ein initialer Druckanstieg, nach etwa 20–60 s erfolgt eine Akkommodation des Rektums, und der Druck im Rektum erreicht fast den Ruhedruck vor der Dehnung. Ab einem genügend großen Dehnungsvolumen bleibt diese Akkommodation aus [22]. Am Ende der Untersuchung wird die Sonde wieder vorsichtig entfernt. Die gesamte Untersuchung dauert etwa 30 min.

9.3 Normwerte

Über Normwerte für die anorektale Funktionsmanometrie existieren in der Literatur nur wenige Untersuchungen an relativ kleinen Fallzahlen (Tabellen 9.2 und 9.3, Abb. 9.6). Die Meßwerte können, je nach verwendeter Technik, von Labor zu Labor etwas differieren; deshalb sollte jedes Labor sich seine Normwerte erstellen. Der Druck in der Sphinkterzone

Tabelle 9.2. Normwerte der anorektalen Manometrie: Ruhe- und Willkürdrücke (Mittelwerte und Standardfehler)

Literatur	[8]	[13]	[18]	[19]	[26]	[27]
Sphinkterzone Länge [cm]	–	6	4	–	–	–
SE	–	0.3	0.2	–	–	–
Ruhedruck [mm Hg]	47	82	57	88	48	61
SE	3	3	2	2	4	4
Max. Willkürdruck [mm Hg]	–	210	–	–	–	148
SE	–	15	–	–	–	12
Frauen [mm Hg]	93	–	159	153	95	–
SE	9	–	8	4	7	–
Männer [mm Hg]	131	–	238	221	158	–
SE	3	–	6	5	12	–
Zahl der Untersuchten	25	15	36	142	20	21

Tabelle 9.3. Normwerte der anorektalen Manometrie: Abnahme des Sphinktertonus bei Dehnung des Rektums durch Ballondehnung (Mittelwerte und Standardfehler)

Literatur	[8]	[13]	[18]	[26]
Abnahme[a] [%]	79	–	58	–
SE	–	–	4	–
Beginnend bei Volumen [ml]	–	–	21	26
SE	–	–	2	4
Perzeptionsvolumen [ml]	–	–	17	–
SE	–	–	1	–
Schmerzgrenze [ml]	–	–	162	–
SE	–	–	10	–
Compliance [ml/mm Hg]	–	4	9	5
SE	–	0.3	1	–
Zahl der Untersuchten	25	15	36	20

[a] Ruhedruck = 100%.

unterliegt physiologischerweise wellenförmigen Schwankungen verschiedener Amplituden und Frequenz [9, 11, 14, 25]. Eine Alters- und Geschlechtsabhängigkeit der Sphinktercharakteristika ist umstritten [1, 18, 19]; sie spielt bei der anorektalen Manometrie für die diagnostische Aussage jedoch keine entscheidende Rolle. Aus verschiedenen Untersuchungen [24, 25] geht auch hervor, daß sich Patienten, die unter Inkontinenz leiden, und gesunde Probanden hinsichtlich ihrer absoluten

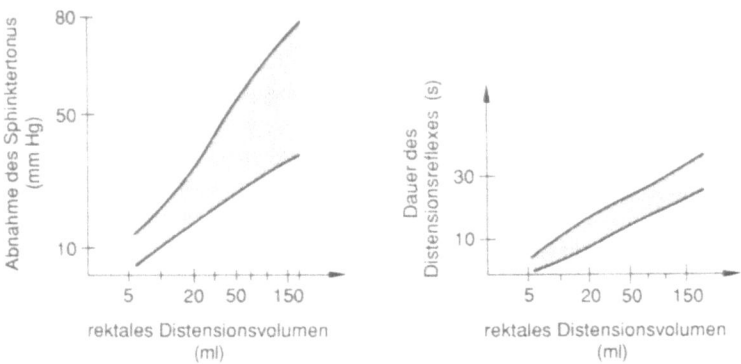

Abb. 9.6. Normbereich für die Höhe und Dauer der Abnahme des Sphinktertonus bei Ballonfüllung des Rektums (rektoanaler Inhibitionsreflex). (Aus Lanfranchi et al. [16])

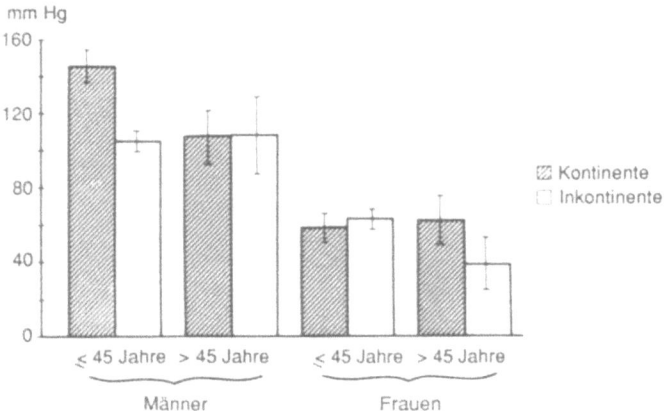

Abb. 9.7. Sphinkterruhedruck bei Patienten, die unter Inkontinenz leiden, im Vergleich zu Kontrollpersonen. (Aus Enck [6])

Sphinkterparameter deutlich überschneiden (Abb. 9.7). Deshalb kommt, von sehr deutlichen Abweichungen abgesehen, den relativen Drücken, reflektorischen Druckänderungen und dem Zusammenspiel der Funktionen des Kontinenzorgans mehr diagnostische Wertigkeit zu als absoluten Meßwerten.

9.4 Indikation

Die anorektale Manometrie ist indiziert bei Defäkationsstörungen, die aufgrund der Symptomatik und der funktionellen Proktoskopie möglicherweise oder vermutlich auf Sphinkterfunktionsstörungen beruhen, also bei
- Inkontinenz (in Kombination mit EMG, um myogene von neurogenen Störungen zu unterscheiden) und
- Obstipation (Ausschluß eines Anismus, eventuell in Kombination mit einem EMG, oder eines M. Hirschsprung).

Außerdem ist sie zur Erfolgskontrolle nach konservativer oder chirurgischer Therapie von Sphinkterfunktionsstörungen angezeigt.

9.5 Invasivität und Risiken

Die anorektale Manometrie ist zwar eine invasive diagnostische Maßnahme, zudem in einer Tabuzone des menschlichen Körpers (meist noch dazu bei einem tabuisierten Leiden wie Inkontinenz oder Stuhlverstopfung) und aus diesem Grunde dem Patienten oft unangenehm. Die Untersuchung ist aber generell risikoarm und nicht schmerzhaft.

9.6 Kosten

Die Kosten für die Einrichtung eines manometrischen Meßplatzes sind hoch. Ein kommerziell erhältliches Pumpsystem schlägt mit ca. 10000 DM, eine (mehrfach verwendbare) Sonde mit 500–1000 DM zu Buche; wie bereits erwähnt, kann man hier aber durch eigene Konstruktionen Geld sparen. Die größte Investition in der Größenordnung von mehreren 10000 DM stellt das Verstärker/Aufzeichnungsgerät mit den Druckabnehmern dar. Die Meßapparatur eignet sich allerdings auch für die Messung von intraluminalen Drücken in anderen Regionen des Verdauungstrakts (z. B. Ösophagusmanometrie).

Der gesamte Zeitaufwand für eine Untersuchung mit Vor- und Nachbereitung des Meßplatzes und Auswertung der Ergebnisse ist mit etwa 2–3 Arbeitsstunden zu veranschlagen.

9.7 Aussagekraft

Da die geprüften Funktionen zum Teil vom Patienten willkürlich ausgelöst werden, kann es aufgrund von Kommunikationsschwierigkeiten zwischen Patient und Arzt zu Fehlinterpretationen kommen. Diese Fehlerquellen kann man durch das Gespräch mit dem Patienten vor der eigentlichen Untersuchung bzw. während der digitalen Palpation minimieren. Im folgenden sind diejenigen Erkrankungen, bei denen von der anorektalen Manometrie ein Beitrag zur Diagnose bzw. zur Therapie zu erwarten ist, und die bei diesen durch die anorektale Manometrie erhebbaren Befunde kurz beschrieben. Die notwendige Diagnostik bei Obstipation und Inkontinenz ist in Kap. 18 dargestellt.

9.7.1 Inkontinenz

Erniedrigte Sphinkterdrücke

Patienten mit idiopathischer Inkontinenz können einen niedrigen Ruhedruck und einen erniedrigten Druck bei Willkürkontraktion des Sphinkters aufweisen [23, 24]. Das Fehlen der Verschlußfunktion des Sphinkters führt dann zur Inkontinenz; allerdings scheint es auch Patienten zu geben, die trotz fehlenden Sphinkterdrucks kontinent sind, hier scheint die Puborektalisschlinge für einen ausreichenden Verschluß des Enddarmes zu sorgen [28]. Es gibt Hinweise dafür, daß inkontinente Patienten mit niedrigen Sphinkterdruckwerten von einem Biofeedbacktraining mehr profitieren als inkontinente Patienten mit hohen Ausgangswerten des Ruhe- und Kontraktionsdrucks [7]. Ob sich aus dieser Tatsache in Zukunft differentialtherapeutische Konsequenzen ergeben, bleibt abzuwarten. Eine Differenzierung, ob es sich um eine primär neurogene oder myogene Störung handelt, ist nur mit Hilfe des EMGs möglich.

Erniedrigte Perzeption und Compliance im Rektum

Eine verminderte Perzeptionsfähigkeit des Patienten für Volumen im Rektum kann ebenfalls zur Inkontinenz führen, da dann der innere Sphinkter reflektorisch bereits bei einer Rektumfüllung erschlafft, die der Patient noch nicht wahrnimmt; die willkürliche Kontraktion des äußeren Sphinkters bleibt dann aus und führt zur Inkontinenz [3]. Eine erniedrigte Compliance des Rektums kann ebenfalls zur Inkontinenz führen, z. B. bei der Proctitis ulcerosa. Diese Befunde lassen sich durch die anorektale Manometrie erheben. Dadurch läßt sich das Symptom Inkontinenz einer definierten Störung des Anorektums zuordnen.

9.7.2 Chronische Obstipation

Morbus Hirschsprung (ultrakurzes Segment)

Beim M. Hirschsprung fehlt typischerweise der rektoanale Inhibitionsreflex. Ein vorhandener rektoanaler Inhibitionsreflex schließt also einen M. Hirschsprung aus. Gelingt der Nachweis des rektoanalen Inhibitionsreflexes nicht, ist damit die Diagnose eines M. Hirschsprung aber nicht bewiesen; andere Störungen des Anorektums können nämlich zu einer Ausweitung des Rektums führen, so daß eine Füllung des Rektums mit einem Ballon keinen adäquaten Reiz darstellt und der rektoanale Inhibitionsreflex aus diesem Grund nicht nachweisbar ist [4, 17, 20]. Eine histologische Aufarbeitung eines durch Biopsie des Rektums gewonnenen Präparats (Ganglien, histochemischer Acetylcholinesterasenachweis) kann dann weiterführen.

Anismus

Beim Pressen wie zum Stuhlgang nimmt der Tonus des M. sphincter ani externus normalerweise ab. Eine Sphinktertonusabnahme beim Pressen schließt einen Anismus aus. Eine fehlende Abnahme sollte jedoch mit Vorsicht interpretiert werden. Im Gegensatz zur anorektalen Manometrie, die stets die Summe der Drücke von M. sphincter ani internus et externus mißt, leitet das EMG ausschließlich die Aktivität des (aus quergestreifter Muskulatur bestehenden) M. sphincter ani externus ab; deshalb sollte bei unklaren Befunden ein EMG durchgeführt werden, um die Aktivität des äußeren Schließmuskels selektiv darzustellen.

9.7.3 Andere Erkrankungen

Der innere Rektumprolaps, das solitäre Rektumulkus, das "descending perineum syndrome" und der Analprolaps sind ausführlich in Kap. 16 abgehandelt. Die Bedeutung der Analmanometrie bei diesen Krankheitsbildern liegt im Ausschluß der oben beschriebenen Störungen des Anorektums, die diese Erkrankungen begleiten können, oder in der differentialdiagnostischen Abklärung. Patienten mit Hämorrhoiden weisen offensichtlich einen erhöhten Sphinkterruhedruck auf [9, 12], Patienten mit Analfissur scheinen mit erhöhten Sphinkterdrücken auf Dehnung des Analkanals zu reagieren [5, 10, 21]. Primär zur Diagnosestellung ist die Analmanometrie bei diesen Krankheitsbildern ungeeignet; zur Planung und Erfolgskontrolle einer Therapie kann es jedoch im Einzelfall angezeigt sein, eine anorektale Manometrie durchzuführen.

9.8 Zusammenfassung

Die anorektale Manometrie mißt die Drücke im Rektum und im Analkanal. Sie erlaubt Rückschlüsse auf die verschiedenen Funktionen des Kontinenzorgans. Bei Störungen, die hauptsächlich funktioneller Natur sind wie die Inkontinenz oder die chronische Obstipation, liefert die anorektale Manometrie Hinweise für die Differentialdiagnose und die Quantifizierung der Störung. Aufgrund der hohen Investitionskosten bleibt die Durchführung der Untersuchung speziellen Untersuchungsstellen vorbehalten.

Literatur

1. Bannister JJ, Abouzekry L, Read NW (1987) Effect of aging on anorectal function. Gut 28:353–357
2. Behar J, Biancani P (1984) Rectal function in patients with idiopathic chronic constipation. In: Roman C (ed) Gastrointestinal motility. MTP Press, Lancaster, pp 459–466
3. Buser WD, Miner PB (1986) Delayed rectal sensation with fecal incontinence. Gastroenterology 91:1186–1191
4. Callaghan RP, Nixon HH (1964) Megarectum: physiological observation. Arch Dis Child 39:153–157
5. Duthie HK, Bennett RC (1964) Anal sphincter pressure in fissure in ano. Surg Gynecol Obstet 119:19–21
6. Enck P (1989) Alter und Analinkontinenz. Z Geriatrie 2:201–205
7. Enck P, Kränzle U, Schwiese J, Dietz M, Lübke HJ, Erkenbrecht JF, Wienbeck M, Strohmeyer G (1988) Biofeedback-Behandlung bei Stuhlinkontinenz. Dtsch Med Wochenschr 113:1789–1794
8. Gibbons CP, Bannister JJ, Trowbridge EA, Read NW (1986) An analysis of anal sphincter pressure and anal compliance in normal subjects. Int J Colorect Dis 1:231–237
9. Hancock BD, Smith K (1975) The internal sphincter and Lord's procedure for haemorrhoids. Br J Surg 62:833–866
10. Hancock BD (1977) The internal sphincter and anal fissure. Br J Surg 64:92–95
11. Haynes WG, Read NW (1982) Anorectal activity in man during rectal infusion of saline: a dynamic assessment of the anal continence mechanism. J Physiol 330:45–46

12. Hiltunen KM, Matikainen M (1985) Anal manometric findings in symptomatic hemorrhoids. Dis Col Rectum 28:807–809
13. Jostarndt L (1986) Die anale Kontinenz und ihre Störung. Die Gastroenterologische Reihe, Bd 24. Kali-Chemie Pharma GmbH, Hannover
14. Kerremans R (1969) Morphological and physiological aspects of anal continence and defaecation. Editions Arscia SA, Brussels
15. Koelz HR, Brändli HH, Blum AL (1975) Simple perfusion pump for gastrointestinal manometry. Lancet II:1075
16. Lanfranchi GA, Bazzocchi G, Brignola C, Campieri M, Labò G (1984) Different patterns of intestinal transit time and anorectal motility in painful and painless chronic constipation. Gut 25:1352–1357
17. Lawson JON, Nixon HH (1967) Anal canal pressures in the diagnosis of Hirschsprung's disease. J Pediatr Surg 2:544–552
18. Loening-Baucke V, Anuras S (1985) Effects of age and sex on anorectal manometry. Am J Gastroenterol 80:1 50–53
19. McHugh SM, Diamant NE (1987) Effect of age, gender, and parity on anal canal pressure. Dig Dis Sci 32/7:726–736
20. Meunier P, Maréchal, Mollard P (1978) Accuracy of the manometric diagnosis of Hirschsprung's disease. J Pediatr Surg 13:411–415
21. Nothmann ME, Schuster MM (1974) Internal sphincter derangement with anal fissure. Gastroenterology 67:216–220
22. Read NW, Bannister JJ (1985) Anorectal manometry: techniques in health and anorectal disease. In: Henry MM, Swash M (eds) Coloproctology and the pelvic floor. Pathophysiology and management. Butterworth, London, pp 65–87
23. Read NW, Bartolo DCC, Read MG (1984) Differences in anal function in patients with incontinence to solids and in patients with incontinence to liquids. Br J Surg 71:39–43
24. Read NW, Harford WV, Schmulen AC, Read MG, Santa Ana C, Fordtran JS (1979) A clinical study of patients with fecal incontinence and diarrhoea. Gastroenterology 76:747–756
25. Read MG, Read NW (1982) Role of anorectal sensation in preserving continence. Gut 23:345–347
26. Read NW, Abouzekry L, Read MG, Howell P, Ottewell D, Donnelly TC (1985) Anorectal function in elderly patients with fecal impaction. Gastroenterology 89:959–966
27. Read NW, Bartolo DCC, Read MG, Hall J, Haynes WG, Johnson AG (1983) Differences in anorectal manometry between patients with haemorrhoids and patients with descending perineum syndrome: implications for management. Br J Surg 70:656–659
28. Varma KK, Stephens D (1972) Neuromuscular reflexes of anal continence. Aust NZ J Surg 41:263–272

10 Elektromyographie des Beckenbodens

A. Schulz

10.1 Einleitung

Elektromyographische Untersuchungen der Muskeln des Beckenbodens mit den in der klinischen Neurophysiologie üblichen Methoden beschränken sich auf die quergestreiften Muskeln. Sie erfassen also nicht die glatte Muskulatur wie den inneren analen Sphinkter. Weiterhin sind die Sensibilität bzw. die Funktion sensibler Fasern nur indirekt zu beurteilen. Dies erfolgt über die Bestimmung der Latenzen von polysynaptischen Reflexen oder die Ableitung von sensiblen evozierten Potentialen auf peripheren Reiz, meist mit Ableitung der cerebralen Reizantworten. Die spinalen Reizantworten sind nämlich in der klinischen Routine oft nicht ausreichend zuverlässig zu erhalten.

10.2 Voraussetzungen und Aufwand

Der Untersucher sollte über ausreichende Erfahrungen in elektromyographischen Methoden verfügen und weiterhin mit den besonderen Eigenschaften der Muskeln des analen Verschlußapparats vertraut sein. Notwendig ist ein EMG-Gerät. Für die meisten solchen Untersuchungen reicht ein Ableitkanal. Wünschenswert ist dessen Ausstattung mit einer Zeilenschreibung (Kaskadenschaltung), einer Signaltriggerung mit digitaler Verzögerung und der Möglichkeit, Signale zu summieren und als Mittelwert darzustellen. Zusätzlich zur optischen Darstellung auf dem Monitor soll eine akustische Kontrolle möglich sein. Die Anschaffungskosten liegen je nach Ausstattung in einer Größenordnung von DM 35000–60000 DM. Daraus ergibt sich, daß diese Untersuchungen spezialisierten Labors vorbehalten bleiben. Die Untersuchungen sind für die Patienten unangenehm und schmerzhaft, besonders bei notwendigen Ableitungen in einem Narbengewebe in der Umgebung von Defekten, lassen sich aber in der Regel bei entsprechender Vorinformation des Patienten gut durchführen.

Wesentliche Risiken haben sich bisher in 15 Jahren Erfahrung nicht ergeben. Bei Operationen 1–2 Tage nach der Untersuchung fanden sich wiederholt Blutungen im Bereich des Nadeltrakts, vor allem bei der Ableitung in der Puborektalisschlinge, wie sie auch von anderen elektromyographischen Untersuchungen bekannt sind. Als Kontraindikationen gelten daher Gerinnungsstörungen. Außerdem sollten Ableitungen in der Nachbarschaft florider Abszesse unterbleiben.

Wie bei anderen elektromyographischen Untersuchungen ist für deren Indikation und sachgerechte Durchführung bei einer Defäkationsstörung eine vorherige klinische Untersuchung notwendig. Auch der Neurologe sollte Anamnese und Beschwerdebild kennen und je nach sich ergebenden Gesichtspunkten neurologische Befunde überprüfen. Dies ist u. U. auch wesentlich für die Entscheidung über weitere Untersuchungen, z. B. beim Nachweis einer neurogenen Schädigung wegen der Frage einer Caudaschädigung.

10.3 Durchführung der Untersuchung

10.3.1 Untersuchungsgang

Die Untersuchung wird in linker Seitenlage des Patienten mit in der Hüfte gebeugten Beinen durchgeführt. In dieser Lage können nach lokaler Inspektion der Tonus des Analringes, dessen Willkürkontraktion bei Aufforderung zum Kneifen, das Verhalten des Beckenbodens beim Pressen, der Analreflex und die Sensibilität in den unteren Reithosensegmenten geprüft werden.

Elektromyographisch werden der M. sphincter ani externus und die Puborektalisschlinge, der puborektale Teil des M. levator ani, abgeleitet. Bei den Ableitungen mit Nadelelektroden kann der äußere anale Sphinkter in seiner ganzen Zirkumferenz bei Einstich ca. 1–2 cm neben der anokutanen Grenze mit 20–40 mm langen Nadeln untersucht werden. In der Regel wird zunächst seitlich mit Einstich bei ungefähr 3 und 9 Uhr in Steinschnittlage abgeleitet, vorn mit Einstich paramedian und hinten ergänzend bei sich ergebenden Fragen, z. B. nach Muskeldefekten durch Dammrisse oder Operationen. Die Puborektalisschlinge ist seitlich und hinten gut zu erreichen durch Verschieben der Nadel lateral oder dorsal des äußeren Sphinkters. Hinten reicht meist eine 40 mm lange Nadel, bei Ableitung seitlich braucht man schon bei mäßig adipösen Patienten eine 60–65 mm lange Nadelelektrode, außerdem beim Mapping der Puborektalisschlinge.

Bei der Untersuchung der Muskeln des äußeren analen Verschlußapparats läßt sich nicht nur die Willküraktivierung prüfen, indem man den Patienten zum Kneifen (Zwicken) auffordert, sondern auch die reflektorische Aktivierung durch Husten oder durch den Analreflex. Dies ist vor allem bei Patienten zu empfehlen, bei denen in dieser Untersuchungssituation eine volle Willküraktivierung nicht zu erreichen ist, was gar nicht selten vorkommt und worauf immer zu achten ist.

10.3.2 Ableitungsarten

Untersuchungen motorischer Einheiten von Muskeln setzen eine intramuskuläre Ableitung voraus, entweder mit der seit langem üblichen konzentrischen Nadelelektrode oder der neueren selektiven Einzelfaserelektrode (Tabelle 10.1, Abb. 10.1) [2, 9].

Tabelle 10.1. Charakteristika der EMG-Elektrodentypen

	Konzentrische Nadelelektrode	Einzelfaserelektrode
Aktive Fläche	150 × 580 µm (oval)	25 µm ⌀
Erfaßter Umkreis	1–2 mm	300 µm
Erfaßte Fasern	Viele	1–2 (−4)
Erfaßte motorische Einheiten	Mehrere	1

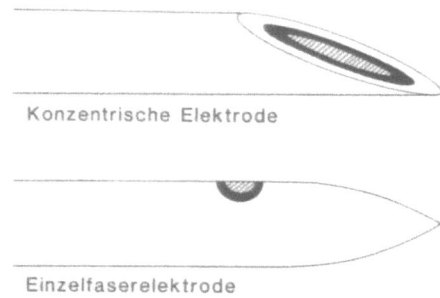

Abb. 10.1. Schematische Darstellung der zum Beckenboden-EMG verwendeten Nadeltypen. *Oben:* konzentrische Elektrode, *unten:* Einzelfaserelektrode. Die aktive Elektrodenfläche ist *schraffiert*. Die *weißen* Anteile entsprechen der Referenzelektrode, die *schwarzen* der Isolierung

Einzelfaserableitungen stellen höhere Anforderungen an die technische Ausrüstung und die Erfahrung des Untersuchers, sind zeitaufwendiger und mit den angebotenen Elektroden nur im äußeren analen Sphinkter möglich.

Bei Ableitung einer ausreichenden Zahl motorischer Einheiten in verschiedenen Teilen eines Muskels – nach Möglichkeit 20 oder etwas mehr – kann die durchschnittliche Zahl von abgeleiteten Potentialen einer motorischen Einheit im engen Bereich der Elektrode angegeben werden. Bei einer neurogenen Schädigung mit Ausfall motorischer Einheiten und eingetretener Reinnervation durch Aussprossen von Nervenfasern aus erhalten gebliebenen motorischen Einheiten finden sich gruppierte, vom gleichen Neuron versorgte Muskelfasern (histologisch „Fasertypengruppierung") und damit eine erhöhte durchschnittliche Faserdichte. Deren Bestimmung ist daher ein relativ empfindliches und gut quantifizierbares Maß für eine neurogene Schädigung mit eingetretener Reinnervation.

Oberflächenableitungen vom analen Sphinkter, z. B. mit Stöpselelektroden im Analkanal, sind angebracht, wenn die globale Aktivität erfaßt werden soll, wie bei parallelen Ableitungen neben Druckregistrierungen und vor allem beim Bestimmen von Reflexlatenzen und Reizantworten (s. Kap. 22).

10.3.3 Nachweis einer Nervenschädigung

Eine Schädigung der zuführenden Nervenfasern mit einer verlangsamten Reizleitung läßt sich indirekt durch die Bestimmung der Reflexlatenzen nachweisen, wobei immer der afferente sensible Schenkel eingeht und eine Schädigung der Cauda nicht von der des N. pudendus zu differenzieren ist. Ein direkter Nachweis ist durch Reizung der Endäste des N. pudendus vom Rektum her und ergänzend durch perkutane Reize über dem lumbalen Wirbelkanal mit der neueren Methode der zentralen Stimulation möglich, wofür allerdings spezielle Reizgeräte erforderlich sind.

Besser reproduzierbar als der Analreflex durch paraanale Reize sind der Bulbocavernosusreflex mit Ableitung in diesem Muskel und der pudendoanale Reflex [14–16]. Beide werden mit Reiz von Penis bzw. Klitoris ungefähr 2,5- bis 3mal über der sensiblen Schwelle ausgelöst.

Kiff und Swash [5] haben eine Methode angegeben, bei der mit 2 auf der Spitze eines Fingerlings montierten Reizelektroden von rektal in Höhe der Spina ossis ischii der Endast des n. pudendus gereizt wird. Gleichzei-

tig wird mit an der Basis des Fingerlings montierten Elektroden vom analen Sphinkter abgeleitet und damit die terminale Latenz im N. pudendus bestimmt. Eine entsprechende, auf einen Handschuh aufzuklebende Elektrodenkombination ist neuerdings kommerziell erhältlich (Dantec, St. Mark's pudendal electrode No. 13L40).
Man kann dies kombinieren mit der seit 1980 entwickelten Methode der zentralen Stimulation [8]. Mit Hilfe eines speziellen Reizgeräts sehr niedriger Ausgangsimpedanz und mit sehr kurzen Reizen hoher Spannung mit steilem Anstieg (Abklingzeitkonstante 50 oder 100 µs) lassen sich gut reproduzierbare Reizantworten vom äußeren analen Sphinkter ableiten. Der Reiz wird perkutan in Höhe des Conus medullaris (Th12/L1) und über der unteren Lendenwirbelsäule in Höhe von L4 oder 5 gesetzt oder bei einer leichten willkürlichen Vorinnervation am motorischen Kortex im Bereich der Mantelkante [6, 7, 11]. Die Kombination dieser Untersuchungstechnik mit einem distalen Reiz des N. pudendus [6] gestattet Aussagen über die nähere Lokalisation einer Nervenschädigung und läßt auch eine bessere Erfassung von Caudaschäden als Ursache einer analen Inkontinenz erwarten. In der klinischen Anwendung dieser Methode setzen sich in den letzten Jahren zunehmend elektromagnetische Reizgeräte durch. Sie sind für den Patienten weniger unangenehm. Die Frage einer Schädigung sensibler Fasern kann ergänzend mit der Ableitung der sensiblen evozierten Potentiale auf Reiz von Penis bzw. Klitoris oder am Damm geprüft werden.

10.4 Normale Befunde

Im Gegensatz zu anderen Muskeln findet sich in den Muskeln des äußeren analen Verschlußapparats immer eine Ruheaktivität motorischer Einheiten. Die Stärke dieser Ruheaktivität wechselt auch im Einzelfall abhängig von Entspannung und äußeren Reizen. Absolute Ruhe ist nur sehr selten bei besonders gut entspannenden Patienten zu erreichen.
Bei Imitation einer Defäkation durch Pressen ist meist eine Hemmung dieser Ruheaktivität zu beobachten. Diese kann aber auch bei Normalpersonen nur schwach ausgeprägt sein. Bei Willküraktivierung (Kneifen, Zwicken) treten größere und längere Potentiale motorischer Einheiten auf, ebenso bei der reflektorischen Aktivierung (Abb. 10.2). Bei kräftiger Aktivierung zeigt sich ein dichtes Entladungsmuster, ein sog. Interferenzmuster mit Überlagerung von Potentialen.

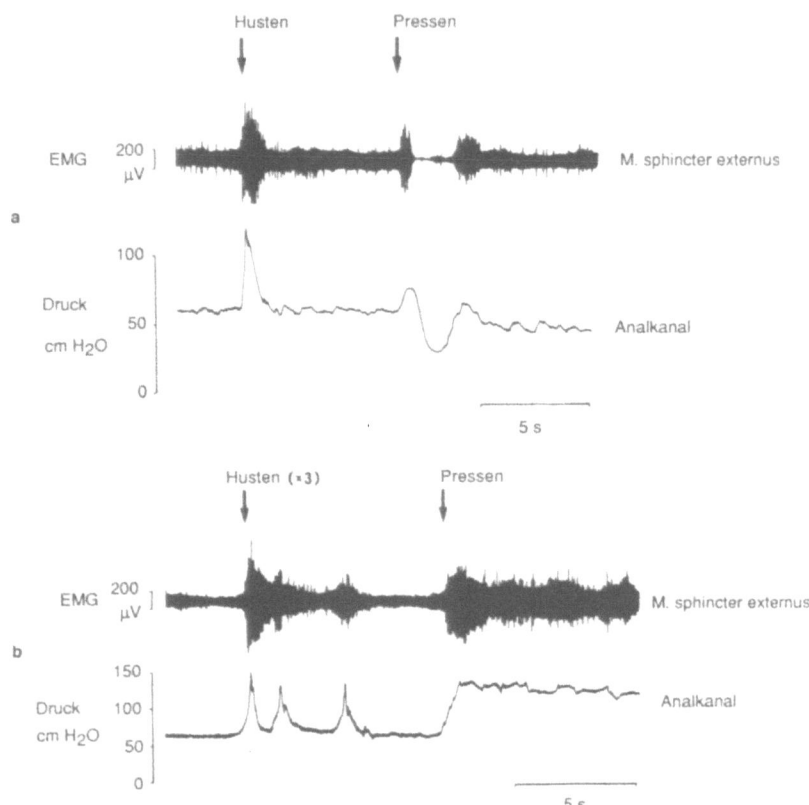

Abb. 10.2 a, b. EMG des äußeren Analsphinkters und simultane Druckregistrierung im Analkanal bei einer normalen Kontrollperson (**a**) und einer Patientin mit Anismus (**b**). Beim Husten nehmen in beiden Fällen sowohl die elektrische Aktivität im Sphinkter wie auch der Druck im Analkanal zu. Beim Pressen sistiert beim Normalen die elektrische Aktivität im äußeren Sphinkter und der Druck im Analkanal nimmt ab (**a**). Bei der Patientin mit Anismus nimmt während des Pressens die elektrische Aktivität im Sphinkter zu und der Druck im Analkanal steigt an (**b**). (Nach Preston et al. [10])

10.4.1 Konzentrische Nadelelektrode

Bei Ableitung mit konzentrischer Nadelelektrode im äußeren analen Sphinkter liegt die Dauer der meisten Potentiale motorischer Einheiten im Bereich von 3–8 ms mit einem Mittelwert um 5–6 ms mit nur relativ seltenen Potentialen länger als 10–12 ms. Die maximalen Amplituden liegen um 1–2 mV, selten bis 3 mV. Mit zunehmendem Alter werden längere und auch größere Potentiale häufiger. Das gleiche gilt von der Häufigkeit polyphasischer Potentiale, die bei jungen Normalpersonen nicht wesentlich größer ist als in anderen Muskeln. Bei Frauen nach Entbindungen tritt dies oft schon etwas früher ein, so daß die Häufigkeit polyphasischer Potentiale bei Normalpersonen mit 10–12% und damit etwas höher angegeben wird als in anderen Muskeln [1, 15]. Wahrscheinlich handelt es sich um mit dem Alter zunehmend häufigere Befunde einer leichten subklinischen neurogenen Schädigung.

In der Puborektalisschlinge sind die Parameter der Potentiale motorischer Einheiten denen anderer Muskeln ähnlicher: kürzere Potentiale sind seltener, etwas längere häufiger mit auch größeren Amplituden, so daß man bei Patienten ohne stärkere neurogene Schädigung im Sphinkter daran erkennen kann, daß man die Puborektalisschlinge erreicht hat.

10.4.2 Einzelfaserableitung

Bei Einzelfaserableitungen liegt die normale Faserdichte (mittlere Anzahl von Aktionspotentialen einzelner Muskelfasern im Aufnahmebereich der Einzelfaserelektrode) bei 1,3–1,9, im Mittel 1,5–1,6; Werte von mehr als 1,9–2,0 gelten als pathologisch [9, 15]. Auch hier zeigt sich ein Anstieg der Faserdichte bei Älteren ab dem 50., deutlich nach dem 60. Lebensjahr.

10.4.3 Latenzen

Die Normalwerte für die verschiedenen Latenzen sind in Tabelle 10.2 wiedergegeben. Die Latenz des Analreflexes auf perianale Hautreize

Tabelle 10.2. Normalwerte der Latenzen für verschiedene Reflexe bzw. bei „direkter" Reizung neuraler Strukturen (Ableitung des M. sphincter ani externus [5, 6, 11, 14–16])

Reflex/Reizart	Mittelwert [ms]	SD
Analreflex	50	–
Bulbocavernosusreflex	31–35	3,0–3,9
Pudendoanaler Reflex	34–39	5–6
N. pudendus (rektal)	2	0,3
Zentrale Stimulation		
– Bei L1	5,6	0,4–0,6
– Bei L4	4,4	0,4

schwankt in einem recht großen Bereich von ca. 35 bis 80 ms, so daß dessen Prüfung nicht hilfreich ist. Besser zu verwerten sind der Bulbocavernosusreflex und der pudendoanale Reflex [14–16]. Die für diese in Tabelle 10.2 angegebenen Werte entsprechen eigenen Erfahrungen bei Hautreiz am Damm 2,5–3fach der sensiblen Schwelle.

Normwerte für die Latenzen der somatosensiblen evozierten Potentiale auf Reiz von Penis bzw. Klitoris finden sich bei [3] und [12].

10.5 Aussagekraft

10.5.1 Neurogene anale Inkontinenz

Der Nachweis einer neurogenen Schädigung mit dem entsprechenden Umbau von motorischen Einheiten ist mit den erwähnten Techniken der Nadelableitung in der Regel gut möglich. Schwierigkeiten in der Abgrenzung gegenüber „Normalbefunden" können bei älteren Patienten wegen der im Alter auch ohne klinische Symptome zunehmenden Häufigkeit längerer und polyphasischer Potentiale und der größeren Faserdichte bei der Einzelfaserableitung auftreten.

Der Parameter der Rekrutierung motorischer Einheiten bis zu einem vollen Interferenzmuster bei voller Innervation muß in diesen Muskeln vorsichtiger beurteilt werden als in anderen, weil die Rekrutierung von einem Teil der Patienten nur zögernd oder unvollkommen durchgeführt wird.

Gegenüber der digitalen kann die elektromyographische Untersuchung die neurogene Schädigung und deren Ausmaß nachweisen sowie diese gegenüber einer unvollkommenen Innervation abgrenzen.

Bemerkenswert ist die Beobachtung anhand einer langen Zusammenarbeit mit proktologisch Erfahrenen, daß deren Beurteilung anhand von Anamnese und Untersuchung sich bei einem großen Teil der Patienten im wesentlichen bestätigte.

10.5.2 Muskeldefekte nach lokaler Schädigung

Diese sind bei der Ableitung mit konzentrischer Nadelelektrode anhand der lokal fehlenden Aktivität in einem bei Nadelverschiebung meist fühlbaren Narbengewebe gut nachzuweisen und bezüglich ihrer Ausdehnung zu bestimmen. Meist entsprechen die Befunde denen bei der digitalen Untersuchung. Elektromyographisch lassen sich oft partielle Defekte im Randbereich von größeren oder umschriebenen Defekten nach Operationen oder Dammrissen besser nachweisen. Außerdem läßt sich eine zusätzliche neurogene Schädigung durch Läsion der zuführenden Pudendusäste darstellen sowie neben Defekten nach Dammrissen bestehende neurogene Schäden.

Ergänzend zur digitalen Untersuchung lassen sich elektromyographisch sehr umschriebene und auch partielle Defekte besser erfassen und vor allem zusätzlich bestehende neurogene Schäden nachweisen.

10.5.3 Anismus

Grundlage dieser obstruktiven Entleerungsstörung ist eine paradoxe Aktivierung der Muskeln des äußeren analen Verschlußapparats beim Pressen (Abb. 10.2) [13]. Die Erwartung, daß sich durch den elektromyographischen Nachweis einer solchen paradoxen Aktivierung im äußeren analen Schließapparat diese Form der Defäkationsstörung von anderen Ursachen einer Obstipation eindeutig abgrenzen lassen würde, hat sich jedoch nicht erfüllt.

Eine paradoxe Aktivierung läßt sich zwar bei einem großen Teil von Frauen mit entsprechender Anamnese nachweisen, aber teilweise auch bei Patienten ohne solche Beschwerden, auch wenn man darauf achtet, daß es bei der Aufforderung zum Pressen nicht zu einem Valsalva-Manöver mit reflektorischer Aktivierung kommt [4]. Die praktische Bedeutung solcher Befunde allein ist daher gegenwärtig noch offen, zumindest sollten sie nur im Zusammenhang mit Anamnese und anderen klinischen Befunden verwertet werden. Die Rolle des EMG bei der Behandlung des Anismus wird in Kap. 22 dargestellt.

10.6 Indikationen

Die sich daraus ergebenden Indikationen zum Beckenboden-EMG sind in Tabelle 10.3 aufgeführt. Die Ableitung mit der konzentrischen Nadel-

Tabelle 10.3. Indikationen für das Beckenboden-EMG bei Defäkationsstörungen

Symptom	Fragestellung
Inkontinenz	– Muskuläre Sphinkterdefekte („Mapping")
	– Neurogene Schädigung (motorisch/sensibel, Lokalisation)
Obstipation	– Anismus (Abnahme der Aktivität beim Pressen schließt die Diagnose aus)

elektrode, Standard in der Elektromyographie, gibt einen besseren Überblick über vorhandene Aktivität motorischer Einheiten und die Willküraktivierung. Sie ist daher besser zum Nachweis von Muskeldefekten geeignet und auch zur Ableitung der Puborektalisschlinge. Einzelfaserableitungen sind in der Quantifizierung neurogener Schäden überlegen. Sie sind nur erforderlich, wenn es auf gut quantifizierbare Untersuchungen, z. B. für wissenschaftliche Zwecke ankommt [1, 9, 15].

10.7 Zusammenfassung

Mit der elektromyographischen Untersuchung der Muskeln des äußeren analen Verschlußapparats lassen sich vor allem bei einer analen Inkontinenz Informationen über muskuläre Defekte und neurogene Schäden gewinnen. Art und Umfang der Untersuchungen sind nach der klinischen Fragestellung auszurichten. Die Befunde sollten immer im Zusammenhang mit anderen Daten aus Anamnese, proktologischer und neurologischer Untersuchung beurteilt werden. Bei der Differentialdiagnose der Obstipation spielt der EMG-Befund keine entscheidende Rolle.

Literatur

1. Bartolo DCC, Jarrat JA, Read NW (1983) The use of conventional electromyography to assess external sphincter neuropathy in man. J Neurol Neurosurg Psychiatr 46:1115–1118
2. Claus D, Druschky KF, Sturm U (1987) Die Einzelfasermyographie, Untersuchungstechnik und Befunde. Fortschr Neurol Psychiatr 55:365–375
3. Haldeman S, Bradley WE, Bhatia NN, Johnson BK (1982) Pudendal evoked responses. Arch Neurol 39:280–283
4. Jones PN, Lubowski DZ, Swash M, Henry MM (1987) Is paradoxical contraction of puborectalis muscle of functional importance? Dis Colon Rectum 30:667–670
5. Kiff ES, Swash M (1984) Slowed conduction in the pudendal nerves in idiopathic (neurogenic) faecal incontinence. Br J Surg 71:614–616
6. Kiff ES, Swash M (1984) Normal proximal and delayed distal conduction in the pudendal nerves of patients with idiopathic (neurogenic) faecal incontinence. J Neurol Neurosurg Psychiatr 47:820–823
7. Maertens de Noordhout A, Rothwell JC, Thompson PD, Day BL, Marsden CD (1988) Percutaneous electrical stimulation of lumbosacral roots in man. J Neurol Neurosurg Psychiatr 51:174–181
8. Merton PA, Morton HB, Hill DK, Marsden CD (1982) Scope of a technique for electrical stimulation of human brain, spinal cord, and muscle. Lancet II:597–600

9. Neill ME, Swash M (1980) Increased motor unit fibre density in the external anal sphincter muscle in ano-rectal incontinence: a single fibre EMG study. J Neurol Neurosurg Psychiatr 43:343–347
10. Preston DM, Lennard-Jones JE (1985) Anismus in chronic constipation. Dig Dis Sci 30:413–418
11. Swash M und Snooks SJ (1986) Slowed motor conduction in lumbosacral nerve roots in cauda equina lesions: a new diagnostic technique. J Neurol Neurosurg Psychiatr 49:808–816
12. Tackmann W, Vogel P, Porst H (1987) Somatosensory evoked potentials after stimulation of the dorsal penile nerve: normative data and results from 145 patients with erectile dysfunction. Eur Neurol 27:245–250
13. Turnbull GK, Lennard-Jones JE, Bartram CI (1986) Failure of rectal expulsion as a cause of constipation: why fibre and laxatives sometimes fail. Lancet I:767–769
14. Varma JS, Smith AN, McInnes A (1986) Electrophysiological observations on the human pudendo-anal reflex. J Neurol Neurosurg Psychiatr 49:1411–1416
15. Vodušek DB, Janko M, Lokar J (1982) EMG, single fibre EMG and sacral reflexes in assessment of sacral nervous system lesions. J Neurol Neurosurg Psychiatr 45:1064–1066
16. Vodušek DB, Janko M und Lokar J (1983) Direct and reflex responses in perineal muscles on electrical stimulation. J Neurol Neurosurg Psychiatr 46:67–71

11 Defäkations- und Kontinenztests *

J. F. ERCKENBRECHT und P. ENCK

11.1 Allgemeines

Die Fähigkeit, Darminhalt willkürlich und effektiv zurückzuhalten (Kontinenz) und kontrolliert zu entleeren, erfordert ein komplexes Zusammenspiel der anorektalen Muskeln und Nerven. Funktionstests überprüfen die Gesamtleistung dieses Organs, nicht die einzelnen an der Funktion beteiligten anatomischen und physiologischen Faktoren. Sie simulieren Darmfüllung und Entleerung und können so zum Verständnis klinisch-pathologischer Zustände (Obstipation, Inkontinenz) beitragen und wichtige Hinweise für deren Behandlung geben. Sie dienen außerdem der Überprüfung der Effektivität von Therapiemaßnahmen.

11.2 Defäktionstests

Mit diesen Tests wird die Leistungsfähigkeit des Anorektums, Stuhl unterschiedlicher Konsistenz und Volumen kontrolliert und vollständig zu entleeren, überprüft. Neben der Defäkographie (s. Kap. 8) ist der Ballonexpulsionstest der relevanteste Defäkationstest [5].

Ausrüstung

Benötigt wird ein einfacher Latexballon von 3 cm Länge, der an einem halbstarren PVC-Katheter von etwa 0,25 cm Durchmesser befestigt wird und der bei Füllung mit 50 ml Wasser eine Ellipsenform (5 × 3,5 cm) annimmt. Am Ende des Katheters befindet sich ein 3-Wege-Hahn zum Einfüllen von Wasser. Gleichzeitig wird der Katheter mit Hilfe eines dünnen Seils über einen Flaschenzug mit einem Auffangbehälter verbunden, in den Metallkugeln mit definiertem Gewicht eingebracht werden.

---

* Unterstützt mit Mitteln der Deutschen Forschungsgemeinschaft (Er 142/1-1).

Durchführung

Zur Vorbereitung auf den Test sollen die Patienten ihr Rektum spontan entleert haben; ist dies nicht möglich, kann mit Hilfe von Klysmen eine Entleerung unterstützt werden.

Die Untersuchung wird in Linksseitenlage durchgeführt. Der mit einem Gleitmittel lubrizierte, entblähte Ballon wird in das Rektum eingeführt und mit 50 ml körperwarmem Wasser gefüllt. Dann wird der Patient aufgefordert, den Ballon „wie bei einer normalen Defäkation" auszustoßen. Ist dies nicht möglich, werden nach und nach Kugeln von je 50 g in den Auffangbehälter gegeben und die Patienten bei jedem neuen Gewicht aufgefordert, ihre Anstrengungen („Pressen") fortzusetzen. Notiert wird das Gewicht, bei dem die Expulsion gelingt. Danach wird der Ballon erneut eingeführt, und der Test wird wiederholt unter der Bedingung, daß die Patienten entspannt liegenbleiben. Notiert wird hier das Gewicht, das notwendig ist, den Ballon ohne Pressen aus dem Darm zu entleeren.

Indikation

Der Test ist indiziert bei Patienten mit anders nicht klärbarer Obstipation. Er hilft bei der Entscheidung der Frage, ob die Ursache der Obstipation ein Anismus ist. Er sollte jedoch in Verbindung mit der Rektummanometrie (s. Kap. 9), insbesondere der Bestimmung des intrarektalen und intraanalen Drucks während des Pressens, durchgeführt werden, um zu kontrollieren, ob die Patienten adäquate Anstrengungen beim Pressen vornehmen, die sich als Erhöhung des intrarektalen Drucks und gleichzeitiges Absinken des analen Drucks manometrisch darstellen lassen.

Belastung, Risiken

Unmittelbare körperliche Belastungen und Risiken bestehen nicht. Jedoch gibt es bei dieser Methode wie bei den anderen Funktionstests psychologische Hemmnisse, die die Kooperation des Patienten einschränken können. Die Bedeutung dieses Tests sollte daher mit den Patienten ausführlich besprochen werden.

Kosten

Der Zeitaufwand für den Test beträgt etwa 10–30 min je nach Anzahl der durchzuführenden Preßversuche. Der Materialaufwand ist gering, da die notwendigen Utensilien in der Regel in jedem Labor vorhanden sind oder in Haushaltswarengeschäften beschafft werden können.

Normwerte

Gesunde sind in der Regel in der Lage, den Ballon ohne zusätzliche Gewichtszugabe aus dem Enddarm zu drücken. Unter Ruhebedingungen beträgt das durchschnittliche Gewicht, das den Ballon aus dem Anorektum zieht, bei Gesunden etwa 700 g. Demgegenüber benötigen Patienten mit Anismus etwa 850 g Gewicht unter Ruhebedingungen und sind in der Regel nicht in der Lage, den Ballon spontan zu entleeren. Auch unter Pressen wird bei ihnen ein zusätzliches Gewicht von etwa 700 g benötigt [5].

Aussagekraft

Zusammen mit der Rektummanometrie erlaubt der Test die Feststellung, daß die Obstipation durch unzureichende oder inadäquate Manöver beim Pressen entsteht. Wird gleichzeitig die Dickdarmpassagezeit untersucht (s. Kap. 8), so erlaubt er eine Unterscheidung dieser Form der Obstipation von der Form, die durch verlangsamte Passagezeit verursacht wird. Erste Anwendungen dieses Tests haben jedoch ergeben, daß auch das Volumen und die Konsistenz des Ballons Einfluß auf die Ergebnisse des Ballonexpulsionstets haben: Kleinere Volumina und härtere Ballons benötigen mehr Anstrengungen bei der Defäkation als weichere und größere simulierte Stühle [1]. Das Verfahren kann außerdem zum Training bei Obstipation benutzt werden und zur Überprüfung von Therapiemaßnahmen, z. B. dem Biofeedbacktraining beim Anismus [9], eingesetzt werden. Es kann sowohl in der Praxis wie im Speziallabor durchgeführt werden; im Zusammenhang mit Druckmessungen im Anorektum ist es jedoch vor allem für das Speziallabor geeignet.

11.3 Kontinenztests

Die Prüfung der Rückhaltekapazität des Rektums ist ein zuverlässiger Test der anorektalen Kontinenzleistung und dient daher der Quantifizierung einer analen Inkontinenz [10]. Retentionstests sind für die Rückhaltekapazität des Anorektums für flüssigen [6] und für festen Darminhalt [2] entwickelt worden.

11.3.1 Flüssigkeitsretentionstest

Ausrüstung

Für den Flüssigkeitsretentionstest werden ein von unten zugänglicher Toilettensitz, ein Plastikkatheter von 2–2,5 mm Außendurchmesser, eine Rollerpumpe, 1,5 l körperwarme Flüssigkeit und eine Auffangvorrichtung benötigt.

Durchführung

Nach möglichst vollständiger Entleerung des Rektums wird ein Infusionskatheter ohne weitere Vorbereitung ca. 10 cm tief in das Rektum eingeführt. Der Patient setzt sich auf einen Stuhl mit daruntergelegenem Auffangbehälter. Er wird aufgefordert, die ins Rektum einströmende Flüssigkeit so gut wie möglich zurückzuhalten. Dann wird mittels einer Pumpe mit konstanter Geschwindigkeit von 60–100 ml/min körperwarme Flüssigkeit bis zu einem Gesamtvolumen von 1500 ml in den Enddarm eingefüllt. Notiert wird das Infusionsvolumen, bei dem Flüssigkeit zum ersten Mal aus dem Anus abtropft, sowie das Volumen, das maximal nach Einfüllen von 1500 ml im Enddarm retiniert werden kann (Abb. 11.1).

Indikation

Der Test dient in erster Linie der Quantifizierung einer analen Inkontinenz. Dies kann manchmal aufgrund von Anamnese und körperlichem

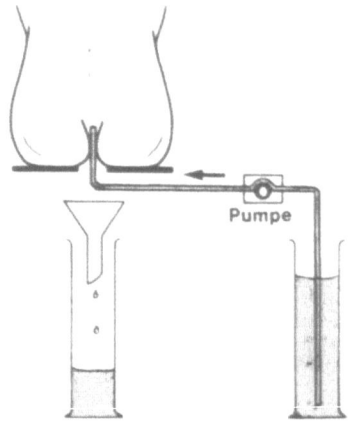

Abb. 11.1. Prinzip des Flüssigkeitsretentionsstets

Untersuchungsbefund (Proktoskopie) schwierig sein. Er kann ebenfalls zur Überprüfung therapeutischer Maßnahmen bei Inkontinenz eingesetzt werden [7]. In Einzelfällen ist er benutzt worden, um Patienten zu trainieren, ihre Retentionsleistung zu verbessern [8]. Seltener kann dieser Test auch von Bedeutung sein, um eine sichere Unterscheidung zwischen Diarrhö und Inkontinenz zu treffen, wenn die Anamnese nicht eindeutig ist [6].

Aufwand, Belastung, Risiken

Das Verfahren ist einfach anzuwenden und läßt sich schnell durchführen. Der Zeitaufwand wird durch die Einlaufgeschwindigkeit der Flüssigkeit bestimmt. Er beträgt 15–30 min. Gelegentlich treten jedoch psychologische Hemmnisse beim Patienten auf.

Kosten

Wie der Defäkationstest ist der Rententionstest einfach und billig. Der größte Kostenfaktor ist die Rollerpumpe. Es bedarf bei der Pumpe keiner Drehzahlregelung, da sich die Durchflußgeschwindigkeit unter Verwendung unterschiedlichen Schlauchmaterials regulieren läßt. Außerdem kann die Instillierung des Wassers auch mittels hydrostatischem Druck allein vorgenommen werden.

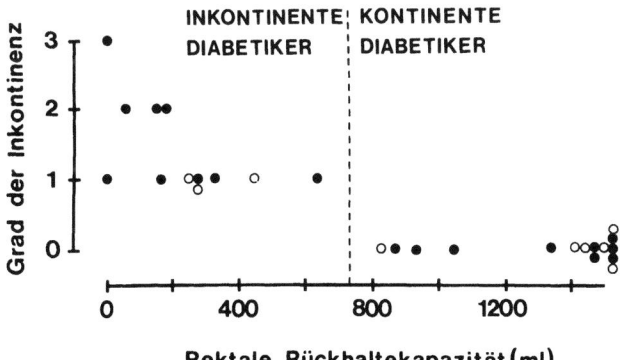

Abb. 11.2. Korrelation zwischen rektaler Rückhaltekapazität und Grad der Inkontinenz bei inkontinenten Diabetikern im Vergleich zu kontinenten Kontrollen ohne (o) bzw. mit Neuropathie (●). (Nach [3])

Aussagekraft und Normwerte

Der Flüssigkeitsretentionstest erlaubt eine gewisse Quantifizierung einer analen Inkontinenz (s. Abb. 11.2). Die Retentionskapazität korreliert dabei nicht mit den manometrisch bestimmten Werten im Analsphinkter [3, 6]. Beide Verfahren messen unterschiedliche Leistungen des Kontinenzorgans. Sie stellen daher keine konkurrierenden, sondern sich gegenseitig ergänzende Methoden dar. Sie sind im Prinzip nur im Speziallabor durchführbar.

Als recht zuverlässige Schwelle zur Feststellung einer Inkontinenz hat sich die Bestimmung des maximal retinierten Volumens erwiesen: Darmgesunde können bis zu 1500 ml Flüssigkeit retinieren, während Inkontinente oft weniger als 500 ml zurückhalten können. Die Grenze zwischen Inkontinenten und Kontinenten liegt bei ca. 800 ml Retentionsvolumen [3, 10] (Abb. 11.3).

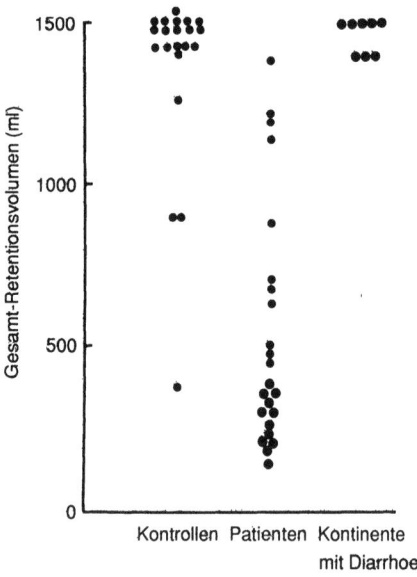

Abb. 11.3. Retentionskapazität bei inkontinenten und kontinenten Patienten und einer Gruppe von gesunden Kontrollpersonen. (Nach [6])

11.3.2 Festkörperretentionstest

Beim Festkörperretentionstest wird die Kontinenzleistung des Anorektums für festen Darminhalt überprüft. Dazu wird eine Kugel von ca.

1,8 cm Durchmesser, an der ein Zugfaden befestigt ist, ins Anorektum geschoben. Danach wird über eine Zugvorrichtung wie beim Defäkationstest überprüft, welches Gewicht notwendig ist, um die Kugel aus dem Darm zu ziehen, wenn der Patient sich durch „Kneifen" bemüht, diese Kugel zurückzuhalten. Das Gewicht, bei dem die Kugel austritt, ist das Maß für die anorektale Verschlußkraft [4].

Der normale Sphinkter kann ein Gewicht von mehr als 800 g oder eine Kraft von 8 N zurückhalten; bei Inkontinenten liegt diese Leistung in der Regel unter 5 N, jedoch sind die Grenzen zwischen Kontinenz und Inkontinenz nicht so scharf wie beim Flüssigkeitsretentionstest [6].

Ausrüstung, Aufwand, Kosten und Belastung sind vergleichbar mit denen der anderen Tests. Die Aussagekraft ist jedoch im Vergleich zur Rektummanometrie geringer. Ob der Test wirklich bei der Differentialdiagnose, Quantifizierung oder Therapieüberprüfung bei analer Inkontinenz wichtig ist, ist fraglich.

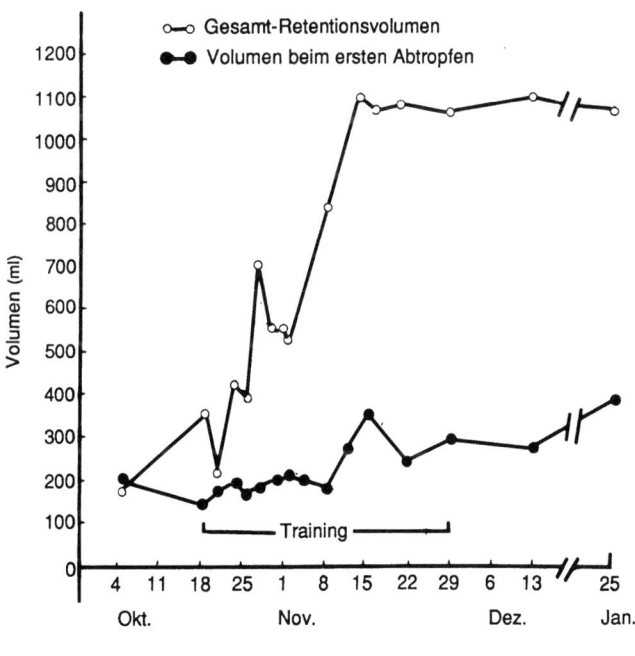

Abb. 11.4. Retentionskapazität (○: Gesamtvolumen; ●: Volumen beim ersten Abtropfen) vor, während und nach einem Sphinktertraining bei einem Patienten. (Nach [8])

11.4 Zusammenfassung

Defäkations- und Kontinenztests messen nicht einzelne an der Defäkationsfunktion beteiligte Faktoren, sondern das Zusammenspiel aller Teilfunktionen. Insofern sind sie eine wichtige Ergänzung der übrigen funktionellen Untersuchungsmethoden, insbesondere der Rektummanometrie. Während für die Defäkationstests bislang wenig klinische Referenzwerte vorliegen, ist insbesondere der Flüssigkeitsretentionstest sowohl zu Objektivierung einer Inkontinenz wie zur Überprüfung von Therapiemaßnahmen geeignet (Abb. 11.4).

Literatur

1. Bannister JJ, Timms JM, Gibbons C, Read NW (1987) The effect of stool size and consistency on defaecation. Gastroenterology 92:1305
2. Diamant NE, Harris LD (1969) Comparison of objective measurement of anal sphincter strength with anal sphincter pressures and levator ani function. Gastroenterology 56:110–116
3. Erckenbrecht JF, Winter HJ, Cicmir I, Wienbeck M (1988) Faecal incontinence in diabetes mellitus: is it correlated to diabetic autonomic or peripheral neuropathy? Z Gastroenterol 26:731–736
4. Ling L, Malfred S, Thesleff P (1984) Solid-sphere test for examination of anal sphincter strength. Scand J Gastroenterol 19:960–964
5. Preston DM, Lennard-Jones JE (1985) Anismus in chronic constipation. Dig Dis Sci 30:413–418
6. Read NW, Harford WV, Schmulen AC, Read MG, Santa Ana C, Fordtran JS (1979) A clinical study of patients with fecal incontinence and diarrhea. Gastroenterology 76:747–756
7. Read MG, Read NW, Barber DC, Duthie HL (1982) Effects of loperamide on anal sphincter function in patients complaining of chronic diarrhea with fecal incontinence and urgency. Dig Dis Sci 27:807–814
8. Schiller LR, Santa Ana C, Davis GR, Fordtran JS (1979) Fecal incontinence in chronic diarrhea. Report of a case with improvement after training with rectally infused saline. Gastroenterology 77:751–753
9. Weber J, Ducrotte PH, Touchais JY, Roussignol C, Denis PH (1987) Biofeedback training for constipation in adults and children. Dis Colon Rectum 30:844–846
10. Wienbeck M, Erckenbrecht FJ (1983) Retentionstest zur Prüfung der anorektalen Kontinenz. In: Wienbeck M, Lux G (Hrsg) Gastrointestinale Motilität. Edition Medizin, Weinheim, S 123–130

Chronische Obstipation
und Stuhlinkontinenz

12 Epidemiologie der Obstipation*

A. SONNENBERG und G. S. SONNENBERG

12.1 Einleitung

Die Epidemiologie einer Erkrankung ist durch folgende Grundgrößen charakterisiert: Inzidenz, Prävalenz und Mortalität. Aus der Verteilung einer Erkrankung hinsichtlich Alter, Geschlecht, Rasse, soziale Klasse und Beruf ergeben sich häufig wichtige Rückschlüsse auf die Ätiologie. Die geographische Variation einer Erkrankung zwischen verschiedenen Ländern und Kontinenten und die zeitlichen Veränderungen der Inzidenz und Prävalenz können auf den Einfluß exogener Risikofaktoren deuten und die Rolle der Umwelt bei der Entstehung der Erkrankung beleuchten. Im weiteren Sinne beschäftigt sich die Epidemiologie auch mit den sozialen und ökonomischen Auswirkungen einer Erkrankung: Wie häufig führt die Erkrankung zu Arztbesuchen, Krankenhausaufenthalten, Arbeitsunfähigkeit und Invalidität? Wie hoch sind die direkten Kosten durch Diagnostik und Therapie und die indirekten Kosten durch vorzeitige Berentung und Tod? Im folgenden Kapitel wird die Obstipation anhand ihrer epidemiologischen Charakteristika beschrieben, um für die klinische Praxis eine Vorstellung von der Häufigkeit, dem Erscheinungsbild und der Bedeutung dieser Erkrankung zu vermitteln. Zudem soll untersucht werden, ob die Epidemiologie Rückschlüsse auf die Ätiologie und Pathogenese der Obstipation erlaubt.

Die Diagnose der Obstipation beruht in der überwiegenden Mehrzahl allein auf Angaben des Patienten. Es gibt keinen einfachen und allgemein etablierten Test, die Diagnose zweifelsfrei zu stellen. Seltener Stuhlgang, kleine Stuhlmengen, harter Stuhl und Schwierigkeiten bei der Defäkation können alle als „Verstopfung" empfunden werden und als Code-Nummer 564.0 in der Internationalen Klassifikation der Krankheiten (ICD) auftauchen. Da die unterschiedlichen pathogenetischen Mechanismen, die zu einer Obstipation führen, weitgehend unbekannt sind, haben sie bislang auch keinen separaten Eingang in den ICD-Code erfah-

---

* Unterstützt durch Gesuch Nr. So 172/1-1 der Deutschen Forschungsgemeinschaft.

ren. Daraus ergibt sich die einfache Schlußfolgerung, daß die Epidemiologie der Obstipation nicht genaueres Wissen vermitteln kann, als klinisch diagnostiziert und in den Statistiken als ICD-Nummer 564.0 codifiziert wird. Zusätzliche Fälle von Obstipation verbergen sich wahrscheinlich hinter den Diagnosen Invagination (ICD-Nr. 560.0), Volvulus (560.2), Obturation durch Darminhalt oder Gallensteine (560.3), Colon irritabile (564.1) und Megacolon (564.7).

12.2 Quellen

In Deutschland werden jährlich 4 Statistiken erstellt, die als potentielle Quellen für epidemiologische Untersuchungen zur Verfügung stehen. Das sind 1) die Todesursachenstatistik, herausgegeben vom Statistischen Bundesamt in Wiesbaden; 2) die Ergebnisse des Mikrozensus bezüglich Kranken und unfallverletzten Personen, herausgegeben vom Statistischen Bundesamt in Wiesbaden; 3) die VDR-Statistiken Rentenzugang und Rehabilitation, herausgegeben vom Verband Deutscher Rentenversicherungsträger; und 4) die AOK-Krankheitsartenstatistik, herausgegeben vom Bundesverband der Ortskrankenkassen. Alle diese Statistiken sind weitgehend auf den dreistelligen ICD-Code beschränkt, in dem die Obstipation zusammen mit den funktionellen Darmerkrankungen unter dem summarischen Code 564 (funktionelle Verdauungsstörungen) aufgelistet wird. Deshalb mußte für die vorliegende Beschreibung der Epidemiologie auf die Statistiken anderer Länder zurückgegriffen werden. Das Erscheinungsbild der Obstipation in der ärztlichen Praxis läßt sich für England aus Erhebungen des dortigen Statistischen Amtes abschätzen, die während der Jahre 1955–1956, 1970–1971, 1971–1972 und 1980–1981 in Allgemeinpraxen durchgeführt wurden [16, 27–30]. Eine ähnliche Repräsentativumfrage unter niedergelassenen Ärzten verschiedener Fachgebiete wird in den Vereinigten Staaten jährlich seit 1958 durch das private Institut für Medizinstatistik (IMS) in Pennsylvania erstellt [35, 37]. Das Amerikanische Amt für Gesundheitsstatistik führt jährlich zwei Mikrozensus durch, in denen zum einen die Häufigkeit chronischer Erkrankungen in der Allgemeinbevölkerung erfragt wird (NHIS, National Health Interview Survey) und zum anderen die Entlassungsdiagnosen nach Krankenhausaufenthalten analysiert werden (NHDS, National Hospital Discharge Survey) [21–24]. Beide Erhebungen geben Aufschluß über die Epidemiologie der Obstipation in den Vereinigten Staaten.

12.3 Historischer Überblick

Es ist ein weit verbreiteter Glaube unter Ärzten, daß die Obstipation eine Zivilisationskrankheit ist, deren häufiges Auftreten vor allem den gegenwärtigen Ernährungsgewohnheiten und den Umständen eines modernen Lebensstils zuzuschreiben ist. Ein kurzer Streifzug durch die historische Literatur belehrt rasch eines besseren. Bereits die Ägypter und die Griechen kannten eine breite Palette von Mitteln und Verfahren, den Darm zu entleeren [33]. Unter den Abführmitteln der Ägypter befanden sich Magnesiumsalze, Rizinusöl, die Aloepflanze und der Sennesstrauch [39]. Das sind Mittel, die noch heute angewandt werden. Zahlreiche Aphorismen des Hippokrates behandelten die Anwendung von Abführmitteln [13]. Nach der Ibislegende der Antike soll sich der Vogel Ibis mit seinem langen Schnabel selbst Wasser in seinen After applizieren können, um eigene Verdauungsstörungen zu behandeln. Auf dieser angeblichen Fähigkeit zum Klistieren beruht die Wahl des Ibis als Wappentier der Heilkunst [32].

Die Arzneibücher des Mittelalters enthalten zahlreiche Rezepte für Abführmittel. Bis ins späte 18. Jhd bestanden die hauptsächlichsten Dienste der Ärzte und Apotheker im Klistieren und Aderlassen (Abb. 12.1). Im Mittelalter bediente man sich zum Ausspülen des Dickdarmes einer Bla-

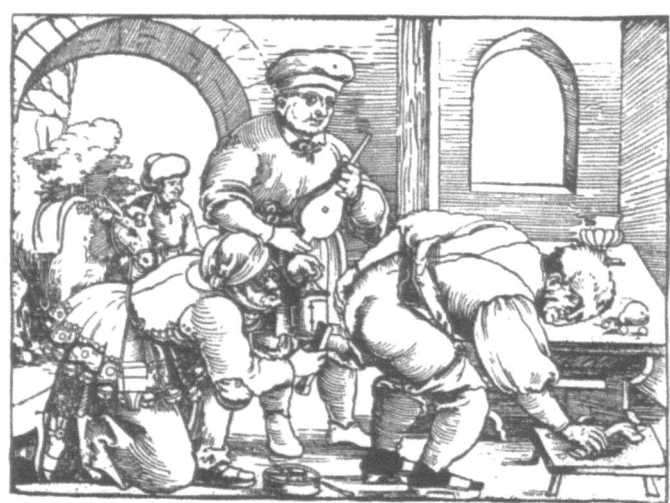

Abb. 12.1. Anwendung eines Klistiers. Holzschnitt eines unbekannten Meisters um 1550, Dresden, Kupferstichkabinett. (Nach Peters 1900 [25])

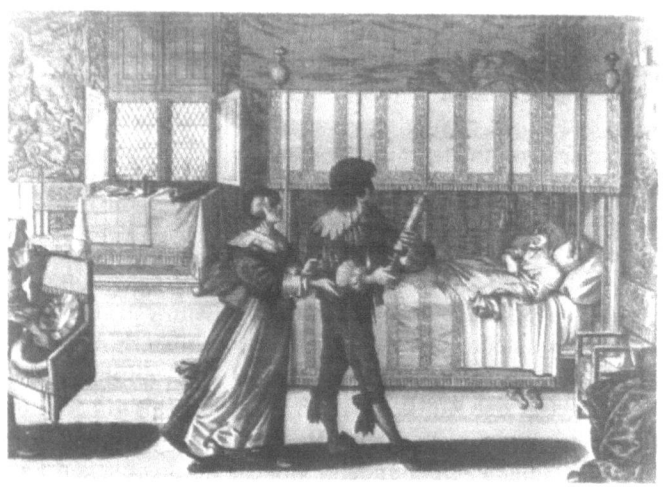

Abb. 12.2. Kupferstich von Cornelius Danckert nach einem Original von Abraham Bossé (1602–1676). Während der Apotheker im Begriffe ist, der Patientin ein Klistier zu verabreichen, bereitet eine Magd auf der linken Bildseite bereits den Nachtstuhl. (National Library of Medicine, Bethesda, Maryland)

se mit einer daran befestigten Röhre, die später im Barock durch die Klistierspritze ersetzt wurde [25]. Die Erfindung der Klistierspritze gegen Ende des 15. Jhd wird einem italienischen Arzt Gatenaria, Professor der Medizin in Padua, zugeschrieben [25]. Von Ludwig XIII (1610–1643), dem König von Frankreich, wird berichtet, er habe in einem Jahr 215 Purgierungen und 312 Klistiere gebraucht [2]. Nach dem Alchemisten Johann Rudolf Glauber [1604–1668] wird kristallines Natriumsulfat Glaubersalz genannt und als Abführmittel heute noch teilweise eingesetzt.

Je mehr wir uns der Gegenwart nähern, desto zahlreicher und deutlicher werden die Berichte, in denen die Not regelmäßigen Stuhlgangs angesprochen wird (Abb. 12.2). Verstopfung war im 18. Jhd weit verbreitet und ein beliebtes Gesprächsthema auch in der feinsten Gesellschaft [10, 14]. Die Vielzahl der Berichte hat Lahnstein sogar zu der Vermutung veranlaßt, Hartleibigkeit müsse damals ungeheuer verbreitet gewesen sein. Wer sich das Vergnügen macht, durch die Literatur der deutschen Klassik und Romantik zu schweifen, findet zahlreiche Anspielungen zu diesem Thema. Heinrich Voß, ein Zeuge von Schillers letzten Lebensjahren in Weimar, berichtet beispielsweise, daß Schiller vom „Mangel an Öffnung" geplagt worden sei und Stunden vergeblich auf dem Throne verbracht habe [15]. In seinem „Kartoffellied" preist Mathias Claudius die Leichtverdaulichkeit der Kartoffel als Kost der einfachen Leute und ihre verdauungsfördernden Eigenschaften in Anspielung auf die in der Oberschicht weit verbreitete Obstipation [6]. In Heinrich Heines Reisebildern schließlich, „Die Bäder von Lucca," geht dem Marchese Gumpelino die Aussicht auf eine heiße Liebesnacht in die Hose, weil er vorzeitig ein Glas Glaubersalz geleert hat [2]. „Statt eines Kelchs mit Nektar ein Glas mit Glaubersalz zu genießen, das ist bitter! Statt des Thrones der Liebe harrt Ihrer jetzt der Stuhl der Nacht!" tröstet ihn der Autor.

Die weite Verbreitung und die Häufigkeit von Abführmitteln erklärt sich teilweise dadurch, daß dem Darminhalt eine unreine und schädliche Wirkung zugesprochen wurde, deren man sich mit dem Abführen entledigte. Diese Vorstellung wird in dem Wort purgieren deutlich, das sich aus dem lateinischen purgare ableitet und das die doppelte Bedeutung von reinigen, säubern und abführen, laxieren besitzt [11]. Aber auch in der Medizin von Naturvölkern in Afrika und Amerika, die nicht unter dem Einfluß westlicher Glaubensvorstellungen standen, spielten Laxanzien und Klistiere eine zentrale Rolle (Abb. 12.3) [32]. Es ist nicht vorstellbar, daß in verschiedenen Kulturen und zu allen Zeiten das Abführen so weit verbreitet gewesen wäre, wenn es nicht auch einem tatsächlichen körperlichen Bedürfnis entsprochen hätte.

Denis Burkitt hat 1971 und 1972 zwei Artikel publiziert, in denen das Auftreten gastrointestinaler Erkrankungen mit den Stuhlgewichten verschiedener Populationen in Europa und Afrika korreliert wurde [4, 5]. Aus der Beziehung zwischen hohem Stuhlgewicht und niedriger Inzidenz von Kolonkarzinom, Appendizitis, Divertikulose, und Colitis ulcerosa wurde eine allgemein protektive Wirkung faserreicher Kost für diese Krankheiten gefolgert. Beide Arbeiten spekulierten über die Prävention und Therapie der Obstipation durch ballastreiche Ernährung. Diesen Artikeln ist ein ungeheurer Erfolg beschieden gewesen. Sie gehören zu

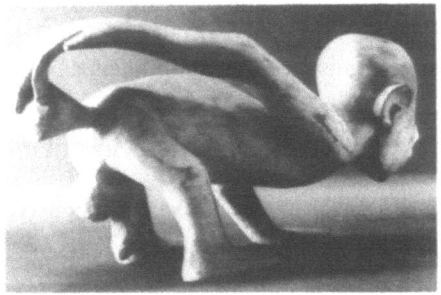

Abb. 12.3. Statuette aus Kamerun, die sich ein Klistier verabreicht. Musée de l'homme, Paris. (Nach Lyons 1980 [17])

den meistzitierten Arbeiten der medizinischen Literatur, obwohl sie mehrere offensichtliche Mängel aufweisen. Die Untersuchung verschiedener Populationen erfolgte retrospektiv. Die Auswahl erscheint willkürlich und zufällig. Es lag kein vorher festgelegtes, einheitliches Protokoll vor. Die untersuchten Populationen und die angewandten Methoden wurden nur kursorisch beschrieben. Die diagnostische Schärfe und der medizinische Standard zwischen England und Afrika variierten enorm. Der Begriff der Nahrungsfaser wurde weder chemisch noch physikalisch eindeutig definiert. Neben dem Fasergehalt der Nahrung kann man mit Leichtigkeit noch hundert weitere Aspekte auflisten, in denen sich Afrika und Europa unterscheiden. Stuhlgewichte und intestinale Transitzeiten wurden bei gesunden Probanden gemessen, von denen ein Großteil Kinder und Studenten waren. Die Messungen repräsentierten nicht das Stuhlverhalten von Patienten mit den angesprochenen Krankheiten. Dieses Argument ist besonders im Hinblick auf die Obstipation von entscheidender Bedeutung. Aus dem Umstand, daß faserreiche Ernährung das Stuhlgewicht gesunder Personen erhöht, folgt nicht das gleiche für den obstipierten Patienten. Ebenso bleibt unbewiesen, daß hohe Stuhlgewichte in der Jugend das Auftreten einer Obstipation im Alter verhüten.

Die gedankliche Verknüpfung von Ernährungs- und Stuhlgewohnheiten ist naheliegend. Schon lange vor Burkitt wurde allgemein vermutet, daß ballastreiche Kost regelmäßigem Stuhlgang förderlich sei [3]. Der Erfolg von Burkitts Artikel beruhte teilweise darauf, daß er dieser weit verbreiteten Vorstellung eine scheinbar wissenschaftliche Begründung verlieh. Die Rückführung vieler „Zivilisationskrankheiten" auf einen Ernährungsfehler entsprach dem allgemeinen Bedürfnis nach leicht verständlichen Erklärungen. Ein weiterer Grund für den Erfolg war die Aussicht, mit einfachsten Mitteln gleich mehrere Krankheiten behandeln zu können. Burkitts Hypothese, daß die Obstipation in Europa erst im 20. Jhd parallel mit der Einführung raffinierter Kohlenhydrate und ballastarmer Ernährung auftritt, ist aufgrund historischer Daten nicht haltbar. In mehreren Studien war der Erfolg faserreicher Kost bei der Behandlung der chronischen Obstipation eher bescheiden [19].

12.4 Epidemiologische Schwankungen der Obstipation

12.4.1 Inzidenz und Prävalenz und deren zeitlicher Verlauf

1968 betrug die Prävalenz der Obstipation in der amerikanischen Bevölkerung 2,4% [22], in der letzten Umfrage von 1986 betrug sie 1,9% [24].

Pro 1000 Einwohner fanden 1986 in den Vereinigten Staaten 12 Arztbesuche statt, bei denen eine Obstipation diagnostiziert wurde [37]. Zwischen 1958 und 1986 ist in den Vereinigten Staaten die Häufigkeit der Arztbesuche wegen Obstipation in allen Altersgruppen (außer bei Kindern unter 10 Jahre) um 11% abgefallen. Der Abfall wird besonders bei den Erstkonsultationen deutlich, deren Häufigkeit von 5 auf 3 Arztbesuche pro 1000 Gesamtbevölkerung abgefallen ist [37].
Die Erhebung unter englischen Allgemeinärzten in den Jahren 1955 bis 1981 gibt die Möglichkeit, diese amerikanischen Daten mit europäischen Statistiken zu vergleichen. Bezogen auf 1000 Kassenpatienten, wurde 1980–1981 in England bei 13 Konsultationen jährlich die Diagnose einer Obstipation gestellt. Bei 8 von 1000 Kassenpatienten wurde eine solche Diagnose erstmals gestellt. Die Daten aus England und den Vereinigten Staaten hinsichtlich der Arztbesuche stimmen erstaunlich gut überein. Die Prävalenz der Obstipation unter englischen Kassenpatienten ist zwischen der ersten und letzten Umfrage geringfügig von 0,8% auf 0,9% angestiegen [16, 30].

12.4.2 Verteilung nach Alter, Rasse und Geschlecht

Ein kleinerer Gipfel der Inzidenz (und der Prävalenz) der Obstipation findet sich bei Kindern der Altersgruppe unter 5 Jahre und abfallend in der Altersgruppe 5–10 Jahre [30, 37]. In den folgenden Altersgruppen ist die altersspezifische Inzidenz nur halb so groß wie bei Kindern unter 10. Sie bleibt weitgehend konstant, bevor sie nach dem 65. Lebensjahr erneut ansteigt. Alle Statistiken zeigen eine exponentielle Zunahme der Obstipation in den höheren Altersgruppen. Der kleinere erste Gipfel bei Kindern wird manchmal dadurch maskiert, daß die Inzidenz bei Kindern nicht separat analysiert wird und alle Altersgruppen unter 25 oder 45 Jahren zusammengefaßt werden [24]. Die kindliche Obstipation ist ein relativ häufiges Problem in der pädiatrischen Praxis [34]. Nur in einer Minderzahl liegt tatsächlich ein organischer Defekt vor, wie beispielsweise die Hirschsprung'sche Krankheit. In der Mehrzahl der Fälle handelt es sich um ein passageres Problem, das durch Toilettentraining, ballastreiche Kost, Einläufe und Laxanzien innerhalb von 6 Monaten behoben werden kann. Der Abfall der Inzidenz und Prävalenz nach dem 10. Lebensjahr bestätigt diese klinische Erfahrung. Es handelt sich wahrscheinlich bei der passageren Obstipation im Kindesalter und der chronischen Obstipation im Erwachsenenalter um ätiologisch und pathophysiologisch unterschiedliche Erkrankungen.

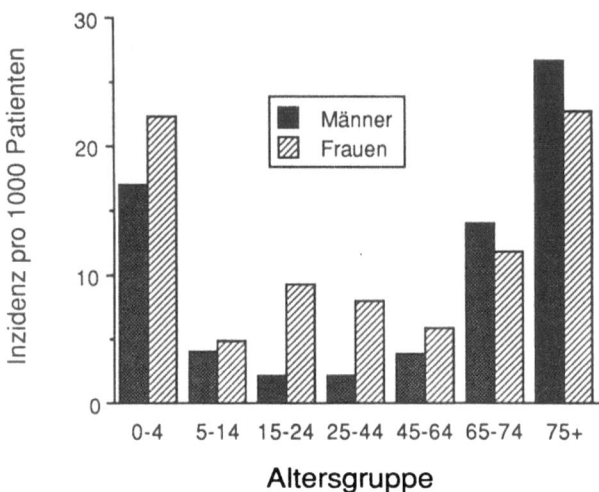

Abb. 12.4. Alters- und Geschlechtsverteilung der Inzidenz der Obstipation. Die Inzidenzraten beziehen sich auf die Gesamtzahl aller in den Allgemeinpraxen registrierten Patienten, nach Alter und Geschlecht aufgegliedert. Daten der dritten Umfrage von 1980–1981. (Nach Royal College of General Practitioners 1986 [30])

Abbildung 12.4 zeigt die altersspezifischen Inzidenzraten aus der letzten Erhebung 1980–1981 unter Allgemeinpraktikern in England. Der Anstieg nach dem 65. Lebensjahr findet sich bei Männern und Frauen gleichermaßen. Insgesamt lag in dieser Umfrage die Inzidenzrate bei Frauen 1,6fach höher als bei Männern [30]. Die IMS-Umfrage unter amerikanischen Ärzten ergab eine 1,8fach höhere Besuchsrate von Frauen als von Männern [37]. Die Umfrage unter der amerikanischen Bevölkerung im Rahmen des National Health Interview Survey aus dem Jahr 1986 zeigt sogar eine dreifach höhere weibliche als männliche Prävalenz der Obstipation. In Abb. 12.5 ist die alters- und geschlechtsspezifische Verteilung der Prävalenz in den Vereinigten Staaten dargestellt. In der gleichen Umfrage fand sich auch eine 1,4fach höhere Prävalenz in der schwarzen Bevölkerung verglichen mit der weißen. Beide Rassen wiesen einen ähnlichen altersspezifischen Verlauf auf mit seinem charakteristischen steilen Anstieg nach dem 65. Lebensjahr [36].

Die Daten aus den englischen und amerikanischen Erhebungen bestätigen und ergänzen die Erfahrungen, die im Rahmen klinischer Studien gewonnen wurden. Alle bisherigen Studien haben eine höhere Prävalenz der Obstipation bei Frauen als bei Männern und einen altersspezifischen Anstieg erbracht [7, 9, 18, 26, 31, 38]. Frauen haben pro Woche seltener

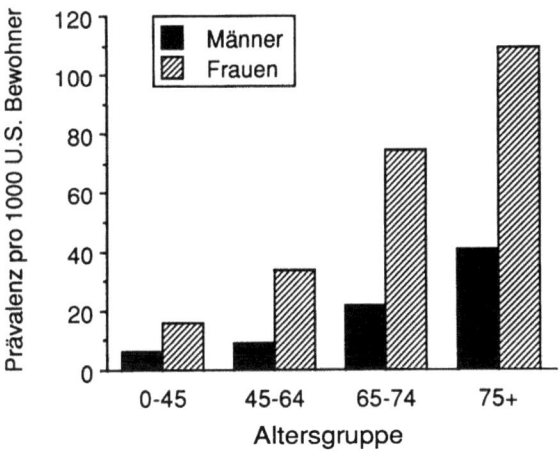

Abb. 12.5. Alters- und Geschlechtsverteilung der Obstipation in den Vereinigten Staaten entsprechend der Erhebung von 1986 [24]. Die Prävalenz bezieht sich auf jeweils 1000 männliche oder weibliche U.S. Bewohner derselben Altersgruppe wie die Personen mit Obstipation

Stuhlgang als Männer [7, 31]. In einer Untersuchung zum Einfluß des Alters auf die Darmfunktion fanden Connell und Mitarbeiter zunehmend weniger Personen, die mit steigendem Alter noch regelmäßig einen Stuhlgang pro Tag aufwiesen [7]. Sandler und Drossman haben in einer gesunden Population bei Weißen eine höhere Stuhlfrequenz als bei Schwarzen beobachtet [31].

12.4.3 Verteilung nach sozialer Klasse, Einkommen und Ausbildung

Bei den englischen Volkszählungen wird die Bevölkerung entsprechend ihrem Beruf in 5 soziale Klassen eingeteilt. Diese Einteilung wird vom Statistischen Amt seit über hundert Jahren praktiziert. Sie hat sich in England mit seinen starken sozialen Schichtungen als äußerst präzise und hilfreich erwiesen. Abbildung 12.6 zeigt die Prävalenz der Obstipation in der Allgemeinpraxis entsprechend dem Geschlecht und der sozialen Klasse aufgetragen. Die Prävalenz der Obstipation ist bei den höheren sozialen Klassen signifikant niedriger als bei den unteren sozialen Klassen. Das gleiche Muster findet sich auch bei Frauen. Das läßt darauf schließen, daß im allgemeinen die Klassenzugehörigkeit eine größere

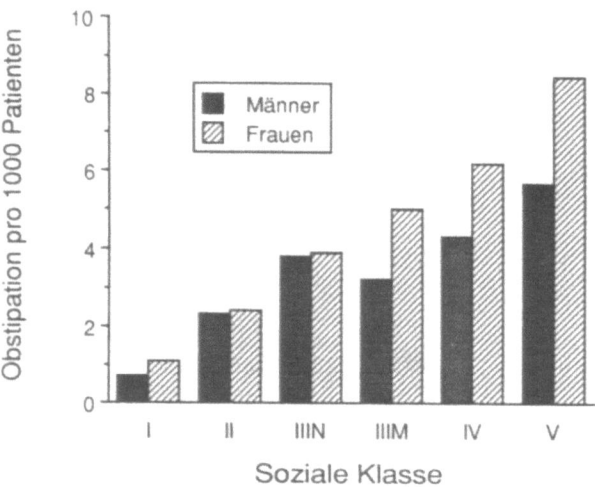

Abb. 12.6. Prävalenz der Obstipation, nach sozialer Klasse aufgetragen. I entspricht der sozialen Klasse von Akademikern, V der Klasse ungelernter Arbeiter. In Klasse III der Fachkräfte wird noch zwischen manuel (IIIM) und nicht manuel (IIIN) tätigen Berufen unterschieden. Verheiratete Frauen werden entsprechend dem Beruf des Ehemanns eingeteilt. (Nach Royal College of General Practitioners 1986 [29])

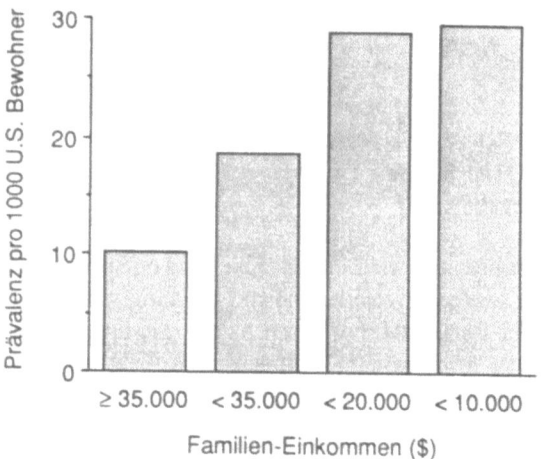

Abb. 12.7. Prävalenz der Obstipation in den Vereinigten Staaten 1986, entsprechend dem Familieneinkommen aufgetragen. (Nach National Center for Health Statistics 1987 [24])

Rolle spielt als der Beruf. Möglicherweise übt jedoch körperliche Tätigkeit im Hinblick auf die Obstipation eine günstige Wirkung aus. Bei Männern, aber nicht bei Frauen, der sozialen Klasse IIIM ist die Prävalenz der Obstipation niedriger als in der Klasse IIIN (Abb. 12.6).
Die Daten des National Health Interview Survey bestätigen dieses epidemiologische Muster auch für die amerikanische Bevölkerung. Die Obstipation tritt häufiger bei Personen aus Familien mit niedrigem als mit hohem Einkommen auf (Abb. 12.7). Die Prävalenz der Erkrankung zeigt auch eine ähnliche Beziehung zur Länge der schulischen Ausbildung [23]. Zwischen der Gruppe mit der kürzesten und längsten Ausbildungsdauer von weniger als 12 und mehr als 16 Jahre fällt die Prävalenz der Obstipation von 2,6% auf 1,1% ab. Die verschiedenen Erhebungen der Jahre 1968 bis 1986 haben diese Verteilungen mehrfach bestätigt.

12.4.4 Geographische Verteilung

Wir besitzen kaum Daten über die geographische Verteilung der Obstipation. Das angeblich seltene Auftreten bei Naturvölkern beruht mehr auf Hörensagen und Rousseau'schen Wunschvorstellungen denn auf epidemiologischen Untersuchungen. Die Häufigkeit von Arztbesuchen mit der Diagnose einer Obstipation liegt in den Vereinigten Staaten und England in der gleichen Größenordnung. Innerhalb der Vereinigten Staaten ist die Prävalenz in den Südstaaten mit 2,1% signifikant höher als an der Ostküste mit 1,1% [24]. Diese geographische Verteilung fand sich in allen Erhebungen zwischen 1968 und 1986 [36]. Moderne, urbane Lebensführung, charakterisiert durch Wettbewerb, Schnelligkeit, Technik und artifizielle Ernährung, findet sich am ehesten an der Ostküste. Der Süden der Vereinigten Staaten ist eher ländlich und zurückhaltend in der Einführung neuer Errungenschaften. Eine typische Zivilisationskrankheit würde man daher eher an der Ostküste als im Süden erwarten.
Ein ähnlich erstaunliches Ergebnis zeigt sich bei der Verteilung der Obstipation zwischen ländlichen und städtischen Wohnbezirken. Im Jahr 1986 war die Prävalenz der Obstipation in ländlichen Bezirken 2,5% verglichen mit 1,8% in städtischer Umgebung [24]. Wiederum würde man von einer typischen Zivilisationskrankheit erwarten, daß sie sich stärker in einer städtischen als in einer ländlichen Bevölkerung manifestiert.

12.5 Sozioökonomische Bedeutung

Die sozioökonomische Bedeutung einer Erkrankung ergibt sich aus der Anzahl der Personen in der Bevölkerung, die von ihr befallen werden, und aus ihren Auswirkungen auf die Gesundheit der befallenen Personen. Tabelle 12.1 vergleicht Prävalenz, reduzierte Arbeitsfähigkeit, Bettlägerigkeit, Krankenhausaufenthalt und Mortalität bei vier gastroenterologischen Erkrankungen im Jahre 1975. Seitdem ist die Ulkuskrankheit deutlich zurückgegangen, während die Obstipation nur geringfügig abgenommen hat [35–37]. 1986 stellte die Obstipation das häufigste gastroenterologische Beschwerdebild dar [24]. Bei diesem Vergleich sollte noch berücksichtigt werden, daß sich in der Diagnosegruppe „spastisches Colon" bzw. "Colon irritabile" wahrscheinlich weitere Fälle von Obstipation verbergen. Trotz dieser Häufigkeit fallen weitaus mehr Tage reduzierter Arbeitsfähigkeit und Bettlägerigkeit durch peptische Geschwüre und Gallenwegserkrankungen an. Verglichen mit diesen beiden Erkrankungen erfolgen nur sehr wenige Krankenhauseinweisungen wegen einer Obstipation. Werden zusätzlich die Fälle berücksichtigt, bei denen die Obstipation als Nebendiagnose aufgelistet wurde, steigt die Zahl der Krankenhausfälle auf das Vierfache an. Dieser Wert liegt aber immer noch deutlich niedriger als bei anderen gastroenterologischen Er-

Tabelle 12.1. Sozioökonomische Bedeutung häufiger gastrointestinaler Erkrankungen in den Vereinigten Staaten 1975

ICD-Code	Obstipation 564.0	Colon irritabile 564.1	Peptisches Geschwür 531-4	Gallenwegserkrankungen 574-6
Prävalenz[a]	18,2	4,2	18,9	7,8
Tage mit reduzierter Arbeitsfähigkeit[a]	65,5	40,7	340,2	156,0
Tage mit Bettlägerigkeit[a]	16,4	8,8	111,5	60,8
Krankenhausfälle[b]	12,9	41,6	182,0	294,9
Krankenhaustage[b]	63,0	229,5	1600,8	2924,1
Mortalität[b]	0,0	0,0	3,5	2,0

[a] Zahlenangaben pro Jahr und 1000 Gesamtbevölkerung.
[b] Zahlenangaben pro Jahr und 100000 Gesamtbevölkerung. Im Jahr 1975 betrug die U.S. Gesamtbevölkerung 213032000. Krankenhausfälle und -tage beziehen sich auf Hauptdiagnosen im Jahr 1977 [21]. (Daten zur Mortalität aus National Center for Health Statistics [20], alle anderen Daten aus National Center for Health Statistics [23].)

krankungen. Neben der niedrigen Mortalität mögen das die Gründe dafür gewesen sein, warum von ärztlicher Seite diese Erkrankung lange Zeit vernachlässigt wurde und ihr ein pathologisches Substrat sogar abgesprochen wurde.
Im Mittel erscheint in den Vereinigten Staaten die Obstipation, das heißt der ICD-Code 564.0, auf 20 Todesbescheinigungen pro Jahr als Haupttodesursache [36]. Es ist im einzelnen nicht zu prüfen, ob es sich dabei um Fehldiagnosen gehandelt hat oder in diesen Fällen die Obstipation tatsächlich die primäre Todesursache gewesen ist. Bei weiteren 900 Patienten werden Invagination (560.0), Volvulus (560.2), Obturation durch Darminhalt oder Gallensteine (560.3), Colon irritabile (564.1) oder Megacolon (564.7) als Todesursachen angegeben [36]. Selbst wenn man alle diese verwandten Diagnosen zusammenfaßt, ergibt sich eine Mortalitätsrate von weniger als 4 Tote pro eine Million Einwohner pro Jahr. Gerade weil die Obstipation eine chronische, aber im Hinblick auf die Mortalität harmlose Erkrankung darstellt, existiert wahrscheinlich eine hohe Dunkelziffer von Patienten, die nie in ärztlicher Behandlung waren und ihre Medikation rezeptfrei beziehen. Über alle Subspezialitäten gemittelt, finden in den Vereinigten Staaten 12 ärztliche Konsultationen pro Jahr und 1000 Einwohner wegen einer Obstipation statt. Dabei werden 31% der Fälle von Allgemein- und Familienärzten gesehen. Als nächstgrößere Gruppen folgen die Internisten mit 20% und die Pädiater mit 15%. Nur 4% der Fälle werden von einem Gastroenterologen diagnostiziert. Bei 85% der Konsultationen wird eine medikamentöse Therapie verordnet, in der überwiegenden Zahl der Fälle ein Abführmittel [37].
Aus diesen Zahlen ergibt sich, daß in den Vereinigten Staaten mit einer Bevölkerung von 236 Mio. jährlich 2,4-mio-mal Laxanzien und verwandte Medikamente ärztlicherseits wegen einer Obstipation verordnet wurden. Die Selbstmedikation dürfte mindestens nochmals die gleiche Menge ausmachen. Nach einer Schätzung aus dem Jahr 1965 wurden in den Vereinigten Staaten 177 Millionen Dollar für Laxanzien ausgegeben, das entsprach 0,91 Dollar pro U.S. Bürger oder 3,62 DM zum damaligen Zeitpunkt [8]. Nach einer ähnlichen Schätzung aus der Bundesrepublik wurden 1983 von den Apotheken 32 Mio. Packungen von Abführmittel im Gesamtwert von 220 Mio. DM umgesetzt, entsprechend einer halben Packung oder 3,58 DM pro Bundesbürger [1].

12.6 Schlußfolgerung hinsichtlich Ätiologie und Pathogenese

Die Epidemiologie der Obstipation läßt sich wie folgt zusammenfassen. Die Erkrankung befällt Frauen zweifach häufiger als Männer, Schwarze 1,4fach häufiger als Weiße. Beide Geschlechter und Rassen zeigen einen exponentiellen Anstieg nach dem 65. Lebensjahr. Dies könnte darauf hinweisen, daß geschlechtsspezifische Unterschiede in der Physiologie und altersbedingter Abbau der Darmfunktion oder seiner nervalen Versorgung eine wichtige Rolle spielen. Die höhere Prävalenz bei Schwarzen könnte Ausdruck einer genetischen Disposition sein oder durch andere soziale Faktoren, wie Einkommen, soziale Klasse und Beruf verursacht sein. Niedriges Familieneinkommen, kurze Schulbildung, und untere soziale Klassen sind alle mit einem erhöhten Risiko für Obstipation verbunden. Möglicherweise verbirgt sich hinter diesen Assoziationen eine verstärkte Exposition gegenüber einem unbekannten Risikofaktor.
Die Obstipation präsentiert sich nicht als typische Zvilisationskrankheit. Sie ist in urbaner verglichen zu ländlicher Umgebung eher selten. Es gibt keinen Hinweis für eine Zunahme der Obstipation in neuerer Zeit. Der zeitliche Verlauf spricht im Gegenteil sogar für eine leichte Abnahme. Falls der Zivilisation überhaupt eine Rolle bei der Entstehung der Obstipation zukommt, so eher eine protektive. Dieses Ergebnis ist im Hinblick auf die Fasertheorie erstaunlich. Drei Erklärungen sind denkbar. 1) Die Bedeutung der faserreichen Ernährung für die Obstipation ist überschätzt worden. Faser- oder ballastarme Kost spielen als Risikofaktoren der Obstipation eine untergeordnete Rolle. 2) Moderne Lebensweise und die günstige Wirkung damit assoziierter Faktoren kompensieren den Mangel neuzeitlicher, ballastarmer Ernährung. 3) Zivilisation und moderne Lebensweise haben zu einer verminderten Exposition an einen oder mehrere schädliche Umweltfaktoren geführt, welche die Entstehung der Obstipation bisher gefördert haben.
Die Obstipation ist ein chronisches und ubiquitäres medizinisches Problem, das die Menschheit seit langem begleitet. Aufgrund ihrer Häufigkeit verursacht die Obstipation relativ hohe Gesundheitsausgaben. Die große Anzahl befallener Personen und die anfallenden Kosten geben dieser Krankheit eine Bedeutung, die sie ins Zentrum gastroenterologischer Forschung und ärztlichen Bemühens rücken sollte.

Literatur

1. Anonymus (1986) Das Geschäft mit der Ungeduld. Test, Heft 7:672–679
2. Breitl R, Breitl K (1983) Wörterbuch der deutschen Volkskunde, begründet von Erich OA, Breitl R, 3. Aufl. Alfred Körner, Stuttgart, S 854
3. Brockhaus Konversationslexikon (1903) 14. Aufl, Bd 15. Brockhaus, Leipzig, S 455
4. Burkitt DP (1971) Epidemiology of cancer of the colon and rectum. Cancer 28:3–13
5. Burkitt DP, Walker ARP, Painter NS (1972) Effect of dietary fibre on stools and transit-times, and its role in the causation of disease. Lancet II:1408–1412
6. Claudius M (1953) Es gibt was Besseres in der Welt. In: Schultz HJ (Hrsg) Ausgewählte Werke. Bertelsmann, Gütersloh, S 31
7. Connell AM, Hilton C, Irvine G, Lennard-Jones JE, Misiewicz JJ (1965) Variation of bowel habit in two population samples. Br Med J 2:1095–1099
8. Darlington RC (1966) O-T-C laxatives. J Am Pharm Assoc 6:470–502
9. Drossman DA, Sandler RS, McKee DC, Lovitz AJ (1982) Bowel patterns among subjects not seeking health care. Use of a questionnaire to identify a population with bowel dysfunction. Gastroenterology 83:529–534
10. Freytag G (1900) Bilder aus der deutschen Vergangenheit, 4 Bd. Aus neuer Zeit. Hirzel, Leipzig, S 137
11. Grimm J, Grimm W (1889) Deutsches Wörterbuch, 7. Bd, VonLexer M (Hrsg) Hirzel, Leipzig, S 2253
12. Heine H (1964) Die Bäder von Lucca. In: Kaufmann H (Hrsg) Heinrich Heine sämtliche Werke, Bd V. Kindler Taschenbücher, München, S 281–287
13. Hippokrates (1962) Schriften. Diller H (Hrsg) Rowohlt Taschenbuch Verlag, Reinbeck bei Hamburg, S 159–163 (Aphorismen 2, 22–24)
14. Lahnstein P (1979) Report einer „guten alten Zeit" – Zeugnisse und Berichte 1750–1805, 2. Aufl. Deutscher Taschenbuch Verlag, München, S 31–32
15. Lahnstein P (1984) Schillers Leben. Fischer Taschenbuch Verlag, Frankfurt/Main, S 456
16. Logan WPD, Cushion AA (1958) Morbidity statistics from general practice, vol I (general) Studies on medical and population subjects, No 14. Her Majesty's Stationery Office, London
17. Lyons AS, Petrucelli II RJ (1980) Die Geschichte der Medizin im Spiegel der Kunst. DuMont, Köln
18. Milne JS, Williamson J (1972) Bowel habit in older people. Gerontol Clin 14:56–60
19. Müller-Lissner S (1987) Chronische Obstipation. Dtsch Med Wochenschr 112:1223–1229
20. National Center for Health Statistics (1979) Vital statistics of the United States 1975, vol II, Mortality Part A. U.S. Government Printing Office, Washington, D.C.
21. National Center for Health Statistics, Haupt BJ (1979) Detailed diagnoses and surgical procedures for patients discharged from short-stay hospitals, United States, 1977. DHEW Pub. No (PHS) 79-1274-1. Public Health Service. U.S. Government Printing Office, Washington, D.C.
22. National Center for Health Statistics, Wilson RW (1973) Prevalence of selected chronic digestive conditions, United States, July–December 1968. Vital and Health Statistics. Series 10, No 83. DHEW Pub. No (HRA) 74-1510. Public Health Service. U.S. Government Print Office, Washington. D.C.

23. National Center for Health Statistics, Drury TF, Howie LJ (1979) Prevalence of selected chronic digestive conditions, United States, 1975. Vital and Health Statistics. Series 10, No 123. DHEW Pub. No (PHS) 79-1558. Public Health Service. U.S. Government Printing Office, Washington, D.C.
24. National Center for Health Statistics (1987) Current estimates from the National Health Interview Survey: United States, 1986. Vital and Health Statistics. Series 10, No 164. DHHS Pub. No (PHS) 86-1588. Public Health Service. U.S. Government Printing Office, Washington, D.C.
25. Peters H (1900) Der Arzt und die Heilkunst in alten Zeiten. Diederichs, Düsseldorf, S 38–40 (Fotomechanischer Nachdruck der Erstausgabe, 5. Aufl (1976) Gondrom Verlag, Bayreuth)
26. Rendtorff RC, Kashgarian M (1967) Stool patterns of healthy adult males. Dis Colon Rectum 10:222–228
27. Royal College of General Practitioners, Office of Population Censuses and Surveys, Department of Health and Social Security (1975) Morbidity statistics from general practice 1970-1. Second national study. Studies on medical and population subjects, No 26. Her Majesty's Stationery Office, London
28. Royal College of General Practitioners, Office of Population Censuses and Surveys, Department of Health and Social Security (1979) Morbidity statistics from general practice 1971-2. Second national study. Studies on medical and population subjects, No 36. Her Majesty's Stationery Office, London
29. Royal College of General Practitioners, Office of Population Censuses and Surveys, Department of Health and Social Security (1982) Morbidity statistics from general practice 1971-2. Socio-economic analyses. Studies on medical and population subjects, No 46. Her Majesty's Stationery Office, London
30. Royal College of General Practitioners, Office of Population Censuses and Surveys, Department of Health and Social Security (1986) Morbidity Statistics from general practice 1981–1982. Third national study. Series MB5 No 1. Her Majesty's Stationery Office, London
31. Sandler RS, Drossman DA (1987) Bowel habits in young adults not seeking health care. Dig Dis Sci 32:841–845
32. Schadewaldt H (1968) Der Medizinmann bei den Naturvölkern. Fink, Stuttgart, S 95–96
33. Sigerist HE (1963) Anfänge der Medizin. Von der primitiven und archaischen Medizin bis zum Goldenen Zeitalter in Griechenland. Europa, Zürich, S 227–228
34. Silverman A, Roy CC (1983) Pediatric clinical gastroenterology, 3rd edn, St Louis, pp 391–399
35. Sonnenberg A (1987) Changes in physician visits for gastric and duodenal ulcer in the United States during 1958–1984 as shown by National Disease and Therapeutic Index (NDTI) Dig Dis Sci 32:1–7
36. Sonnenberg A, Koch TK (1989) Epidemiology of constipation in the United States. Dis Colon Rectum 32:1–8
37. Sonnenberg A, Koch TK (1989) Physician visits in the United States for constipation: 1958 to 1986. Dig Dis Sci 34:606–611
38. Thompson WG, Heaton KW (1980) Functional bowel disorders in apparently healthy people. Gastroenterology 79:283–288
39. Valette S (1980) Die Pharmakologie im alten Ägypten. In: Sournia J-C, Pulet J, Martiny M (Hrsg) Illustrierte Geschichte der Medizin, Bd 2. Andreas & Andreas, Salzburg, S 479–495

13 Epidemiologie der analen Inkontinenz *

A. SONNENBERG

13.1 Einleitung und Definition

Mehr noch als bei der Epidemiologie der Obstipation ist das Studium der Epidemiologie analer Inkontinenz dadurch erschwert, daß es sich hierbei eher um ein heterogenes Symptom als um ein klar definiertes Krankheitsbild handelt. In der neunten Revision der Internationalen Klassifikation der Krankheiten (ICD) taucht die anale Inkontinenz organischer Ursache als Code-Nummer 787.6 auf [14]. Sie wird dort im Sammeltopf derjenigen Symptome des Gastrointestinaltraktes aufgeführt (ICD-Code 787), die sich nirgendwo anders haben einordnen lassen. Die Enkopresis, das ist die Verunreinigung mit Stuhl bei Kindern aufgrund nicht organischer Ursache, hat in der Liste den separaten ICD-Code 307.7 erhalten. In der Umfrage des amerikanischen Nationalen Amtes für Gesundheitsstatistik (NCHS) unter Pflegeheimen und Krankenhäusern für chronisch Kranke wurde die anale Inkontinenz als Schwierigkeit definiert, die Darmentleerung zu kontrollieren [9, 10]. In der Umfrage von T. Thomas und Mitarbeiter galt anale Inkontinenz als unwillkürliche Entleerung oder Passage von Stuhl zu unangebrachter Zeit oder an unangebrachtem Ort zweimal oder öfter pro Monat [12].

13.2 Koinzidenz mit anderen Erkrankungen

Die anale Inkontinenz taucht als häufiges Symptom anderer Krankheitsbilder auf. Dazu gehören u.a. neurologische Erkrankungen mit Störungen der anorektalen Innervation (s. Kap. 18). Genauere Angaben zu den Prävalenzraten dieser Assoziationen liegen nicht vor.

---

* Unterstützt durch Gesuch Nr. So 172/1-1 der Deutschen Forschungsgemeinschaft.

13.3 Demographische Charakteristika

Die Altersverteilung der analen Inkontinenz zeigt einen zweigipfligen Verlauf mit einem ersten Häufigkeitsgipfel in der Kindheit und einem zweiten kontinuierlichen Anstieg nach dem 65. Lebensjahr. Anhand einer Fragebogenaktion unter 9253 schwedischen 7jährigen und ihren Eltern hat Bellman eine Gesamtprävalenz der Enkopresis von 1,5% gefunden [1]. Die Prävalenzrate betrug bei Jungen 2,3% und bei Mädchen 0,7%. Bereits 15% der Väter und 1,3% der Mütter hatten in ihrer Kindheit ähnliche Probleme, 8,7% der Brüder enkopretischer Jungen waren ebenfalls inkontinent. Die soziale Herkunft hatte keinen Einfluß auf die Prävalenzrate. Verglichen mit gesunden Kontrollen wiesen Kinder mit Enkopresis häufiger psychische Störungen und gestörte Beziehungen zu ihren Eltern auf. Sie wirkten eher ängstlich, selbstunsicher, unterwürfig bei Agression gleichaltriger Genossen und unkontrolliert bezüglich ihrer eigenen Agression. Anläßlich einer Nachuntersuchung zwei Jahre später war die Enkopresis bei 56% der Kinder spontan verschwunden.

Die besten Daten zur Prävalenz der analen Inkontinenz bei Erwachsenen stammen aus einer Umfrage unter 16631 Erwachsenen in England [12]. Entsprechend dieser Studie betrug die Prävalenz bei Männern der Altersgruppe 15–65 Jahre 4,2‰ und bei Frauen der gleichen Altersgrup-

Tabelle 13.1. Häufigkeit der Inkontinenz bei Pflegefällen in den Vereinigten Staaten 1976

Kontinenzfunktion	Fallzahl	Prozent
Kontinenz	551000	49,3
Inkontinenz/Stoma	526800	47,1
Isolierte anale Inkontinenz	26500	2,4
Isolierte Blaseninkontinenz	74500	6,7
Doppelte Inkontinenz	304000	27,2
Darm- oder Blasen-Stoma	121800	10,9
Inkontinenz allein	142000	12,7
Inkontinenz + Immobilität	385600	34,5
Unbekannt	38800	3,5
Gesamt	1117500	100,0

Die Fallzahlen beziehen sich auf die gesamten Vereinigten Staaten mit einer Bevölkerung von 218 Millionen im Jahr 1976. (Nach National Center for Health Statistics [9, 10]).

pe 1,7‰. In der Altersgruppe über 65 Jahre betrug die Prävalenz bei Männern 10,9‰ und bei Frauen 13,3‰. In einer Umfrage unter 759 Studenten und 369 Angestellten der Universität von North Carolina in Chapel Hill gaben 5,3% der Personen an, gelegentlich die Kontrolle über ihre Darmentleerung zu verlieren und ihre Unterwäsche zu beschmutzen [3]. Von diesen Personen mit gelegentlicher Inkontinenz berichteten 23% über ungeformten Stuhl häufiger als ein Viertel der Zeit und/oder mehr als 21 Stuhlentleerungen pro Woche. Weiterhin klagten 37% der inkontinenten Personen über das gelegentliche Auftreten eines starken, plötzlichen Stuhldranges und 7% über eine Obstipation. Eine kleinere Umfrage aus Neuseeland unter 559 Personen, die alle älter als 65 Jahre waren, erbrachte eine Prävalenz von $3,1 \pm 1,1\%$ [2].

Die anale Inkontinenz taucht in den meisten der untersuchten Gesundheitsstatistiken aus Deutschland, England und Amerika nicht auf. 1985 wurde in den Vereinigten Staaten (mit einer Gesamtbevölkerung von 239 Millionen) unter den Entlassungsdiagnosen aus stationärer Behandlung in Akutkrankenhäusern der Code 787.6 bei insgesamt 13 000 Patienten genannt [8]. Davon waren 6 000 männlich und 7 000 weiblich, 3 000 Patienten waren jünger als 15 Jahre und 6 000 waren älter als 65 Jahre.

Die anale Inkontinenz ist ein besonders häufiges Problem bei Pflegefällen und Heimpatienten. Die publizierten Prävalenzraten schwanken zwischen 20 und 50% [4, 6, 7]. Über die verschiedenen Heimtypen und Patientenpopulationen gemittelt, dürfte die tatsächliche Rate bei ungefähr 30% liegen. Die umfangreichsten Daten stammen diesbezüglich aus dem "Nursing Home Survey" von 1976, einer Erhebung des Nationalen Amtes für Gesundheitsstatistik in den Vereinigten Staaten [9, 10]. "Nursing Home" entsprach einem Pflegeheim oder einer Pflegestation für chronisch Kranke. Die Erhebung betraf Diagnose und Gesundheitsstatus bei 74% lebend entlassenen und 26% verstorbenen Patienten (Tabelle 13.1). Bei Pflegefällen war die anale Inkontinenz als isoliertes Problem relativ selten, trat aber häufig zusammen mit einer Blaseninkontinenz auf. Diese Beziehung wurde in allen epidemiologischen Studien gleichermaßen gefunden [6, 12]. Beide Formen der Inkontinenz fanden sich häufiger bei Personen mit als ohne Bewegungseinschränkung (Tabelle 13.1). Pflegebedürftige, die keine Einschränkung ihrer Bewegung oder Kontinenzfunktionen aufwiesen, konnten zu 91% lebend entlassen werden. Diese Fraktion fiel auf 80% der Personen mit einer Form der Einschränkung und sogar auf 50% der Personen, bei denen eine Inkontinenz zusammen mit einer Bewegungseinschränkung vorlag. Es ist aufgrund der Erhebung nicht zu klären, ob diese Beziehungen einen ursächlichen Zusammenhang oder nur eine Häufung von Behinderungen bei besonders schweren Pflegefällen repräsentierten. Ähnlich wie in der Gesamtbevölkerung, zeigte das Vorliegen einer oder beider Formen der Inkontinenz auch bei Pflegefällen eine altersbedingte Zunahme von 34% bei Personen unter 65 Jahren auf 55% bei Personen über 85 Jahren.

13.4 Sozioökonomische Bedeutung

Es liegt keine Studie vor, die sich speziell dem Thema der sozioökonomischen Bedeutung der analen Inkontinenz widmet, und die Angaben hierzu beruhen weitgehend auf Schätzung. Es wurde beispielsweise geschätzt, daß 50% der Einweisungen in Pflegeheime wegen einer Blasen- oder Analinkontinenz erfolgen. Die Inkontinenz insgesamt repräsentiert die zweithäufigste Ursache für Heimeinweisung und rangiert noch vor geistiger Unzulänglichkeit [13]. In den Vereinigten Staaten werden jährlich 400 Mio. Dollar allein für Erwachsenen-Windeln ausgegeben [5]. Dazu kommen noch die unbekannten Kosten durch Verschmutzung der Unterwäsche und Bettbezüge.
Linda Noelker hat den Einfluß der Blasen- und Analinkontinenz bei älteren Personen auf die pflegende, häusliche Umgebung untersucht [11]. Sie hat hierzu Daten bei 559 Personen erhoben, die im Mittel 78 Jahre alt waren und von denen 120 (21%) eine isolierte Blaseninkontinenz und 179 (32%) eine kombinierte Blasen- und Analinkontinenz aufwiesen. Inkontinente ältere Personen wiesen häufiger Auffassungs- und Verhaltensstörungen als kontinente Personen auf. Verglichen mit einer isolierten Blaseninkontinenz, erwies sich in der Pflege die anale Inkontinenz erwartungsgemäß als das größere Problem. Die Pflege inkontinenter Patienten wurde als besonders ermüdend, schwer und unangenehm empfunden und die Pfleger wurden von Zweifeln geplagt, ob sie angemessen für ihre Verwandten sorgten. Stärker als eine isolierte Blaseninkontinenz war die kombinierte Inkontinenz besonders angetan, Familienbeziehungen zu zerrütten sowie Ärger und Ablehnung gegenüber dem älteren Familienmitglied zu induzieren.

13.5 Zusammenfassung

Bei der analen Inkontinenz handelt es sich nicht um ein klar definiertes Krankheitsbild, sondern um ein Symptom, das bei Störungen der anorektalen Innervation auftritt oder als Begleitsymptom mit anderen kolorektalen Erkrankungen, wie Diarrhö und Obstipation, assoziiert ist. Die kindliche Enkopresis korreliert zu psychischen Störungen und ist spontan rückläufig. Ihre weitere Altersverteilung charakterisiert die anale Inkontinenz als ausgesprochenes Altersproblem, das vor allem Pflegefälle und Heimbewohner betrifft, die neben Bewegungseinschränkungen noch weitere Störungen des kognitiven und sozialen Verhaltens aufweisen. Bei der Mehrzahl ist die anale Inkontinenz gleichzeitig von einer Blaseninkontinenz begleitet. Dadurch daß sie zur sozialen Isolation älterer Personen führt, der häuslichen Umgebung eine große pflegerische Belastung aufbürdet und häufig zur Einweisung ins Pflegeheim führt, kommt der analen Inkontinenz eine große sozioökonomische Bedeutung zu. Es ist nicht bekannt, ob außer Verletzungen des Anorektums und altersbedingtem Verschleiß noch weitere exogene Faktoren die Entstehung der analen Inkontinenz besonders fördern. Hier könnte die epidemiologische Forschung den größten Beitrag zur Aufklärung der analen Inkontinenz leisten, indem sie weitere exogene Einflüsse entdecken und beschreiben hilft, welche zum Verlust der nervalen Kontrolle anorektaler Kontinenzfunktion beitragen.

Literatur

1. Bellman M (1966) Studies on encopresis. Acta Paedr Scand 56 [Suppl 170]:1–151
2. Campbell AJ, Reinken J, McCosh L (1985) Incontinence in the elderly: prevalence and prognosis. Age Ageing 14:65–70
3. Drossman DA, Sandler RS, Broom CM, McKee DC (1986) Urgency and fecal soiling in people with bowel dysfunction. Dig Dis Sci 31:1221–1225
4. Isaacs B, Walkley FA (1964) A survey of incontinence in elderly hospital patients. Gerontol Clin 6:367–376
5. Lahr CJ (1988) Evaluation and treatment of incontinence. Practical Gastroenterology 12(4):27–35
6. Mandelstam DA (1984) Faecal incontinence. In: Henry MM, Swash M (eds) Coloproctology and the pelvic floor. Pathophysiology and management. Butterworth, London, pp 217–222
7. McLaren SM, McPherson FM, Sinclair F, Ballinger BR (1981) Prevalence and severity of incontinence among hospitalised, female, psychogenic patients. Health Bull 39:157–163
8. National Center for Health Statistics (1987) Detailed Diagnoses and Surgical Procedures for Patients Discharged from Short-stay Hospitals, United States, 1985. Vital and health statistics series 13, No 90. DHHS Pub No (PHS) 87-1751. Public Health Service. U.S. Government Printing Office, Washington, D.C.

9. National Center for Health Statistics, Van Nostrand JF, Zappolo A, Hing E, Bloom B, Hirsch B, Foley DJ (1979) The national nursing home survey: 1977 Summary for the United States. Vital and health statistics series 13, No 43. DHEW Pub No (PHS) 79-1794. Public Health Service. U.S. Government Printing Office, Washington, D.C.
10. National Center for Health Statistics, Zappolo A (1981) Discharges from nursing homes: 1977 national nursing home survey. Vital and health statistics series 13, No 54. DHHS Pub No (PHS) 81-1715. Public Health Service. U.S. Government Printing Office, Washington, D.C.
11. Noelker LS (1987) Incontinence in elderly cared for by family. Gerontologist 27:194–200
12. Thomas TM, Egan M, Walgrove A, Meade TW (1984) The prevalence of faecal and double incontinence. Community Med 6:216–220
13 Williams FC (1982) Introductory remarks. In: NIH conference on Incontinence in the Elderly. National Institute on Aging, Bethesda, MD
14. World Health Organization (1980) The International Classification of Diseases, 9th revision. Clinical Modification, 2nd edn. DHHS Pub No (PHS) 80-1260. Public Health Service. U.S. Government Printing Office, Washington, D.C.

14 Psychosoziale Faktoren*

P. ENCK

14.1 Einleitung

Daß psychosoziale Faktoren bei der Defäkation – und damit auch bei Defäkationsstörungen – eine Rolle spielen können, erscheint auf den ersten Blick offensichtlich: Dem Kleinkind wird mit Akribie die regelrechte und kontrollierte Darmentleerung zum frühestmöglichen Zeitpunkt anerzogen („Toilettentraining"); spätestens mit Erreichen dieses Ziels jedoch gelten der Defäkationsvorgang und seine Unregelmäßigkeiten als tabu, so daß Patienten mit Stuhlinkontinenz selbst ihrem behandelnden Arzt gegenüber ihre Beschwerden nicht oder nur zögernd berichten [20]. Trotzdem – oder gerade deswegen – wird dem Erwachsenen ständig und nachhaltig die Wichtigkeit einer regelmäßigen, fälschlicherweise „gute Verdauung" genannten Darmentleerung durch die Werbung der Hersteller von Abführmitteln und anderen „Darmregulanzien" suggeriert. Sprachliche Assoziationen (Durchfall = Versagen, z. B. in Prüfungssituationen) reflektieren gelegentlich vermutete Zusammenhänge zwischen psychosozialen Faktoren und Darmfunktionsstörungen aus der Alltagserfahrung. Ob und welche Faktoren demgegenüber die Dickdarmfunktionen tatsächlich beeinflussen, war Forschungsgegenstand der Psychologie, Psychosomatik und Psychophysiologie in den vergangenen 100 Jahren. Im folgenden sollen populäre Konzepte über diesen Zusammenhang zwischen Defäkation/Defäkationsstörungen und psychischen und sozialen Faktoren kritisch diskutiert werden.

14.2 Alter und Geschlecht

Alter und Geschlecht sind wichtige Faktoren für die Funktion des Dickdarms und insbesondere des Anorektums; dies wird nicht nur durch die

---
* Unterstützt mit Mitteln der Deutschen Forschungsgemeinschaft (Er 142/1).

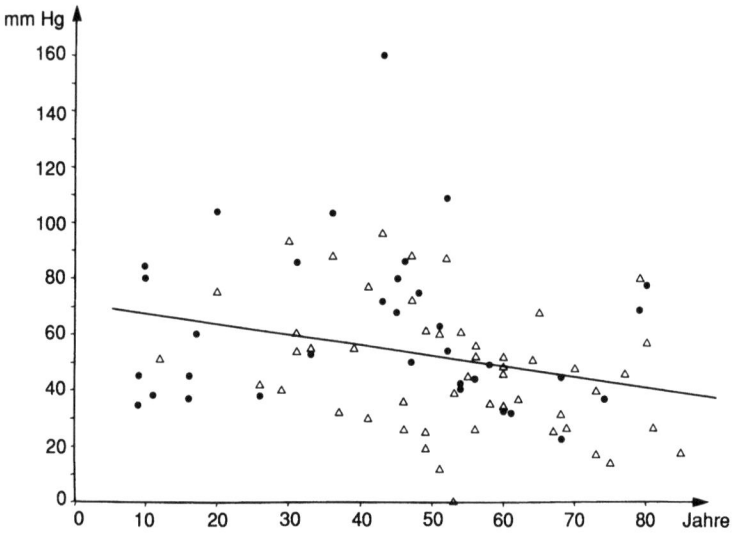

Abb. 14.1. Ruhedruck des inneren Analsphinkters in Abhängigkeit von Alter und Geschlecht (△ Frauen, ● Männer) bei Patienten mit Inkontinenz ($n = 75$). Es besteht eine signifikante negative lineare Korrelation zwischen Alter und Sphinkterdruck. Frauen haben einen signifikant niedrigeren Druck als Männer. (Nach [14])

Zunahme der Inkontinenz im Alter [23] und den überproportionalen Anteil von Frauen bei Patienten mit Defäkationsstörungen [16] deutlich, sondern es konnte auch direkt belegt werden, daß z. B. der anale Ruhedruck abhängig von Alter und Geschlecht sowohl bei Gesunden als auch bei Patienten mit Inkontinenz variiert [2, 14] (Abb. 14.1).

Dies ist in mehrfacher Hinsicht von Bedeutung: zum einen bedeutet dies eine wahrscheinliche Zunahme z. B. von Inkontinenz in den kommenden Jahrzehnten aufgrund des zunehmenden Anteils älterer Bürger an der Gesamtbevölkerung. Zum anderen könnten, wenn die Ursachen der Inkontinenz und Obstipation in Zukunft besser bekannt sein werden, gezielt „Risikogruppen" (z. B. Frauen nach traumatischen Geburten) präventiv im Hinblick auf mögliche Defäkationsstörungen behandelt werden.

Interessanterweise wird insbesondere der höhere Anteil von Frauen an den Patienten mit Defäkationsstörungen zwar immer wieder konstatiert, er ist jedoch selten systematisch untersucht worden. Häufig wurden für diese geschlechtsspezifisch erhöhte Prävalenz bei Defäkationsstörungen besondere psychopathologische Merkmale von Frauen (Hysterie, Hypochondrie) verantwortlich gemacht [9]; Belege dafür fehlen jedoch.

14.3 Persönlichkeit und Defäkationsstörungen

Seit S. Freud 1908 erstmals die „anale Phase" als zwangsläufige und notwendige Entwicklungsstufe frühkindlicher Sozialisation beschrieben hat, haben sich Psychoanalyse und Psychosomatik dem Konzept verschrieben, daß Störungen der frühkindlichen Entwicklung in dieser Phase (1. Lebensjahr) durch fehlgeleitete Eltern-Kind-Beziehungen zur Entwicklung einer Neurose führen können, deren primäres Merkmal das Festhalten des Kindes an Verhaltensweisen dieser frühen Phase ist: der „anale Charakter" [17]. Das in dieser Zeit stattfindende Toilettentraining des Kindes führt zur symbolischen Besetzung des Defäkationsvorgangs (Geben – Zurückhalten) durch das Kind als Ausdruck von Liebesbeziehungen zu den Eltern [4]. Die Fixierung auf diese Verhaltensweise soll dann beim Erwachsenen zu „Eigensinn, Ordnungsliebe und Sparsamkeit, die sich in den Extremfällen zu Intoleranz, Pedanterie und Geiz steigern", führen [17, S. 183], dem psychischen Äquivalent der Obstipation.

Ähnliches gilt für die Stuhlinkontinenz, die zumindest bei Kindern mit einer „frühzeitigen Verletzung des Ichs" [4] und der „Neigung zur Regression auf ein frühkindliches Verhaltensniveau" [1] in Zusammenhang gebracht wird; über die „psychogene Inkontinenz" bei Erwachsenen [3] liegen demgegenüber solche Mutmaßungen nicht vor.

Es gibt für diese Hypothesen bis heute keine Belege: zum einen, weil die meisten der berichteten Fallstudien retrospektiv sind und daher wissenschaftlich nicht überprüft werden können; zum anderen, weil der Zusammenhang zwischen Persönlichkeit und somatischer Störung nach dieser Auffassung erst in einer Psychotherapie mit den Patienten rekonstruiert werden kann, die Voraussetzung für die Therapie aber die Annahme eines solchen Zusammenhangs ist. Aus diesem Grunde fehlen in der psychoanalytischen Literatur auch Berichte, die die Hypothese widerlegen könnten.

Bislang sind alle Versuche fehlgeschlagen, für spezifische Störungen wie etwa für die Obstipation spezifische Persönlichkeitsmerkmale prospektiv zu erheben. Zwar wurden in mehreren Studien für Patienten mit irritablem Darm oder Reizdarmsyndrom psychopathologisch auffällige Persönlichkeitsmerkmale im Vergleich zu Kontrollkollektiven gefunden [10, 19]; jedoch konnte bislang nicht gezeigt werden, daß diese Merkmale krankheitsspezifisch sind.

Vielmehr lassen sich die gefundenen Auffälligkeiten (Depressionen, Ängste, Hypochondrie etc.) in psychometrischen Tests auch bei anderen Krankheitsbildern wiederfinden [10, 13]. Wenn aber die Persönlichkeitsmerkmale nicht spezifisch sind, erhebt sich die Frage, ob sie überhaupt in einem Zusammenhang mit dem Krankheitsgeschehen stehen. Schließlich sind auch bei organisch Gesunden Psychopathologie und Stuhlgangsverhalten in nur geringem Umfang korreliert [15]. Erschwerend kommt hinzu, daß diese psychologischen Untersuchungen bei Patienten mit irritablem Darm zu einer Zeit durchgeführt worden sind, als Diagnostik und Differentialdiagnostik der Funktionsstörungen des Dickdarms weitaus weniger entwickelt waren als heute und sich meistens auf morphologische Untersuchungen beschränkten.

Die Unzulänglichkeit früherer Studien sei an einem eigenen Beispiel demonstriert: Selbst nachdem in den 60er Jahren erstmals der Verdacht geäußert worden war, daß ein Teil der Patienten mit Reizdarm möglicherweise an einem erworbenen Laktasemangel [7] leidet, sind psychologische Untersuchungen bei diesen Patienten ohne vorherigen Ausschluß einer Laktosemalabsorption durchgeführt worden. Vergleicht man nun die Persönlichkeitsmerkmale von Klinikpatienten mit der Diagnose Reizdarm, bei denen eine Laktosemalabsorption ausgeschlossen worden ist, mit denen von Patienten mit einer isolierten Laktosemalabsorption,

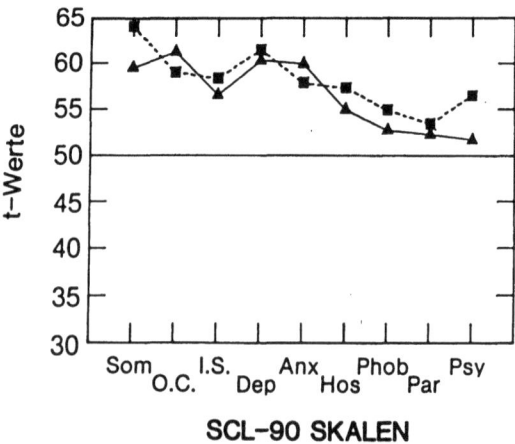

SCL-90 SKALEN

Abb. 14.2. Psychometrisches Testprofil der Hopkins-Symptom-Check-List (SCL-90) bei 19 Patienten mit Reizdarm (■) und 18 Patienten mit Laktosemalabsorption (▲). Der Test ist standardisiert, d.h. die Normwerte für den Test sind normal verteilt um den Bevölkerungsmittelwert t=50 für die einzelnen Skalen Somatisierung (*Som*), Zwangsverhalten (*O.C.*), interpersonelle Sensitivität (*I.S.*), Depression (*Dep*), Angst (*Anx*), Feindseligkeikt (*Hos*), Phobie (*Phob*), Paranoia (*Par*) und Psychose (*Psy*). Signifikant über den Bevölkerungsdurchschnitt erhöht sind die Skalen Somatisierung, Angst und Depression. Zwischen den beiden Patientengruppen besteht statistisch kein Unterschied. (Nach [10])

so zeigt sich, daß die beiden Gruppen nicht unterscheidbar sind, daß sie sich jedoch von Gesunden durch auffällig hohe Werte hinsichtlich Depression, Ängstlichkeit und der Tendenz, auf psychische Konflikte mit Körpersymptomen zu reagieren, unterscheiden [10] (Abb. 14.2). Dies legt zunächst den Schluß nahe, daß diese Persönlichkeitsmerkmale eher die Folge als die Ursache der Symptome sind.

14.4 Streß und Darmfunktionen

Trotz der allgemeinen Verbreitung der Vorstellung, daß Emotionen zu Veränderungen des Stuhls führen können (sog. emotionelle Diarrhö), fehlt es bislang an Belegen für die Hypothese, daß Defäkationsstörungen, insbesondere Inkontinenz im Zusammenhang mit Diarrhö, durch verstärkte psychische oder soziale Belastungen der Patienten ausgelöst werden. Der Terminus „Streßinkontinenz" bezieht sich vielmehr auf das Auftreten von Harn- oder Stuhlinkontinenz unter körperlicher Belastung (Husten, Heben, Bewegung). Zwar gibt es Hinweise für eine „psychogene" Inkontinenz auch bei Erwachsenen [3], jedoch fehlen bislang Untersuchungen über das Ausmaß und die Ursache dieser Form der Inkontinenz im Vergleich zur Inkontinenz organischer Ursache.

Gleiches gilt für die Symptome der Patienten mit irritablem Darm. Zwar haben auch hier retrospektive Untersuchungen [22] eine Vielzahl von belastenden Lebensereignissen gefunden, jedoch sind auch diese krankheitsunspezifisch. Kontrollierte Untersuchungen haben demgegenüber gezeigt, daß z. B. die psychische Belastung vor Krankheitsausbruch bei Patienten mit Reizdarm nicht größer ist als die von Patienten mit Laktosemalabsorption oder gesunden Kontrollpersonen [13]. Insbesondere fehlt dieser Life-event-Forschung der Nachweis, daß solche Belastungen nur bei Patienten auftreten und nicht bei Personen, die nicht erkranken [5].

Human- und tierexperimentelle Forschungen zur Beeinflussung der Dickdarmfunktionen durch experimentelle Stressoren sind ebenfalls den Beweis bislang schuldig geblieben, daß unter „Streß" die Defäkation chronisch verändert werden kann. Zwar läßt sich beim Versuchstier die Passagezeit im Kolon nach Streßexposition extrem beschleunigen und die Ausscheidung von Fäzes erhöhen [12], jedoch sind diese Effekte nur kurzfristig beobachtbar. Ähnlich läßt sich beim Menschen durch Lärm die motorische Aktivität im Kolon verändern [15] und ein dem Reizdarm ähnliches motorisches Muster nach Nahrungsaufnahme erzeugen

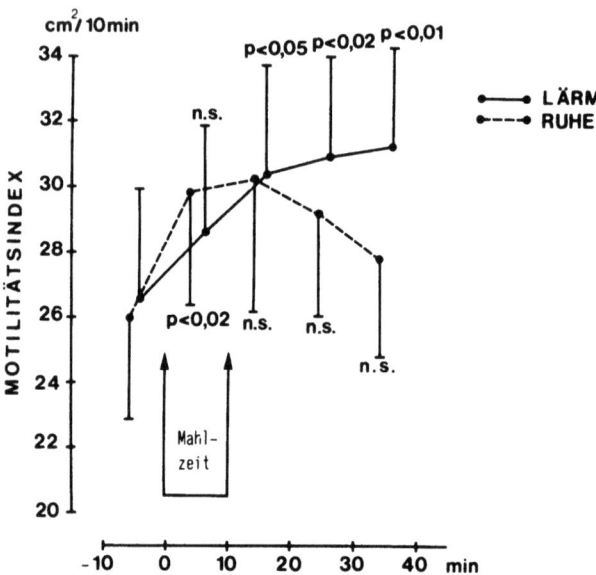

Abb. 14.3. Effekt von Lärmstreß auf die postprandiale Zunahme der motorischen Aktivität im Rektosigmoid im Vergleich zur Kontrollbedingung „Ruhe". (Nach [15])

(Abb. 14.3), jedoch steht der Nachweis noch aus, daß diese Befunde auch für die Symptome der Patienten mit Reizdarm von Bedeutung sind.

14.5 Kann man Krankheit „lernen"?

Nur sehr wenige Patienten mit Defäkationsstörungen suchen wegen ihrer Beschwerden einen Arzt auf [5, 6], und diese Patienten sind in der Regel psychisch auffälliger als diejenigen, die nicht zum Arzt gehen [6, 13, 16]. Aufgrund dieser „Selbstselektion" in klinischen Patientengruppen wurde die Frage aufgeworfen, welche Bedeutung den auffälligen Persönlichkeitsmerkmalen für die Darmfunktionen zukommt. Eine in diesem Zusammenhang diskutierte Hypothese war, daß sich Patienten mit Reizdarmsyndrom von Gesunden dadurch unterscheiden, daß sie an sich normale Körpervorgänge, z. B. Unregelmäßigkeiten bei der Defäkation, anders *bewerten* als Gesunde oder Betroffene, die nicht zum Arzt gehen [19]. Dem widerspricht jedoch, daß sich bei Patienten mit Störungen der Enddarmfunktion in der Regel auch eine Überempfindlichkeit des Darms (z. B. bei experimenteller Stimulierung mit einem Ballon), nicht

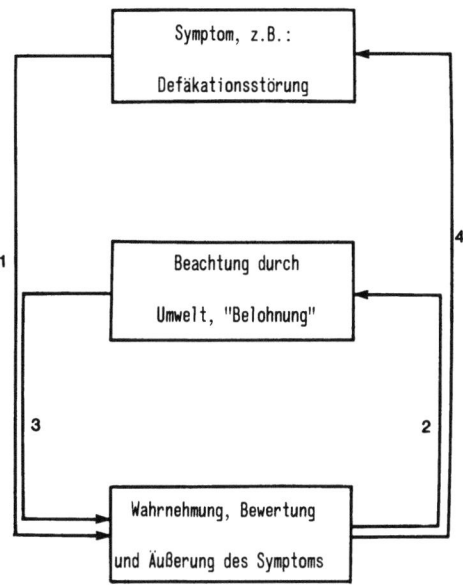

Abb. 14.4. Schematische Darstellung des „gelernten Krankheitsverhaltens": Auftretende Darmsymptome, z. B. Defäkationsstörungen, werden (*1*) wahrgenommen, bewertet und geäußert. Dies führt (*2*) zur Beachtung durch die Umwelt, was (*3*) das Äußern von Beschwerden verstärkt („belohnt"). Auf diese Weise werden (*4*) schließlich auch die Symptome selbst verstärkt

jedoch eine generelle Schmerzüberempfindlichkeit nachweisen läßt [13]. Eine andere, vielversprechende Hypothese ist die des gelernten Krankheitsverhaltens ("learned illness behavior") [28]: Danach „lernen" Patienten mit spezifischen Darmstörungen in ihrer Kindheit durch die besondere Aufmerksamkeit ihrer Eltern gegenüber Darmfunktionsstörungen, diesen eine spezielle Bedeutung zuzumessen. Durch psychologische Verstärkung, z. B. durch Entlastung von Aufgaben oder mehr Zuwendung seitens der Eltern, erhöht sich die Wahrscheinlichkeit, daß diese Symptome in Zukunft häufiger auftreten werden (Abb. 14.4). Dieser Mechanismus konnte für Patienten mit Reizdarmsyndrom im Vergleich zu Patienten mit Beschwerden im oberen Gastrointestinaltrakt an einer großen Patientenpopulation nachgewiesen werden [28]. Dem entspricht auch, daß die Symptome des irritablen Darms häufig bereits vor dem 10. Lebensjahr auftreten und die Eltern der Patienten häufig ebenfalls gastrointestinale Beschwerden haben [25].

Nach diesem Konzept des „gelernten Krankheitsverhaltens" können die bislang unbefriedigenden Ergebnisse der Behandlung der Inkontinenz mittels Biofeedbacktraining und Verhaltensmodifikation bei einem Teil der Patienten mit idiopathischer Inkontinenz interpretiert werden [11]. Diese Patienten klagen häufig über multiple somatische, insbesondere gastrointestinale Beschwerden zusätzlich zur Stuhlinkontinenz. Die ausschließliche Beschäftigung mit einem der Symptome verringert die Motivation zur Teilnahme an dem aufwendigen Behandlungsprogramm (s. Kap. 23) und die Compliance. Gleichzeitig verschlimmern sich häufig die anderen Symptome und führen zu weiteren klinischen Untersuchungen. Dies kann wiederum das „gelernte Krankheitsverhalten" verstärken, weil die Patienten zusätzliche Aufmerksamkeit in der Klinik und ihrer sozialen Umgebung erhalten.

14.6 Ursache oder Wirkung?

Indirekte Belege für die Bedeutung psychosozialer Faktoren bei Störungen der Dickdarmfunktionen sind erfolgreiche psychotherapeutische Maßnahmen bei Patienten mit Reizdarmsyndrom [26] sowie die Effektivität des Biofeedbacktrainings bei der Behandlung von Stuhlinkontinenz [11] oder Obstipation [27] (s. Kap. 22). Die Frage einer ursächlichen Beteiligung dieser Faktoren an der Krankheitsentstehung ist im Rahmen „verhaltensmedizinischer" Maßnahmen [8] sekundär, da auch die psychosozialen Folgen chronischer Erkrankungen (Depression, Ängste, soziale Isolierung, Minderung der Erwerbsfähigkeit, Berufsunfähigkeit) Faktoren sind, die ihrerseits die Krankheit und den Heilungsprozeß beeinflussen können. Untersuchungen über das Ausmaß sozialer und psychischer Beeinträchtigungen in Familie, Freizeit und Beruf liegen für Patienten mit Inkontinenz gegenwärtig noch nicht vor; jedoch läßt sich aus Studien über Lebensqualität und Probleme von Stomapatienten [18] der Schluß ableiten, daß die psychosozialen Konsequenzen chronischer Defäkationsstörungen erheblich sind [21]. So gibt ein großer Teil der von uns untersuchten Inkontinenzpatienten an, daß durch ihre Inkontinenz nicht nur ihr Freizeit- und Berufsleben eingeschränkt worden ist, sondern auch ihr Privatleben erheblich beeinträchtigt wird: die Patienten müssen sich speziell ernähren, sie können an sozialen Aktivitäten der Familie kaum mehr teilnehmen und ihre sexuellen Aktivitäten leiden unter der Inkontinenz. Häufig versuchen die Patienten, ihr Leiden nicht nur außerhalb der Familie, sondern auch in der Familie zu verschweigen.

Insbesondere die therapeutischen supportiven Maßnahmen (s. Kap. 23) können hier, auch bei Weiterbestehen der Inkontinenz, den betroffenen Patienten wichtige Hilfestellungen geben.
Ähnlich beschränkt sind gegenwärtig die Daten über Lebensqualität und soziale und psychische Folgen bei Patienten mit chronischer Obstipation; nach einer Untersuchung von Preston und Lennard-Jones [24] hatten von 64 Frauen 12 in direkter Folge der Erkrankung eine Arbeitsstelle verloren, 75% waren infolge der Beschwerden krankgeschrieben worden, und fast alle gaben an, daß die Krankheit ihre Freizeit erheblich beeinträchtigt.

14.7 Zusammenfassung

Psychosoziale Faktoren können in vielfältiger Weise am Krankheitsgeschehen bei Patienten mit Defäkationsstörungen (Obstipation, Diarrhö, irritabler Darm, Inkontinenz) beteiligt sein: als Einflußgrößen auf die Epidemiologie der Erkrankung (z. B. Alter und Geschlecht), über eine

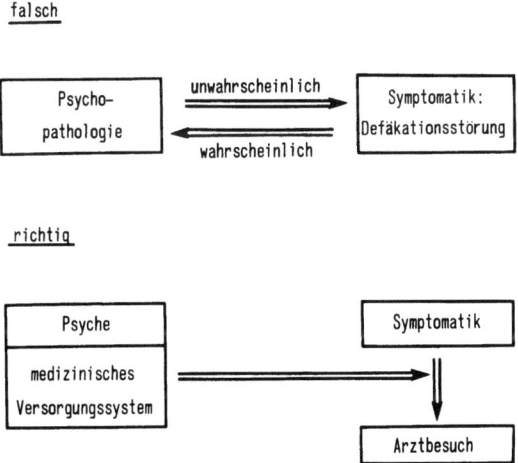

Abb. 14.5. Schematische Darstellung zweier Hypothesen zum Zusammenhang zwischen Psyche und Darmsymptomatik. Die Anschauung, daß eine psychische Störung eher durch eine Defäkationsstörung verursacht werde, als daß sie im Gegenteil diese verursacht, hat sich als falsch herausgestellt. Dagegen scheint die Hypothese richtig, daß die Symptomatik in Abhängigkeit von psychischen Faktoren und vom medizinischen Versorgungssystem mehr oder weniger wahrscheinlich zum Arztbesuch führt

direkte Beeinflussung der Darmfunktionen (z. B. Streß) oder als Folge einer Erkrankung (z. B. Veränderung der Lebensqualität). Während in der Vergangenheit häufig psychopathologische Persönlichkeitsmerkmale für die Verursachung der Defäkationsstörung verantwortlich gemacht worden sind (sog. „psychogene" Störungen), konnte in den vergangenen Jahren gezeigt werden, daß solche Merkmale nur einen indirekten Einfluß auf die Erkrankung haben, indem sie bestimmen, wer mit solchen Symptomen um medizinische Hilfe ersucht (Abb. 14.5).

Literatur

1. Artner K, Castell R (1981) Enkopresis – Diagnostik und stationäre Therapie. In: Steinhausen H-C (Hrsg) Psychosomatische Störungen und Krankheiten bei Kindern und Jugendlichen. Kohlhammer, Stuttgart, S 93–119
2. Bannister JJ, Abouzekry I, Read NW (1987) Effect of aging on anorectal function. Gut 28:353–357
3. Berlien H, Weber B (1984) Die psychogene Inkontinenz – Eine tonometrische Untersuchung. In: Farthmann E, Fiedler L (Hrsg) Die anale Inkontinenz und ihre Wiederherstellung. Urban & Schwarzenberg, München, S 45–48
4. Binet A (1979) Zur Genese von Störungen der Sphinkterkontrolle. Psyche 33:1114–1126
5. Drossman DA, Sandler RS, McKee DC, Lovitz AJ (1982) Bowel patterns among subjects not seeking health care. Use of a questionnaire to identify a population with bowel dysfunction. Gastroenterology 83:529–534
6. Drossman DA, McKee DC, Sandler RS, Mitchell CM, Cramer EM, Lowman BC, Burger AL (1988) Psychosocial factors in the irritable bowel syndrome. Gastroenterology 95:701–708
7. Enck P, Whitehead WE (1986) Lactase deficiency and lactose malabsorption. A review. Z Gastroenterol 24:125–134
8. Enck P (1987) Verhaltensmedizin in der Gastroenterologie: Biofeedback in der Behandlung der Analinkontinenz. Z Gastroenterol 25:340–343
9. Enck P, Whitehead WE (1988) Gastrointestinal disorders. In: Blechman EA, Brownell KD (eds) Handbook of behavioral medicine for women. Pergamon, New York, pp 178–194
10. Enck P, Whitehead WE, Schuster MM, Wienbeck M (1988) Psychosomatik des Reizdarms: Spezifität klinischer Symptome, psychopathologischer Merkmale und motorischer Aktivität im Rektosigmoid. Dtsch Med Wochenschr 113:459–462
11. Enck P, Kränzle U, Schwiese J et al. (1988) Biofeedback-Behandlung bei Stuhlinkontinenz. Dtsch Med Wochenschr 113:1789–1794
12. Enck P, Merlin V, Wienbeck M (1989) Stress effects on gastrointestinal transit in the rat. Gut 30:455–459
13. Enck P, Holtkötter B, Whitehead WE, Schuster MM, Wienbeck M (1989) Klinische Symptomatik, Psychopathologie und Darmmotorik bei Patienten mit „irritablem Darm". Z Gastroenterol (im Druck)

14. Enck P, Kuhlbusch R, Lübke HJ, Erckenbrecht JF (1989) Age and sex and anorectal manometry in fecal incontinence. Dis Colon Rectum (im Druck)
15. Erckenbrecht JF, Lesch M, Ziemer B, Schwarze S, Jansen G, Wienbeck M (1988) Wirkung von Lärm auf die postprandiale Dickdarmmotilität. Z Lärmbekämpfung 35:74–77
16. Greenbaum D, Abitz L, VanEgeren L, Mayle J, Greenbaum R (1984) Irritable bowel syndrome prevalence, rectosigmoid motility, and psychomatics in symptomatic subjects not seeing physicians. Gastroenterology 86:1174
17. Jores A (1976) Praktische Psychosomatik. Huber, Bern
18. Küchenhoff J, Wirsching M, Drüner HU, Herrmann G, Köhler C (1981) Coping with a stoma – a comparative study of patients with rectal carcinoma or inflammatory bowel diseases. Psychother Psychosem 36:98–104
19. Latimer P, Sarna S, Campbell D, Latimer M, Waterfall W, Daniel EE (1981) Colonic motor and myoelectrical activity: a comparative study of normal subjects, psychoneurotic patients, and patients with irritable bowel syndrome. Gastroenterology 80:893–901
20. Leigh RJ, Turnberg LA (1982) Faecal incontinence: the unvoiced symptom. Lancet I:1349–1351
21. Mandelstam DA (1984) Faecal incontinence. A. Social and economic factors. In: Henry MM, Swash M (eds) Coloproctology and the pelvic floor. Pathophysiology and management. Butterworth, London, pp 217–222
22. Mendeloff AI, Monk M, Siegel CI, Lilienfeld A (1970) Illness experience and life stresses in patients with irritable colon and with ulcerative colitis. An epidemiologic study of ulcerative colitis and regional enteritis in Baltimore, 1960–1964. N Engl J Med 282:14–17
23. Milne JS (1976) Prevalence of incontinence in the elderly age group. In: Willington FL (ed) Incontinence in the elderly. Academic Press, London, pp 9–21
24. Preston DM, Lennard-Jones JE (1986) Severe chronic constipation of young women: "idiopathic slow transit constipation". Gut 27:41–48
25. Siegel D, Tucker H, Enck P, Whitehead WE, Schuster MM (1984) Symptoms differentiating irritable bowel syndrome (IBS) from other G.I. disorders. Gastroenterology 86:1251
26. Svedlund J, Ottoson J-O, Sjödin I, Doteval G (1986) Controlled study of psychotherapy in irritable bowel syndrome. Lancet I:89–92
27. Weber J, Ducrotte PH, Touchais JY, Roussignol C, Denis PH (1987) Biofeedback training for constipation in adults and children. Dis Colon Rectum 30:844–846
28. Whitehead WE, Winget C, Fedoravicius AS, Wooley S, Blackwell B (1978) Learned illness behavior in patients with irritable bowel syndrome and peptic ulcer. Dig Dis Sci 79:283–288

15 Motilitätsstörungen des Kolons

H. J. VAN WIJK und L. M. A. AKKERMANS

15.1 Einleitung

Inkontinenz entsteht durch Störungen der Innervation des Beckenbodens und der rektoanalen Motorik, während Motilitätsstörungen des Kolons fast immer zur Obstipation führen. Diarrhö ist hingegen selten eine Folge primärer Motilitätsstörungen des Kolons, obwohl bei Diarrhö eine Hypomotilität gemessen wird. Diarrhö ist meistens die Folge einer gestörten Wasserresorption und wird deshalb hier nicht weiter diskutiert.
Obstipation ist ein Symptomenkomplex, keine Krankheit. Symptome sind subjektive Äußerungen einer nicht unbedingt objektivierbaren Krankheit. Die Einteilung von Patienten mit Obstipation in eine Gruppe mit normalem oder leicht verzögertem Transit und eine mit (stark) verzögertem Transit ("slow transit constipation") ist umstritten [4]. Es verwundert daher nicht, daß bei Obstipation eine ganze Reihe von motorischen Störungen im Kolon beschrieben wurde. Ein Vergleich dieser Untersuchungen wird dadurch erschwert, daß sie unterschiedliche Meß- und Registriertechniken benutzen und daß an verschiedenen Stellen im (meist distalen) Kolon gemessen wurde. Außerdem könnte die Art der Vorbereitung des Darms die Resultate beeinflußt haben [9].
Die motorische Darmaktivität besteht aus einer Reihe von Komponenten: myoelektrischer Aktivität, Wandbewegungen und Verschiebung des Darminhalts. Die Passage ist die Resultante antreibender und hemmender Wandbewegungen des Kolons und Anorektums. Obstipation kann durch ein Ungleichgewicht zwischen hemmenden (segmentierenden und antiperistaltischen) und antreibenden (peristaltischen) Darmbewegungen verursacht werden. Sowohl eine erhöhte oder verringerte (quantitativ abweichende) motorische Aktivität als auch eine gestörte Koordination des Kolons und der anorektalen Motorik (qualitativ abweichend) können zur Obstipation führen.
In den letzten Jahren unterscheidet man immer häufiger eine kologene Obstipation, verursacht durch gestörte Kolonmotorik, von anorektaler

Obstipation. Diese ist entweder Folge einer gestörten anorektalen Motorik, anatomischer Veränderungen (Rektozele, Intussuszeption, Prolaps), einer gestörten rektalen Sensibilität oder einer fehlerhaften Muskelkoordination im Anorektum und im Beckenboden (Anismus) (s. Kap. 16).

15.2 Rektosigmoidale Motilität

15.2.1 Motilitätsindex und Obstipation

Die meisten Untersuchungen der Kolonmotorik bei Obstipation beschränken sich auf das distale Kolon, da dessen weiter proximale Teile einer Untersuchung schwer zugänglich sind. Bei vielen Patienten, die an einer chronischen Obstipation leiden, findet man im Vergleich zu nicht obstipierten Kontrollpersonen ein breites Spektrum von Abweichungen in der Motorik des Kolons und Anorektums.

Die Interpretation der Studien über die sigmoidale Motorik wird erheblich erschwert durch die großen Unterschiede in Zeit und Ort der Ableitung, wodurch die Normalwerte stark differieren [8, 18]. Auch die motorische Aktivität im Sigma bei Obstipation, mit oder ohne Bauchschmerzen, ist sehr heterogen und unterscheidet sich in vielen Fällen nicht von derjenigen von Kontrollpersonen [16, 17]. Der Motilitätsindex ist definiert als

$$\frac{\text{Summe der Dauer der Kontraktionswellen} \cdot 100}{\text{Gesamtdauer der Meßzeit}}$$

$$\cdot \text{ durchschnittliche Kontraktionsamplitude}$$

Der postprandiale Motilitätsindex von 49 chronisch Obstipierten wurde mit dem von Probanden verglichen. Bei 33 Patienten wich er nicht mehr als 2 Standarddeviationen vom Mittelwert der Kontrollpersonen ab. Bei 8 Patienten war er verringert, bei 8 Patienten erhöht [17]. Demnach führt eine erhöhte motorische Aktivität nicht immer zur Obstipation und eine verringerte Aktivität nicht immer zur Diarrhö, wie in der Hypothese von der paradoxen Motilität angenommen wird [7]. Bei der motorischen Aktivität ist nicht nur die Quantität, sondern auch die Qualität (Koordination) von großer Bedeutung. Eine Zunahme des Motilitätsindex kommt nämlich sowohl durch segmentale Kontraktionen, die wahrscheinlich eine Stase bedingen, als auch durch propulsive Kontraktionen, die hauptsächlich Bewegung des Darminhalts verursachen, zustande. Intraluminale Druckveränderungen und Transit sind also nicht auf einfache Weise miteinander verbunden [29].

Zusammenfassend kann man sagen, daß bei kologener Obstipation ein erhöhter, ein gleicher oder auch ein verringerter Motilitätsindex gefunden werden kann. Für den gastrokolischen Reflex gilt das gleiche. Derzeit dienen manometrische Studien im Kolon nur Forschungszwecken und haben keine klinische Bedeutung.

15.2.2 Irritables Darmsyndrom (IBS) und Obstipation

Wahrscheinlich fällt die Mehrheit der Obstipierten im jungen bis mittleren Erwachsenenalter in die Kategorie des IBS [26]. Die wichtigsten Symptome dieses Syndroms sind Bauchweh und Stuhlgangsbeschwerden, meistens Obstipation, manchmal Diarrhö oder eine Kombination von beiden, ohne daß sich eine organische Ursache finden ließe. Die oroanale Transitzeit ist bei manchen Patienten ein wenig verzögert, fällt aber meist in den Normbereich.

Motorische Aktivität

Manometrische Untersuchungen beim IBS beschränken sich hauptsächlich auf das Rektosigmoid. Bei vorwiegend obstipierten IBS-Patienten wurde in früheren Studien eine erhöhte basale Motorik im Rektosigmoid gefunden, bei IBS-Patienten mit vorwiegend Diarrhö dagegen eine verringerte Motorik. In neueren Studien konnte man diesen Unterschied nicht reproduzieren, und es wurde auf die große Schwankungsbreite der basalen Kolonmotorik von Ort zu Ort und über die Zeit hingewiesen [18]. Es wurde sogar eine verringerte basale motorische Aktivität bei vorwiegend obstipierten IBS-Patienten beschrieben [35]. Es gibt daher keine überzeugenden Belege dafür, daß die basale Kolonmotorik bei IBS-Patienten von der Norm abweicht.

Die Kolonmotorik wurde auf verschiedene Arten stimuliert, um damit Störungen, die unter Ruhebedingungen nicht nachweisbar sein könnten, zu provozieren. Die Nahrung ist der wichtigste Stimulus. Bei IBS-Patienten wurde eine erhöhte postprandiale motorische Aktivität beschrieben, vor allem im zeitlichen Zusammenhang mit Bauchschmerzen. Aber die Intensität und der Verlauf der postprandialen Zunahme der Kolonmotorik wechseln sehr stark. Die Beziehung zwischen den verschiedenen Motilitätsmustern, Bauchschmerzen und Obstipation bei diesen Patien-

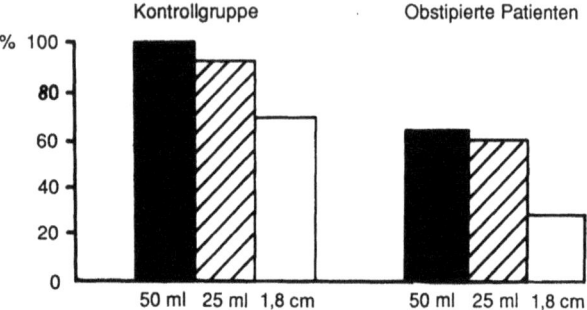

Abb. 15.1. Prozentsatz der Kontrollen (*links*) und obstipierten Patienten (*rechts*), die in der Lage waren, innerhalb von 5 min einen Ballon von 50 bzw. 25 ml oder eine Kugel von 1,8 cm Durchmesser aus dem Rektum zu entleeren. (Aus [5])

ten ist nie geklärt worden. Die Hypothese lautet, daß ein hyperaktives, wenig propulsives Sigma den Stuhl in kleine Kugeln formt, die dann in ein hypersensitives Rektum befördert werden.

Die meisten IBS-Patienten, die über Obstipation klagen, berichten über die mühsame Entleerung von kleinen Mengen harten Stuhls. Dies könnte auf anorektale Motilitätsstörungen hindeuten, wobei das Rektum überempfindlich wäre und auf diese kleinen Stuhlvolumina mit einem Defäkationsreiz reagierte [32]. Diese Patienten können die trotz normalen Transits kleinen Stühle nur mit sehr viel Mühe und langem Pressen entleeren. Oft bleibt ein Gefühl unvollständiger Entleerung bestehen. In diesem Zusammenhang ist es interessant, daß nur 25% der Patienten mit Obstipation imstande waren, innerhalb von 5 min kleine Kugeln mit einem Durchmesser von 1,8 cm zu defäzieren, während dies 70% der Normalen gelang (Abb. 15.1) [5].

Elektrische Aktivität

Die mit intraluminalen Elektroden gemessenen "slow-waves" enthalten sehr unterschiedliche Frequenzen. Die Frequenzen, die am häufigsten vorkommen, liegen in der Nähe von 3 cpm und 6 cpm. Frühere Studien, die berichteten, daß 3 cpm bei Patienten mit IBS häufiger vorkommen als bei Probanden, ließen sich nicht reproduzieren. Weiterhin gibt es keinen bekannten funktionellen Unterschied zwischen "slow-waves" mit einer Frequenz von 3 cpm bzw. 6 cpm, auch das basale motorische Aktivitätsmuster beim IBS unterscheidet sich bei den beiden Frequenzbanden nicht (Übersicht bei [11]).

Die Registrierung der "spiking activity" mit intraluminalen Elektroden über 24 h jedoch hat bei Patienten mit IBS ein typisches Muster nachweisen lassen, das mit den Symptomen korreliert. Bei Obstipation besteht eine Zunahme von "short-spike bursts" und eine Abnahme von fortgepflanzten "long-spike bursts". Bei Diarrhö besteht eine Abnahme sowohl von "short-spike bursts" als auch von "long-spike bursts" [11].

15.2.3 Divertikulose und Obstipation

Diese Kombination ist vor allem im höheren Alter häufig. Die Inzidenz ist bei Männern und Frauen gleich. Die Divertikel liegen vor allem, aber nicht ausschließlich, im Sigma. Die Divertikulose ist meistens symptomlos. Nach älteren Studien soll der intraluminale Druck im Sigma bei Divertikulose erhöht sein [2, 19]. Dieser erhöhte Druck wurde einer gesteigerten motorischen Aktivität der glatten Muskulatur zugeschrieben, möglicherweise als Folge einer verringerten Ballaststoffzufuhr. Diese Muskelaktivität würde dazu führen, daß sich abgeschlossene Kompartimente bilden, wodurch sich der Druck nicht über das gesamte Kolon verteilen könnte: örtlich käme es im Sigma zu einem hohen Druck. Dadurch würden sich Divertikel an den schwächsten Stellen im Sigma ausstülpen, nämlich dort, wo die Arterien durch die Wand treten. Dieser Befund eines erhöhten sigmoidalen Drucks bei Divertikulose wurde nicht von allen Untersuchern bestätigt [10, 36]. In den letzten Jahren wurden eher primäre Störungen der glatten Muskulatur und des Bindegewebes im Kolon unter Einfluß von Diät und Alter favorisiert. Sie sollen zur Schwächung der Kolonwand führen, wobei die gestörte Motorik ebenfalls Folge dieser Muskel- und Bindegewebsveränderungen wäre.
Man darf annehmen, daß die Divertikulose eine multifaktorielle Krankheit ist, wobei Diätfaktoren, veränderte Motilität, veränderter Aufbau und veränderte Zusammensetzung der Darmwand unter dem Einfluß der Alterung gemeinsam eine Rolle spielen.

15.3 Langsamer Kolontransit

15.3.1 Befunde und mögliche Ursachen

Ein Krankheitsbild, das seit einigen Jahren im Brennpunkt des Interesses steht, ist die idiopathische Obstipation mit langsamem Transit. Dieses Krankheitsbild ist durch eine schwere Obstipation bei röntgenolo-

gisch normalem Kolon gekennzeichnet. Eine spontane Defäkation erfolgt seltener als alle 5 Tage, und der Kolontransit ist erheblich verzögert.
Bauchweh steht im Gegensatz zum IBS in der Regel nicht im Vordergrund, wenn auch in einer Serie von Patienten, die wegen dieser Krankheit operiert wurden, 98% Bauchweh hatten [13]. Die Häufigkeit dieses Krankheitsbilds ist unbekannt, es wurde bisher nur bei jungen Frauen beschrieben. Die motorischen und sensorischen Eigenschaften des Anorektums und des Beckenbodens wurden am meisten beachtet.
Bei einem Teil dieser Patienten findet sich ein Anismus. Es gibt Hinweise dafür, daß ein Anismus zu langsamem Kolontransit führen kann, sowohl im Sigma als auch im rechten Kolon. Weiterhin scheint die Rektumsensibilität bei diesen Patienten verringert zu sein, wodurch der Relaxationsreflex später auftritt [5, 22, 25, 30]. Inwieweit primäre Störungen der Kolonmotorik bestehen, ist noch unklar. Die basale Kolonmotorik scheint nicht abnorm, wohl aber die durch Bisacodyl stimulierte. Nach rektaler Verabreichung von 5–10 mg Bisacodyl trat nur bei 40–68% der Patienten eine erhöhte motorische Aktivität im Sigma auf [23, 30]. Mit einer neu entwickelten nuklearmedizinischen Technik fand sich, daß Patienten mit schwerer idiopathischer Obstipation auf Stimulation der Kolonmotorik mit Bisacodyl im gesamten Kolon vermindert reagieren, nicht nur im Sigma und Rektum [13].
Diese Studien lassen vermuten, daß Störungen im intramuralen Nervenbereich des Kolons zugrunde liegen. In der Tat wurden bei Patienten mit einer langjährigen schweren Obstipation Störungen im intramuralen Nervenplexus des Kolons nach subtotaler Kolektomie beschrieben, die sich klar von denen bei chronisch intermittierender intestinaler Pseudoobstruktion (CIIP, s. unten) unterscheiden [14]. Trotzdem ist es nicht ausgeschlossen, daß die idiopathische Obstipation mit langsamem Transit einen Teil der Fälle mit chronischer intestinaler Pseudoobstruktion darstellt, eventuell im Zusammenhang mit einer generalisierten autonomen viszeralen Neuropathie. Letzteres läßt sich dadurch begründen, daß bei Patienten mit diesem Syndrom auch Miktionsstörungen beschrieben wurden, die zu einer Innervationsstörung der Blase passen [22].
Die Ansicht, daß diese Plexusstörungen Folge eines längeren Gebrauchs von Laxanzien seien [31], wird heute bestritten (s. Kap. 21). Die langzeitige Einnahme anthrachinonhaltiger Laxanzien führt zu einer schwärzlichen Verfärbung der Kolonschleimhaut (Pseudomelanose), die durch Makrophagen mit melaninähnlichem Pigment in der Lamina propria zustande kommt. Wären die Anthrachinone Ursache der Plexusschädigung, so wäre eine Korrelation zwischen dem Grad der Pseudomelanose

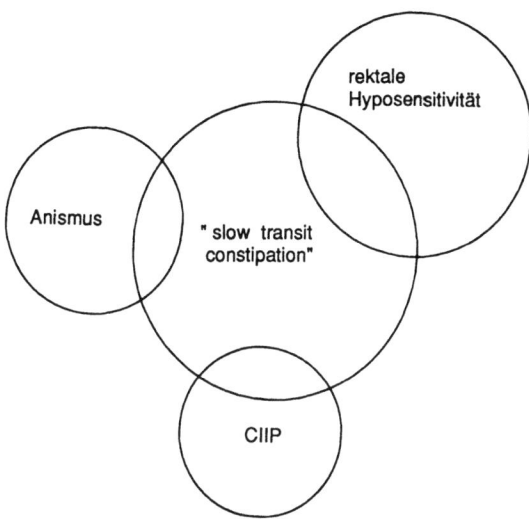

Abb. 15.2. Gemeinsames Vorkommen von Obstipation mit langsamem Transit und anderen Motilitätsstörungen des Kolons und Rektums

und der Stase des Koloninhalts zu erwarten. Diese ließ sich jedoch nicht finden [3].
Die Beschreibung des stark verzögerten Transits nur bei jungen Frauen läßt vermuten, daß weibliche Sexualhormone eine Rolle spielen. Daß vor allem Gestagene den Transit verlangsamen, ist bekannt. Ob eine erhöhte Empfindlichkeit gegenüber diesen Hormonen bei diesem Syndrom eine Rolle spielt, ist unbekannt.
Zusammenfassend kann man sagen, daß eine Störung des intrinsischen Nervensystems unbekannter Genese die wahrscheinlichste Ursache der Mehrzahl der Fälle mit langsamem Transit ist. Bei einem Teil der Patienten mit langsamem Transit können eine CIIP, eine rektale Hyposensibilität oder ein Anismus gefunden werden (Abb. 15.2).

15.3.2 Kombinationen von Obstipation mit anderen gastrointestinalen Motilitätsstörungen

In einer Serie von 25 schwer obstipierten Patienten ohne organische Ursache wurden bei 68% eine oder mehrere Störungen der Motorik von Kolon oder Anorektum gefunden [27]. 20% der Patienten hatten einen verringerten rektoanalen Inhibitionsreflex; bei 24% gab es Hinweise auf eine generalisierte gastrointestinale Motilitätsstörung aufgrund der Ösophagusmanometrie (nichtperistaltische Kontraktionen, verminderte Relaxation des unteren Sphinkters) sowie aufgrund einer verzögerten Magenentleerung und eines gestörten gastrokolischen Reflexes. Bei 24% der Patienten fand sich ein verringerter gastrokolischer Reflex ohne Anhalt für motorische Störungen im proximalen Gastrointestinaltrakt. Bei 8 Patienten (32%) wurde keine gastrointestinale Motilitätsstörung gefunden. 4 Patienten hatten eine andere mögliche Ursache für die Obstipation (Hypothyreose, Adhäsionen, Nachweis toxischer Stoffe, z. B. Blei), weitere 4 Patienten hatten vermutlich ein irritables Darmsyndrom. Diese Studie zeigt, daß die Pathogenese der Obstipation sehr heterogen ist und daß gleichzeitig motorische Störungen in verschiedenen Teilen des Gastrointestinaltrakts bestehen können.

15.3.3 Chronisch intermittierende intestinale Pseudoobstruktion (CIIP)

Dieses Krankheitsbild ist durch Symptome einer Darmobstruktion ohne organische Störungen gekennzeichnet [12]. Die Krankheit kann alle Teile des Magen-Darm-Trakts befallen, sich aber auch auf das Kolon beschränken [1]. Die Pathogenese der CIIP ist unbekannt. Man unterscheidet sowohl primäre als auch sekundäre Formen, wobei die Muskulatur, die Innervation oder beide gestört sind. Bei 24% der Patienten mit einer Obstipation fanden sich Hinweise auf Motilitätsstörungen im gesamten Gastrointestinaltrakt [27], die auf Störungen des autonomen Nervenplexus hindeuten könnten, obwohl diese Patienten nicht das Vollbild einer CIIP zeigen.

15.4 Rektoanale Motilität

15.4.1 Defäkationsstörungen bei Obstipation

Bei 65 Patienten mit Bauchschmerzen und Obstipation wurde keine einheitliche Störung der rektosigmoidalen Motilität gefunden: bei 19 Patienten war die postprandiale Motilität erhöht, bei 12 verringert und bei 34 normal [16]. Auch bei der anorektalen Manometrie fanden sich keine konsistenten Unterschiede zwischen Patienten und Kontrollen, obwohl es bei den meisten Patienten irgendeine Abweichung von der Norm gab,

z. B. einen erhöhten Druck im Analsphinkter, eine erhöhte oder gerade verringerte Compliance des Rektums oder eine erhöhte Rektumsensibilität.

Homogenere Patientenpopulationen wurden von Lanfranchi et al. untersucht [15]. Diese verglichen die rektale Motilität bei obstipierten Patienten mit und ohne Bauchschmerzen. Die Obstipierten mit Schmerzen hatten im Vergleich zu denen ohne Schmerzen einen erhöhten analen Ruhedruck, eine erhöhte Amplitude des rektoanalen Inhibitionsreflexes, eine erhöhte Rektumsensibilität und ein niedrigeres maximal tolerables Volumen. Die Werte der Kontrollen lagen dazwischen (Abb. 15.3). Die oroanale Transitzeit war bei der Gruppe mit schmerzhafter Obstipation normal und bei der Gruppe mit schmerzloser Obstipation verzögert. Die erste Gruppe klagte öfters als die zweite über inkomplette Entleerung. Diese Untersuchung deutet darauf hin, daß die Anamnese möglicher-

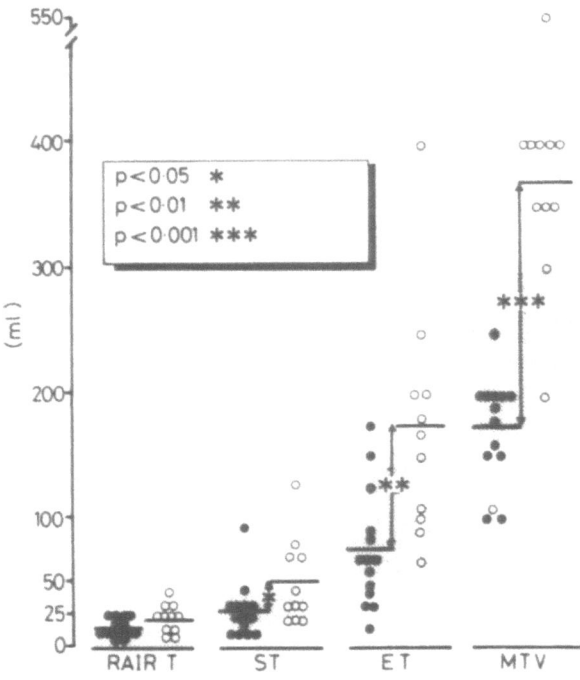

Abb. 15.3. Rektales Distensionsvolumen für die Schwelle des rektoanalen Inhibitionsreflexes [*RAIRT*], die Sensibilität (*ST*), den Defäkationsdrang (*ET*) und das maximal tolerable Volumen (*MTV*). *PC* Obstipierte mit Schmerzen ● *PLC* Obstipierte ohne Schmerzen ○. Die *schraffierten Flächen* geben den Normbereich an. (Aus [15])

weise zur Klassifizierung von Obstipationspatienten in Subgruppen mit unterschiedlichen Motilitätsstörungen beitragen kann.
Diese zwei Bilder, einerseits die schmerzhafte Obstipation mit etwa gleicher Geschlechtsverteilung, normaler Transitzeit und Defäkationsbeschwerden und andererseits die schmerzlose Obstipation mit verzögertem Transit, vorwiegend bei Frauen, stimmen überein mit den klinischen Bildern des irritablen Darmsyndroms und der idiopathischen Obstipation mit langsamem Transit.
Offenbar kann sowohl eine verringerte als auch eine erhöhte Rektumsensibilität zur Obstipation führen. Bei einer niedrigen Sensibilität ist ein großes Volumen im Rektum notwendig, damit der Patient etwas fühlt. Patienten mit einer erhöhten Sensibilität fühlen schon sehr kleine Mengen Stuhl, die ins Rektum gelangen, gehen oft zur Toilette und sind dann nicht in der Lage, diese kleinen Stühle zu entleeren.

15.4.2 Megakolon/Megarektum, Aganglionose (M. Hirschsprung)

Megakolon und Megarektum sind radiologisch definiert. Es bestehen zwei Typen: das primäre Megakolon, verursacht durch gestörte Innervation des Kolons (s. unten), und das sekundäre Megakolon, das durch chronische Überfüllung verursacht wird. Alle Patienten mit Megakolon/Megarektum sind obstipiert, aber nur sehr wenige Patienten mit Obstipation haben ein Megakolon/Megarektum.
Die Aganglionose ist eine erbliche Anlagestörung des Plexus myentericus (s. Kap. 16). Die Diagnose kann im frühen Kindesalter gestellt werden, aber auch unerkannt bleiben und die Ursache einer Obstipation im Erwachsenenalter sein [28].

15.5 Schlußfolgerung

Nur von einer beschränkten Anzahl der verschiedenen Formen der Obstipation sind Ursache und Pathogenese aufgeklärt. Die meisten Obstipationsformen sind durch morphologische Untersuchungen nicht faßbar. Man geht davon aus, daß sie durch eine gestörte gastrointestinale Motilität verursacht werden. Dann wären Motilitätsstörungen allerdings außerordentlich häufig, da auch Bevölkerungsgruppen, die sich gesund fühlen und keinen Arzt aufsuchen, je nach Definition zu mehr als 20% obstipiert sind [33]. Es ist daher gut möglich, daß das, was wir momentan als Motilitätsstörung bezeichnen, in Wirklichkeit eine Variante der normalen Aktivität ist. Hierdurch ließe sich auch erklären, warum die Resultate verschiedener Studien so variabel sind. Nur bei einem geringen Prozentsatz der obstipierten Patienten scheinen primäre oder sekundäre Störungen der glatten Muskulatur des Magen-Darm-Kanals oder deren Nervenversorgung die Ursache einer chronischen Obstipation zu sein. Weitere Forschung auf diesem Gebiet ist notwendig.

Literatur

1. Anuras S, Baker CRF Jr (1985) The colon in the pseudoobstructive syndrome. Clin Gastroenterol 15:745–762
2. Arfwidsson S, Kock NG (1964) Intraluminal pressure in the sigmoid colon of normal subjects and patients with diverticular disease of the colon. Acta Chir Scand (Suppl) 342:11–26
3. Baldiali D, Marcheggiano A, Pallone F, Paoluzi P, Bausano G, Iannoni C, Materia E, Anzini F, Corazziari E (1985) Melanosis of the rectum in patients with chronic constipation. Dis Colon Rectum 28:241–245
4. Bannister JJ, Timms JM, Barfield LJ, Donnelly TC, Read NW (1986) Physiological studies in young women with chronic constipation. Int J Colorect Dis 1:175–182
5. Bannister JJ, Davison P, Timms JM, Gibbons C, Read NW (1987) Effect of stool size and consistency on defecation. Gut 28:1246–1250
6. Chowdhury AR, Dinoso VP, Lorber SH (1976) Characterization of a hyperactive segment at the rectosigmoid junction. Gastroenterology 71:584–588
7. Connell AM (1962) The motility of the pelvic colon. Part II. Paradoxical motility in diarrhoea and constipation. 3:342–348
8. Dinoso VP Jr, Murthy SNS, Goldstein J, Rosner B (1983) Basal motor activity of the distal colon: a reappraisal. Gastroenterology 85:637–642
9. Ducrotte P, Rodomanska B, Weber J, Guillard JF, Lerebours E, Hecketsweiler P, Galmiche JP, Colin R, Denis P (1986) Colonic transit time of radiopaque markers and rectoanal manometry in patients complaining of constipation. Dis Colon Rectum 29:630–634
10. Eastwood MA, Smith AN, Brydon G, Pritchard J (1978) Colonic function in patients with diverticular disease. Lancet I:1181–1182
11. Huizinga JD (1986) Electrophysiology of human colon motility in health and disease. Clin Gastroenterol 15:879–901
12. Isaacs P, Keshavarzian A (1985) Intestinal pseudo-obstruction – a review. Postgrad Med J 61:1033–1038
13. Kamm MA, Lennard-Jones JE, Thompson DG, Sobnack R, Garvie NW, Granowska M (1988) Dynamic scanning defines a colonic defect in severe idiopathic constipation. Gut 29:1085–1092
14. Krishnamurthy S, Schuffler MD, Rohrmann CA, Pope II CE (1985) Severe idiopatic constipation is associated with a distinctive abnormality of the colonic myenteric plexus. Gastroenterology 88:26–34
15. Lanfranchi GA, Bazzocchi G, Brignola C, Campieri M, Labo G (1984) Different patterns of intestinal transit time and anorectal motility in painful and painless chronic constipation. Gut 25:1352–1357

16. Meunier P (1986) Physiologic study of the terminal digestive tract in chronic painful constipation. Gut 27:1018–1024
17. Meunier P, Rochas A, Lambert R (1979) Motor activity of the sigmoid colon in chronic constipation: comparative study with normal subjects. Gut 20:1095–1101
18. Narducci F, Bassotti G, Gaburri M, Morelli A (1987) Twenty four hour manometric recording of colonic motor activity in healthy man. Gut 28:17–25
19. Parks TG, Connell AM (1966) Motility studies in diverticular disease of the colon. Part I. Basal activity and response to food assessed by open ended tube and miniature balloon techniques. Part II. Effect of colonic and rectal distension. Gut 7:468–473
20. Preston DM (1983) Normal bowel function and the pathophysiology of constipation. J Drug Res 8:1814–1821
21. Preston DM, Lennard-Jones JE (1985) Anismus in chronic constipation. Dig Dis Sci 30:413–418
22. Preston DM, Lennard-Jones JE (1986) Severe chronic constipation of young women: "idiopathic slow transit constipation". Gut 27:41–48
23. Preston DM, Lennard-Jones JE (1985) Pelvic motility and response to intraluminal Bisacodyl in slow-transit constipation. Dig Dis Sci 30:289–294
24. Read NW (1985) Irritable Bowel Syndrome. Grune & Stratton, London
25. Read NW, Timms JM, Barfield LJ, Donnelly TC, Bannister JJ (1986) Impairment of defecation in young women with severe constipation. Gastroenterology 90:53–60
26. Read NW, Timms JM (1986) Defecation and the pathophysiology of constipation. Clin Gastroenterol 15:937–965
27. Reynolds JC, Ouyang A, Lee CA, Baker L, Sunshine AG, Cohen S (1987) Chronic severe constipation. Gastroenterology 92:414–420
28. Rich AJ, Lennard TWJ, Wilsdon JB (1983) Hirschsprung's disease as a cause of chronic constipation in the elderly. Br Med J 287:1777–1778
29. Ritchie JA (1977) The irritable bowel syndrome. Part II: manometric and cineradiographic studies. Clin Gastroenterol 6:622–631
30. Shouler P, Keighley MRB (1986) Changes in colorectal function in severe idiopathic chronic constipation. Gastroenterology 90:414–420
31. Smith B (1969) Effect of irritant purgatives on the myenteric plexus in man and the mouse. Gut 9:139–143
32. Sun WM, Read NW (1988) Anorectal manometry and rectal sensation in patients with irritable bowel syndrome. Gastroenterology 94:A450
33. Thompson WG, Heaton KW (1980) Functional bowel disorders in apparently healthy people. Gastroenterology 79:283–288
34. Todd IP (1971) Some aspects of adult megacolon. Proc Royal Soc Med 64:561–565
35. Trotman IF, Misiewicz JJ (1988) Sigmoid motility in diverticular disease and the irritable bowel syndrome. Gut 29:218–222
36. Weinreich J, Andersen D (1976) Intraluminal pressure in the sigmoid colon. II. Patients with sigmoid diverticula and related conditions. Scand J Gastroenterol 11:581–586
37. Whitehead WE, Winget C, Fedoravicius AS, Wooley S, Blackwell B (1982) Learned illness behaviour in patients with irritable bowel syndrome and peptic ulcer. Dig Dis Sci 28:202–220
38. van Wijk HJ (1988) The Irritable Bowel Syndrome; a multifactorial analysis. Thesis. Utrecht

16 Funktionelle Obstruktion

J. H. C. KUIJPERS, G. BLEIJENBERG und C. WAYDHAS

16.1 Einleitung

Patienten mit Obstipation klagen häufig, daß sie trotz mehr oder minder starken Stuhldrangs entweder keine oder nur eine unvollständige Entleerung haben. Deshalb versuchen sie, durch wiederholtes und intensives Pressen das Gefühl der unvollständigen Entleerung loszuwerden. Die Ursache der Stuhlentleerungsstörung liegt bei diesem Leitsymptom im Anorektum. Man spricht von einer obstruierten Defäkation.
Die obstruierte Defäkation oder funktionelle Ausgangsobstruktion ist ein gemeinsames Symptom verschiedener klinischer Syndrome. Die Obstruktion wird als funktionell angesehen, wenn die verursachende Störung nur während der Defäkation auftritt und nicht in einer fixierten anatomischen Veränderung begründet ist.
Das wiederholte und ständige Pressen bei der Stuhlentleerung und der häufig sehr lange Aufenthalt auf der Toilette müssen als Folge einer funktionellen Ausgangsobstruktion erkannt werden. Andernfalls besteht die Gefahr, daß die Symptome – in Ermangelung anatomischer Korrelate – auf Unglauben stoßen und zu einer psychosomatischen Problematik führen. Der psychische Aspekt wird dann oft als kausal angesehen.
Der Nachweis, daß die Ausgangsobstruktion durch eine funktionelle Störung verursacht wird, ist schwierig. Er ist nur mit Hilfe spezieller funktioneller Untersuchungsmethoden (Elektromyographie, Manometrie, Defäkographie, Messung der segmentalen Transitzeit im Kolon) zu führen. Zunächst wurde von einer Vielzahl von Funktionsstörungen angenommen, daß sie eine Ausgangsobstruktion verursachen. Dies konnte aber nur bei einigen Syndromen tatsächlich nachgewiesen werden. Vermutlich bestehen Beziehungen zwischen der funktionellen Ausgangsobstruktion und dem Syndrom des solitären Rektumulkus, dem Rektumprolaps, dem M. Hirschsprung mit ultrakurzem Segment und Denervierungsfolgen wie dem „descending perineum syndrome" und der neurogenen Inkontinenz.

16.2 Analfissur

Die Analfissur kommt häufig vor, heilt schlecht ab und geht oft in ein chronisches Stadium über. Ätiologie und Pathogenese sind nicht eindeutig geklärt. Patienten mit einer Analfissur haben einen erhöhten Ruhedruck im Analkanal [2]. Operationstechniken, die eine Verminderung dieses Drucks bewirken, führen zur Abheilung der Fissur [6, 9]. Dem erhöhten Ruhedruck wird deshalb die Schuld bei der Chronifizierung der Fissur zugeschrieben [11]. Als Ursache für den erhöhten Druck wird ein innerer Schließmuskelkrampf angenommen. Der Inhibitionsreflex ist aber vorhanden und normal ausgeprägt. Das bedeutet, daß der innere Schließmuskel während der Entleerung regelrecht erschlafft und der Widerstand im Analkanal abnimmt. Ein innerer Schließmuskelkrampf liegt also nicht vor [24]. Der erhöhte Ruhedruck allein reicht deshalb als Beweis für eine Ausgangsobstruktion nicht aus. Vielmehr müßte nachgewiesen werden, daß auch während der Entleerung eine durch den inneren Schließmuskel verursachte Erhöhung des Widerstands im Analkanal besteht.

Die Dehnung des Analkanals ist bei Patienten mit einer Analfissur sehr schmerzhaft. Die rektal-digitale und instrumentelle Untersuchung ist fast nie durchführbar; die Stuhlentleerung ist schmerzhaft. Um Schmerzen zu vermeiden, kontrahiert der Patient den äußeren Schließmuskel während der Untersuchung oder beim Stuhlgang reflektorisch, wodurch der Analkanal verschlossen gehalten und die Stuhlpassage erschwert oder verhindert wird. Es entsteht eine funktionelle Ausgangsobstruktion. Der Stuhl bleibt dadurch länger im Rektum, wird härter, und verursacht, wenn er schließlich entleert wird, stärkere Schmerzen. Dies führt im Sinne eines Teufelskreises zur Persistenz oder Verschlimmerung.

16.3 Morbus Hirschsprung mit ultrakurzem Segment

Bei der Hirschsprung-Erkrankung fehlen in der Dickdarmwand kongenital die Nervenzellen des Plexus myentericus. Die Erkrankung kann sich auf das distale Rektum beschränken, verschieden weit nach proximal reichen oder gelegentlich das gesamte Kolon betreffen. Im aganglionären Dickdarmsegment fehlt die normale propulsive Peristaltik. Es besteht eine tonische Dauerkontraktion, welche eine funktionelle Obstruktion verursacht. Durch die obstruktionsbedingte Stauung der Kotsäule erweitert sich der proximal des aganglionären Segments gelegene norma-

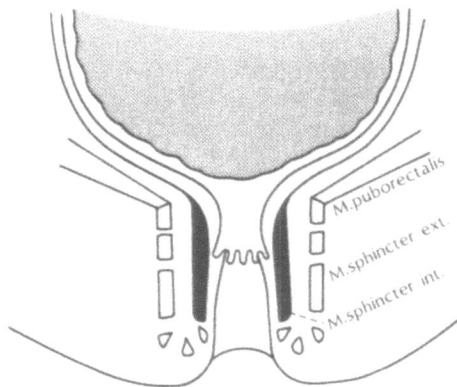

Abb. 16.1. Mechanismen der funktionellen Ausgangsobstruktion bei M. Hirschsprung mit ultrakurzem Segment

le Darm im Sinne einer prästenotischen Dilatation. Der innere Schließmuskel ist ständig kontrahiert und reagiert auf eine Druckzunahme im Rektum nicht mit einer normalen Erschlaffung (fehlender Inhibitionsreflex). Der M. Hirschsprung mit ultrakurzem Segment ist eine milde Variante des Vollbilds [27, 34]. Die funktionellen und histologischen Veränderungen beschränken sich hier auf den inneren Schließmuskel und eine kurze Rektumstrecke. Die normale Darmperistaltik reicht fast bis zum Analkanal. Der innere Schließmuskel bleibt jedoch kontrahiert und spielt die zentrale Rolle bei der Entstehung der Obstruktion (Abb. 16.1).

16.4 Anismus

Während der normalen Stuhlentleerung erschlafft die Beckenbodenmuskulatur. Dadurch nimmt der anorektale Winkel zu und der Mastdarm streckt sich. Durch die Erschlaffung des äußeren Schließmuskels (der innere Schließmuskel ist schon durch den Inhibitionsreflex relaxiert) wird der Analkanal geöffnet, und der Stuhl kann aus dem Rektum ausgetrieben werden. Manche Personen kontrahieren die Beckenbodenmuskulatur jedoch während des Pressens, wodurch der anorektale Winkel spitz bleibt. Der Analkanal öffnet sich nicht [22, 32], und der Stuhl kann nicht entleert werden. Er verbleibt im Rektum (Abb. 16.2). Der Stuhldrang

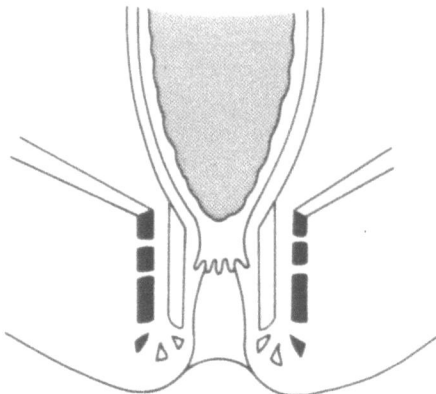

Abb. 16.2. Mechanismen der funktionellen Ausgangsobstruktion bei Anismus

und das Bedürfnis zu pressen persistieren. Trotz langer und häufig wiederholter Entleerungsversuche bleibt der Analkanal verschlossen. Der Stuhldrang kann im Laufe der Jahre verschwinden, Laxanzien und Klysmen lassen trotz massiven Gebrauchs in ihrer Wirkung nach. Die Stuhlentleerung ist schwierig und schmerzhaft. Die Frequenz variiert zwischen einmal pro Tag und einmal in 2 Wochen. Vielfach wird eine manuelle Ausräumung des Rektums mit dem Finger durchgeführt. Durch das lange und intensive Pressen kann es zu Läsionen der Rektumvorderwand kommen [25].
Bei der Defäkographie kann kein oder nur eine geringe Menge Bariumbrei herausgepreßt werden. Der anorektale Winkel bleibt unter 90 ° (s. Kap. 8). Er ist gelegentlich, wie beim „descending perineum syndrome" oder der perinealen Hernie, schwer meßbar. Die bei der Defäkographie gestellte Verdachtsdiagnose wird durch die Elektromyographie untermauert. Während des Entleerungsversuchs wird elektromyographisch eine Aktivitätszunahme im äußeren Schließmuskel registriert, wie sie sonst nur beim willentlichen Anspannen auftritt. Derartige Befunde können jedoch auch durch die Untersuchungssituation verursacht und erklärt werden. Der Patient schämt sich und hat Angst, daß während der Untersuchung Winde und Stuhl abgehen. Er spannt deshalb während des Pressens unwillkürlich den äußeren Schließmuskel an. Die Abnahme der elektrischen Muskelaktivität beim Pressen schließt also das Vorliegen eines Anismus aus, eine Aktivitätszunahme ist jedoch nicht beweisend.

Zur weiteren Abklärung trägt die Beurteilung der segmentalen Transitzeit im Kolon bei. Dabei kommt es zu einer Anhäufung der Marker im Rektosigmoid oder zu einer verzögerten Passage in diesem Segment. Die Transitzeit in den übrigen Kolonsegmenten ist normal. Die beschriebenen pathologischen Befunde der Transitzeitmessung werden bei etwa 50% der Patienten mit abnormer Beckenbodenfunktion gefunden und sprechen für das Vorliegen einer Ausgangsobstruktion.

Manometrische Untersuchungen haben gezeigt, daß die Funktion des inneren und äußeren Schließmuskels in Ruhe und während Kontraktion normal ist. Die Störung beim Anismus gründet sich also auf einer abnormen Funktion eines normalen Muskels [22]. Die Erkrankung kann deshalb als Verhaltensstörung angesehen werden.

Die Passage des Stuhls durch den abdominellen Teil des Kolons ist im allgemeinen normal. Die subtotale Kolektomie ist deshalb zwecklos und vermindert nur die Reservoirkapazität. Die Defäkationsfrequenz nimmt zwar zu, die Entleerung bleibt jedoch schwierig und schmerzhaft. Die Durchtrennung der Puborektalisschlinge hat sich ebenfalls als wenig erfolgversprechend erwiesen. Der Analkanal bleibt auch hier geschlossen, da die Funktion des äußeren Schließmuskels nicht beeinflußt wird. Die anorektale Myotomie ist immer noch Gegenstand der Diskussion [37]. Wir bezweifeln jedoch, daß eine Funktionsstörung des äußeren Schließmuskels durch einen Eingriff am inneren Schließmuskel korrigiert werden kann. Die Analdilatation führt infolge einer befristeten Schwächung des M. sphincter externus möglicherweise zur vorübergehenden Besserung.

Da aber ein abnormer Gebrauch eines normalen Muskels vorliegt, sollte es möglich sein, eine normale Funktion zu lernen. Behandlungen mit Biofeedback haben dementsprechend sehr gute Ergebnisse gezeigt [4, 22] (s. Kap. 22).

16.5 Rektozele

Die Rektozele ist eine Aussackung der vorderen Rektumwand in die Scheide. Ursache ist die Erschlaffung des rektovaginalen Septums infolge von Alter, Multiparität oder chronischem Pressen. Beim Pressen während der Stuhlentleerung kann das Septum rectovaginale nicht genügend unterstützenden Widerstand leisten und wird sackartig in die Vagina vorgewölbt. Die Bewegungsrichtung der Kotsäule wird nach ventral in die Rektozele abgelenkt. Durch die mit Stuhl gefüllte Rektozele wird der

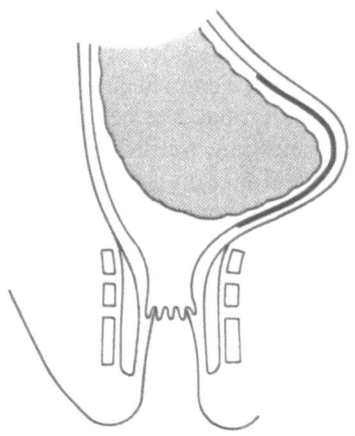

Abb. 16.3. Mechanismen der funktionellen Ausgangsobstruktion bei Rektozele

Analkanal nach hinten verdrängt und bleibt geschlossen. Die falsche Schubrichtung der Fäzes als Folge der Schwächung des rektovaginalen Septums führt zum Bild der funktionellen Ausgangsobstruktion (Abb. 16.3).
Die Patienten klagen über ständiges Drang- und Blockierungsgefühl. Beim Stuhlgang können sie meist nur eine kleine Menge Kot entleeren. Kurze Zeit später kehren sie bei persistierendem Stuhldrang erneut zur Toilette zurück, können jedoch wiederum nur kleine Mengen herauspressen. Sie spüren einen ständigen perinealen Druck. Eine manuelle Unterstützung des Perineums oder der Scheide erleichtert häufig die Defäkation [5, 19].
Die Diagnostik ist einfach. Bei der Inspektion während des Pressens zeigt sich die Vorwölbung der Scheidenhinterwand. Bei gleichzeitiger rektal-digitaler Palpation ist die ventrale Aussackung direkt oberhalb

Tabelle 16.1. Befunde der Defäkographie bei Patienten mit obstruktiver Entleerungsstörung (*n.b.* nicht bekannt)

Literatur	n	Rektumprolaps		Rektozele
		Innerer	Äußerer	
Johansson et al. [16]	1397	292	221	360
Mahieu et al. [28]	200	53	42	44
Kuijpers et al. [21]	60	8	n.b.	n.b.
Ekberg et al. [8]	83	23	n.b.	n.b.

des Schließmuskels gut zu tasten. Die Defäkographie zeigt die Rektozele und den Mechanismus der Ausgangsobstruktion (Tabelle 16.1). Eine kleine Rektozele ist bei Frauen normal und bleibt symptomlos.

16.6 Innerer Rektumprolaps

Der innere Prolaps bzw. die Intussuszeption des Rektums ist das Vorstadium des äußeren, kompletten Mastdarmvorfalls [14, 15, 26]. Die Rektumwand stülpt sich ins Lumen, tritt aber noch nicht durch den Analkanal nach außen. Der leere Mastdarm füllt sich mit sich selbst (Abb. 16.4).
Durch diese Füllung entsteht Stuhldrang mit dem Bedürfnis zu pressen. Die Patienten beschreiben häufig ein Entleerungshindernis. Sie haben eine Defäkationsfrequenz von bis zu 10mal am Tag. Es werden aber jeweils nur kleine Mengen Stuhl und Schleim ausgeschieden. Trotzdem wird der Stuhldrang nicht als „Fehlmeldung" angesehen. Um das ständige Dranggefühl loszuwerden, versuchen die Patienten oft eine manuelle Ausräumung mit den Fingern. Der Mastdarm ist aber in der Regel leer. Einige Patienten bemerken eine gewisse Inkompetenz und Inkontinenz des äußeren Schließmuskels. Beim Pressen in sitzender Stellung

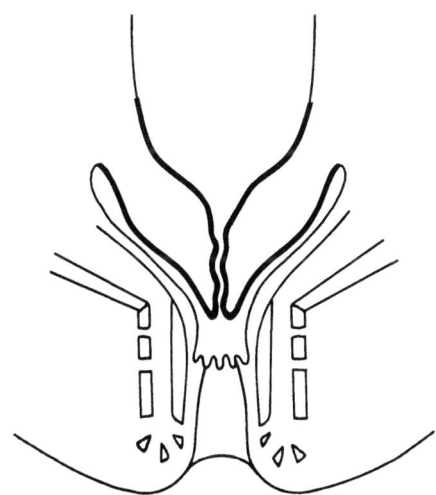

Abb. 16.4. Mechanismen der funktionellen Ausgangsobstruktion bei innerem Rektumprolaps

kann hier mit dem Finger ein Wandprolaps, der bis in den Analkanal reicht, getastet werden.

Die Defäkographie ist die Untersuchung der Wahl (Tabelle 16.1). Während des Pressens beginnt einige Zentimeter oberhalb des Analkanals zunächst ein Vorfall der Vorderwand, später auch der Hinter- und Seitenwände in das Lumen des distalen Rektums. Der zirkuläre Rektumprolaps tritt in den obersten Teil des Analkanals ein, der untere Analkanal bleibt geschlossen. Das radiologische Bild gleicht einem Trichter [26]. Die Intussuszeption zeigt denselben zeitlichen Ablauf wie die erste Phase des kompletten Rektumprolapses. Sie wird deshalb als Vorstufe des äußeren Mastdarmvorfalls angesehen. Man nimmt an, daß der komplette Prolaps dann auftritt, wenn die Beckenbodenmuskulatur, welche die Bauchorgane unterstützt, infolge einer Denervierung schwächer wird und die Unterstützung nachläßt. Längeres intensives Pressen, welches durch eine Ausgangsobstruktion ausgelöst wird, könnte die Schädigung der pudendalen und perinealen Nerven (d. h. Denervierung der Beckenbodenmuskulatur) bewirken. Die Folge ist ein Rektumprolaps mit Stuhlinkontinenz.

16.7 Mukosaprolaps

Beim Mukosaprolaps handelt es sich um eine Falte vermehrter Schleimhaut meist an der Rektumvorderwand, welche sich beim Pressen in das Rektoskop vorwölbt oder im Analkanal sichtbar ist [1, 7]. Man vermutet, daß der Vorfall der Rektummukosa zu einer Passagestörung führen kann. Die Defäkographie zeigt aber, daß keine Ausgangsobstruktion vorliegt, da der Bariumbrei gut entleert werden kann. Außerdem haben Patienten mit Hämorrhoiden, welche ein ähnliches Bild zeigen, keine Beschwerden im Sinne einer Ausgangsobstruktion. Die Hauptsymptome sind Prolapsgefühl, Blutungen und perianale Schmerzen. Die Hälfte der Patienten klagt über Verstopfung und Stuhldrang. Gelegentlich findet sich ein solitäres Rektumulkus. Als Ursachen werden langes Pressen und Denervierung der Beckenbodenmuskulatur diskutiert. Der Mukosaprolaps steht mit verschiedenen Defäkationsstörungen in Zusammenhang, inwieweit er aber ein Indikator für das Vorliegen einer Ausgangsobstruktion ist, bleibt noch zu klären.

16.8 Syndrom des solitären Rektumulkus

Das Syndrom des solitären Rektumulkus ist eine chronische Erkrankung, die durch peranalen Blut- und Schleimabgang, Veränderungen der Rektumwand und Entleerunsstörungen gekennzeichnet ist [10]. Das Syndrom kann sich unterschiedlich präsentieren. Dabei werden zwei Formen unterschieden:
a) Das ulzerierte Stadium, welches aus einem oder mehreren bizarr geformten Geschwüren besteht, die grau-weißlich belegt sind und einen aufgeworfenen Rand mit höckeriger Schleimhaut haben.
b) Das nicht ulzerierte Stadium mit einer Colitis cystica profunda, das durch polypoide Läsionen auf intakter Schleimhaut charakterisiert ist. Die Variationen reichen von einem einzelnen Polypen bis zu blumenkohlartigen Feldern.

Die Patienten klagen über ein Entleerungshindernis oder eine inkomplette Entleerung. Sie gehen häufig auf die Toilette, produzieren aber nur etwas Schleim und Blut. Dies kann zu einer vorübergehenden Erleichterung führen, die Beschwerden kommen aber schnell und unvermindert wieder. Der Stuhldrang und das Gefühl von verbleibendem Stuhl im Mastdarm persistieren. Die Patienten pressen deshalb stark und benutzen häufig manuelle Hilfe, um sich zu entleeren.

Die Ursache des Syndroms des solitären Rektumulkus ist nicht vollständig geklärt, aber die häufige Assoziation mit Defäkationsstörungen deutet auf das Vorliegen einer funktionellen Obstruktion hin (Tabelle 16.2). Es besteht ein Zusammenhang mit dem Rektumprolaps, da das Geschwür immer an der Spitze des Vorfalls lokalisiert ist und nach adäquaten chirurgischen Maßnahmen zur Abheilung kommt. In bis zu 50% der Fälle mit solitärem Rektumulkus ist ein innerer Rektumprolaps oder ein

Tabelle 16.2. Syndrome mit funktioneller Ausgangsobstruktion als Ursache des Syndroms des solitären Rektumulkus (*SRU*) (*n.b.* nicht bekannt)

Literatur	Patienten mit SRU	Rektumprolaps		Anismus
		Innerer	Äußerer	
Ford et al. [10]	29	25	0	n.b.
Keighley u. Shoulder [18]	33	2	12	4
Kuijpers et al. [25]	19	12	n.b.	5
Martin et al. [29]	51	26	9	n.b.
Womack et al. [36]	18	10	5	2

Mukosavorfall beschrieben. Mehrere Autoren betrachten einen Prolaps der Vorderwand als typisches Kennzeichen einer rektalen Intussuszeption. Auch in diesen Fällen sind die Ulzera immer auf der Spitze des Prolapses lokalisiert und heilen nach Rektopexie ab [15].

Bei Patienten mit dem Syndrom des solitären Rektumulkus wurde ein abnormes elektromyographisches Verhalten der Beckenbodenmuskulatur beschrieben [33]. Eine Zunahme der elektrischen Aktivität beim Pressen ähnlich dem Anismus wurde beobachtet.

Bei defäkographischen Untersuchungen wurde gezeigt, daß bei den meisten Patienten mit solitärem Rektumulkus entweder eine Intussuszeption oder ein Anismus bestand [25]. Die Schleimhaut an der Spitze des Rektumprolapses wird in den Analkanal gepreßt, wodurch es zu einer Schädigung kommt. Das chronische Trauma verursacht Vernarbungen, die im Falle eines zirkulären Vorfalls zu einer Stenosierung führen können. Die adäquate Behandlung der Defäkationsstörung führt zur Heilung des Geschwürs.

Die digitale Manipulation bei der Stuhlentleerung wurde oft als Erklärung für die Ulzera herangezogen. Man hat aber herausgefunden, daß die manuelle Hilfe, genauso wie das solitäre Rektumulkus selbst, nur ein Symptom der zugrundeliegenden Defäkationsstörung ist.

16.9 "Descending perineum syndrome"

Der Leitbefund beim "descending perineum syndrome" (DPS) ist das pathologische Tiefertreten des Perineums während des Pressens. Der Nachweis kann klinisch und defäkographisch erfolgen. Voraussetzung ist ein Absinken der Ebene des Perineums beim Pressen unter das Niveau der Sitzbeinhöcker. Häufigste Beschwerde ist die schwierige Stuhlentleerung. Die Patienten haben das Gefühl eines Defäkationshindernisses und/oder eine unvollständige Entleerung. Begleitet werden diese Symptome durch diffuse Schmerzen im Perineum und schleimig-blutige Absonderungen [31].

Die Ätiologie, die Pathogenese und die ursächliche Bedeutung der Beckenbodensenkung für die Beschwerden sind Gegenstand der Diskussion. Mehrere Untersucher nehmen an, daß chronisches Pressen zu einer Schwächung des Schließreflexes führt. Andere Autoren vermuten, daß das Gefühl der Obstruktion durch einen Prolaps der Rektumvorderwand, der in den Analkanal eintritt und sich als Hindernis vorlegt, verursacht wird. So kann auch das Gefühl der inkompletten Entleerung er-

klärt werden. Wieder andere Proktologen haben während des Pressens eine Zunahme der elektrischen Beckenbodenaktivität, wie sie beim Anismus gefunden wird, registriert [33].
Ständiges Pressen während der Defäkation kann Dehnungsschäden der Nerven, welche den Beckenboden versorgen, verursachen. Eine progrediente Denervation könnte die Folge sein [30]. Der äußere Schließmuskel und der M. puborectalis werden getrennt innerviert. Eine unterschiedlich ausgeprägte Schädigung der verschiedenen Nerven oder die Läsion nur eines Nervs sind möglich [35]. Man hat bei Patienten mit einer idiopathischen Stuhlinkontinenz elektromyographische und histologische Veränderungen der Beckenbodenmuskulatur feststellen können. Der äußere Schließmuskel war jedoch wesentlich stärker betroffen als der Puborektalismuskel [30].
Wäre vorwiegend der M. puborectalis geschädigt, so würde während des Pressens das Perineum tiefertreten, ohne daß die Kontinenz wesentlich beeinträchtigt wäre. Tatsächlich wurde bei kontinenten Patienten mit DPS diese Befundkonstellation beobachtet [20]. Das Perineum tritt tiefer, der Analdruck bleibt jedoch normal. Die Stuhlkontinenz dieser Patienten hängt im wesentlichen von der Funktion des äußeren Schließmuskels ab. Operationen, welche den Schließmuskel dehnen, sind kontraindiziert, da sie zu einer weiteren Denervierung und damit Zunahme der Inkontinenz führen können. Inkontinente Patienten mit DPS haben sehr niedrige Analdrücke. Trotzdem klagen sie über ein Gefühl der Obstruktion. Das bedeutet, daß das Obstruktionsgefühl nicht durch den äußeren Schließmuskel verursacht wird, da dieser zu schwach ist.
Langes und intensives Pressen während der Defäkation kann zu Denervierung und konsekutiver Stuhlinkontinenz durch Dehnungsschädigung der Nerven führen. Untersuchungen der Beckenbodenmuskulatur mit konventionellem und Einzelfaser-EMG haben gezeigt, daß Patienten mit idiopathischer Inkontinenz eine isolierte Neuropathie der Beckenbodenmuskulatur haben. Diese Nervenschädigung findet sich auch bei kontinenten Patienten mit einer Beckenbodensenkung und bei obstipierten Patienten ohne Deszensus. Der M. puborectalis ist bei Patienten mit Deszensus stärker betroffen.
Die starken Überschneidungen lassen vermuten, daß DPS, Mukosaprolaps, innerer Rektumprolaps, Anismus und das Syndrom des solitären Rektumulkus verschiedene Manifestationen derselben Störung sind.

16.10 Zusammenfassung

Die Analfissur, der M. Hirschsprung und die Rektozele sind gut bekannte Krankheitsbilder. Die Analfissur kommt häufig vor. Die Mehrzahl der älteren Frauen hat eine Rektozele. In der Regel bestehen jedoch keine Funktionsstörungen. Der M. Hirschsprung ist eine seltene Erkrankung.

Der Anismus, der innere Rektumprolaps und das Syndrom des solitären Rektumulkus sind weniger geläufig. Ihre Pathogenese ist jedoch durch die Entwicklung und Anwendung spezieller kolorektaler Funktionsuntersuchungen klarer geworden [12, 13], auch wenn noch ungelöste Fragen bestehen bleiben. Nicht jede radiologisch entdeckte Einstülpung der Rektumwand entspricht einem inneren Rektumprolaps. Die Aktivitätssteigerung der Beckenbodenmuskulatur beim Anismus kann leicht mit einer Abwehrreaktion des Patienten, welcher sich in der Untersuchungssituation unwohl fühlt, verwechselt werden [17]. Nicht bei jedem Patienten mit einem solitären Rektumulkus kann eine Funktionsstörung gefunden werden [25]. Über die Bedeutung des „descending perineum syndrome" und des Mukosaprolapses herrscht noch Unklarheit. Wahrscheinlich sind sie zusätzliche oder komplizierende Manifestationen der oben erwähnten Erkrankungen.

Wie oft diese Funktionsstörungen vorkommen, ist schwer zu sagen. Die wenigen publizierten Studien umfassen kleine Patientenzahlen und sind von superspezialisierten Kliniken durchgeführt worden. Jedenfalls findet sich bei drei Viertel unserer Patienten mit Obstipation eine abnorme Funktion der Beckenbodenmuskulatur während des Pressens [23]. Unsere Patienten mit funktionellen Defäkationsstörungen wohnen freilich oft weit von der Klinik entfernt, so daß eine epidemiologische Aussage schwer fällt.

Die kolorektalen Funktionsuntersuchungen müssen weiter verbessert und Normalwerte etabliert werden. Die Diagnostik der funktionellen Defäkationsstörungen steht noch am Anfang, einige Zusammenhänge zwischen den verschiedenen Krankheitsbildern wurden aber schon erkennbar [3, 7, 25].

Literatur

1. Allen-Mersh TG, Henry MM, Nicholls RJ (1987) Natural history of anterior mucosal prolapse. Br J Surg 74:679–682
2. Arabi Y, Alexander-Williams J, Keighley MRB (1977) Anal pressures in hemorrhoids and anal fissure. Am J Surg 134:608–610

Literatur

3. Bartolo D, Roe A (1986) Obstructed defaecation. Br J Hosp Med:228–236
4. Bleijenberg G, Kuijpers JHC (1987) Biofeedback treatment for constipation: first results. Dis Colon Rectum 30:108–111
5. Block IR (1986) Transrectal repair of rectocele using obliterative sutures. Dis Colon Rectum 29:707–711
6. Cerdan FJ, Ruiz de Leon A, Azpiroz F, Martin J, Balibrea JL (1982) Anal sphincteric pressure in fistula-in-ano before and after lateral internal sphincterotomy. Dis Colon Rectum 25:198–201
7. DuBoulay CEH, Fairbrother J, Isaacson PG (1983) Mucosal prolapse syndrome: a unifying concept for solitary ulcer syndrome and related disorders. J Clin Pathol 36:1264–1268
8. Ekberg O, Nylander G, Fork FT (1985) Defecography. Radiology 155:45–48
9. Fischer M, Thermann M, Hamelmann H (1978) Manometrische Untersuchungen des Analkanals bei der primär-chronischen Fissur vor und nach der Behandlung durch Dehnung oder Sphincterotomie. Chirurg 49:111–113
10. Ford MJ, Anderson JR, Gilmour HM, Holt S, Sircus W, Heading RC (1983) Clinical spectrum of "solitary ulcer" of the rectum. Gastroenterology 84:1533–1540
11. Gibbons CP, Read NW (1986) Anal hypertonia in fissures: cause or effect. Br J Surg 73:443–445
12. Gooszen HG, ten Cate Hoedemakers HO, Weterman IT, Keighley MRB (1987) Disordered Defecation. Martinus Nijhof, Dordrecht
13. Henry MM, Swash M (1985) Coloproctology and the Pelvic Floor. Butterworths, London
14. Hoffman MJ, Kodner IJ, Fry RD (1984) Internal intussusecption of the rectum. Diagnosis and surgical management. Dis Colon Rectum 27:435–441
15. Ihre I, Seligson U (1975) Intussusception of the rectum/internal procidentia: treatment and results in 90 patients Dis Colon Rectum 18:391–396
16. Johannson C, Ihre T, Ahlback SO (1985) Disturbances in the defecation mechanism with special reference to intussusception of the rectum (internal procidentia) Dis Colon Rectum 28:920–924
17. Jones JPN, Lubowski DZ, Swash M, Path MRC, Henry MM (1987) Is paradoxical contraction of puborectalis muscle of functional importance? Dis Colon Rectum 30:667–670
18. Keighley MRB, Shoulder P (1984) Clinical and manometric features of the solitary rectal ulcer syndrome. Dis Colon Rectum 27:507–512
19. Khubchandani IT, Sheets JA, Stasik JJ, Hakki AR (1983) Endorectal repair of rectocele. Dis Colon Rectum 26:792–796
20. Kiff Es, Barnes PRH, Swash M (1984) Evidence of pudendal neuropathy in patients with perineal descent and chronic straining at stool. Gut 25:1279–1282
21. Kuijpers JHC, Strijk SP (1984) Diagnosis of disturbances of continence and defecation. Dis Colon Rectum 27:658–662
22. Kuijpers JHC, Bleijenberg G (1985) The spastic pelvic floor syndrome. A cause of constipation. Dis Colon Rectum 28:669–672
23. Kuijpers JHC (1989) Diagnosis and treatment of nonorganic constipation. Dis Colon Rectum (im Druck)
24. Kuijpers JHC (1983) Is there really sphincter spasm in anal fissure? Dis Colon Rectum 26:493–494
25. Kuijpers JHC, Schreve RH, ten Cate Hoedemakers H (1986) Diagnosis of functional disorders of defecation causing the solitary ulcer syndrome. Dis Colon Rectum 29:126–129

26. Kuijpers JHC, Demorree H (1988) Towards a selection of the most appropriate procedure in the treatment of complete rectal prolapse. Dis Colon Rectum 31:355–357
27. Lynn HB, van Heerden JA (1975) Rectal myectomy in Hirschprung's disease. Arch Surg 110:991–994
28. Mahieu P, Pringot J, Bodard P (1984) Defecography: contribution to the diagnosis of defecation disorders. Gastrointest Radiol 9:253–261
29. Martin CJ, Parks TG, Biggart JD (1981) Solitary rectal ulcer syndrome in Northern Ireland, 1981–1980. Br J Surg 68:744–747
30. Parks AG, Swash M, Urich H (1977) Spincter denervation in anorectal incontinence and rectal prolapse. Gut 18:656–665
31. Parks AG, Porter NN, Hardcastle J (1966) The syndrome of the descending perineum. Proc R Soc Med 59:477–482
32. Preston DM, Lennard-Jones JE, Thomas BM (1984) The balloon proctogram. Br J Surg 71:29–32
33. Rutter KR, Riddell RH (1975) The solitary rectal ulcer syndrome. Clin Gastroenterol 4:505–530
34. Shermata DW, Nilprabhassorn P (1977) Posterior myectomy for primary and secondary short segment aganglionosis. Am J Surg 133:39–41
35. Snooks SJ, Henry MM, Swash M (1985) Anorectal incontinence and rectal prolapse: differential assessment of the innervation to puborectalis and external anal sphincter muscles. Gut 26:470–476
36. Womack NR, Williams NS, Holmfield JHM, Morrison JFB (1987) Pressure and prolapse – the cause of solitary rectal ulceration. Gut 28:1228–1233
37. Yoshioka K, Keighley MRB (1987) Anorectal myectomy for outlet obstruction. Br J Surg 74:373–376

17 Obstipation als Begleitsymptom und als unerwünschte Arzneimittelwirkung

W. KRUIS

17.1 Einleitung

Es ist eine alltägliche Erfahrung, daß es bei den verschiedensten Erkrankungen zu Änderungen im Stuhlverhalten kommen kann. Über die Häufigkeit einer Obstipation als Begleitsymptom gibt es, abgesehen von einigen wenigen definierten Krankheitsbildern, kaum Angaben. Obstipation ist nicht selten die unerwünschte Folge einer medikamentösen Therapie. Auch hier fehlen jedoch exakte Häufigkeitsangaben. Darüber hinaus beruhen die Kenntnisse über das Begleitsymptom Obstipation auf klinischen Beobachtungen. Pathophysiologische Untersuchungen liegen dazu nur sehr wenige vor.
Im folgenden wird versucht, systematisch Krankheitsbilder und Medikamente aufzuzeigen, die mit einer Obstipation einhergehen können. Aus Gründen der Übersicht wurde dabei unterteilt in abdominelle und extraabdominelle Erkrankungen. Zusätzlich wird noch auf besondere Lebensumstände eingegangen, die nicht als krankhaft bezeichnet werden können, die aber auch von Veränderungen des Stuhlverhaltens begleitet werden können. Intestinale Krankheitsbilder, die zu Obstipation führen können, sollen hier nicht behandelt werden.

17.2 Obstipation als Begleitsymptom bestimmter Lebenssituationen

Es ist allgemein bekannt, daß es aufgrund von z. B. Reisen oder Arbeitsplatzbedingungen zu einer Obstipation kommen kann. Hier soll aber besonders auf drei Lebenssituationen eingegangen werden, das Alter, die Immobilität und die Schwangerschaft. Zumindest die ersten beiden Punkte können bei vielen Krankheiten als Kofaktor zur Entstehung einer Obstipation beitragen.

Obstipation ist beim älteren Patienten wahrscheinlich eines der häufigsten Symptome [8]. Verschiedene Ursachen werden diskutiert: Oftmals langjähriger Laxanzienmißbrauch, inadäquate Ernährung mit geringer Flüssigkeitszufuhr, muskuläre Schwäche aufgrund von Atrophie [8]. Ein weiterer Grund einer Obstipation mag der bei älteren Menschen häufig anzutreffende Gebrauch verschiedenster Medikamente sein. Mit zunehmendem Alter wird der Mensch weniger mobil. Diese Immobilität könnte, wie auch bei durch Krankheit bedingter Mobilitätseinschränkung jüngerer Menschen, ein Faktor in der Entstehung von Obstipation sein. Aussagekräftige wissenschaftliche Untersuchungen gibt es dazu jedoch nicht.

Obstipation während der Schwangerschaft ist eine häufige Klage. Ohne daß die Ursachen bisher geklärt sind, werden mehrere Mechanismen diskutiert. Da Östrogene parasympathische Wirkungen haben, könnte die hormonelle Umstellung in der Schwangerschaft die Obstipationsneigung erklären. In der Tat fand sich ein zyklusabhängiges Stuhlverhalten [4]. Die Obstipationstendenz zeigte sich jedoch in der Lutealphase, also unter dem vorherrschenden Einfluß von Progesteron. In der Schwangerschaft kommt es zum Hyperaldosteronismus mit Natrium- und Wasserretention. Dies könnte Untersuchungen erklären, die eine vermehrte Wasserresorption im Kolon von Graviden zeigten [7]. Möglicherweise ist die Genese der Schwangerschaftsobstipation auch multifaktoriell.

17.3 Obstipation als Begleitsymptom abdomineller Erkrankungen

In diesem Abschnitt sollen abdominelle Krankheitsbilder mit Ausnahme von Erkrankungen des gesamten Dünn- und Dickdarms besprochen werden, die mit akuter oder chronischer Obstipation einhergehen können. Eingeschlossen ist auch die Obstipation beim Reizdarmsyndrom, obgleich es sein könnte, daß eine bessere Kenntnis der Ätiologie dieses bisher ungeklärten Syndroms eine ursächliche pathologische Veränderung im Darm ergibt.

17.3.1 Obstipation bei Patienten mit Reizdarmsyndrom (Colon irritabile)

Das Reizdarmsyndrom beschreibt eine Reihe von chronischen Symptomen wie Leibschmerzen, Stuhlunregelmäßigkeiten und Aufgetriebensein, die entweder alle gemeinsam oder in verschiedenen Kombinationen vorhanden sein können und für die keine organischen Ursachen feststellbar sind. Ein Patient, der unter einem Einzelsymptom leidet, z. B. unter einer Obstipation, fällt demnach nicht unter diese Definition. Aufgrund der Definitionsschwierigkeiten bergen Angaben zur Häufigkeit einen erheblichen Unsicherheitsfaktor. Man geht davon aus, daß etwa 40–70% der Patienten einer gastroenterologischen Ambulanz unter diese Diagnose fallen. Der Anteil dieser Patienten, die stationär aufgenommen werden, beträgt etwa 1–4% [13].

Stuhlunregelmäßigkeiten aller Art werden von nahezu 100% der Patienten mit Reizdarmsyndrom beklagt [6, 11, 16]. Das Stuhlverhalten wechselt dabei oft beim selben Patienten von Diarrhö zu Obstipation und umgekehrt. Patienten mit Reizdarmsyndrom mit vorwiegend Obstipation finden sich in einer Häufigkeit von 36% [11] bis 51% [16] und 66% [6]. Abwechselnd Durchfall und Verstopfung berichten 29% [16] bis 46% [11]. Die Angabe Obstipation bedeutet bei Patienten mit Reizdarmsyndrom nicht unbedingt eine meßbare Verzögerung der Darmtransitzeiten, sondern gibt oftmals das Gefühl einer mangelhaften Entleerung wieder oder beschreibt Besonderheiten der Stuhlkonsistenz, z. B. Schafskot. Diese mehr gefühlsmäßige Obstipation bei normalen Transitzeiten könnte auch mit ein Grund dafür sein, daß die verschiedensten Mittel zur Beschleunigung der Stuhlpassage, z. B. Quellmittel [11], in aller Regel keine sehr überzeugenden therapeutischen Effekte bei Patienten mit Reizdarmsyndrom haben.

17.3.2 Obstipation bei Patienten mit abdominellen extraintestinalen Erkrankungen

Eine Reihe intra-, retro- oder extraperitoneal gelegener Organe können zu Stuhlunregelmäßigkeiten führen, d. h. sie können mit akuter oder chronischer Obstipation einhergehen. Dieser Stuhlverhalt kann insbesondere bei akutem Geschehen klinisch so beeindruckend sein, daß er die zugrundeliegende extraintestinale Erkrankung nicht erkennen läßt. Nieren- oder Gallenkoliken sowie Ulcera duodeni haben häufig, wahrscheinlich reflektorisch bedingt, eine akute (transitorische) Obstipation zur Folge. Manchmal führt diese Obstipation wiederum zu kolikartigen Schmerzen, was zu diagnostischen und therapeutischen Fehlschlüssen Anlaß geben kann. Aber nicht nur Schmerzzustände, sondern auch entzündliche Prozesse aller Art, wie Cholezystitis, Pankreatitis, Adnexitis und Peritonitis können Obstipation verursachen.

Eine mechanische Behinderung der Stuhlpassage durch Verdrängung oder Kompression von außen führt in aller Regel zu einer chronischen Obstipation. Solche mechanischen Hindernisse können durch alle Arten von raumfordernden Prozessen bedingt sein. Dabei muß auch an ungewöhnliche topographische Beziehungen gedacht werden, z. B. wurde eine Obstipation als Folge einer anterioren sakralen Meningozele beschrieben [5].

17.4 Obstipation als Begleitsymptom systemischer und neurologischer Erkrankungen

17.4.1 Systemische Ursachen

Zu den systemischen Ursachen einer Obstipation gehören metabolische und endokrine Störungen. In Tabelle 17.1 sind die wichtigsten Erkrankungen aufgelistet. Eine häufige Grunderkrankung für eine begleitende Obstipation ist der Diabetes mellitus. Nach neueren Arbeiten (Übersicht bei [12]) berichten ca. 60% der Diabetiker über Obstipation, wobei 29% der Patienten ohne und 88% mit Neuropathie betroffen sind. Die Ursachen der diabetischen Obstipation sind möglicherweise vielschichtig; zum einen spielt sicherlich die Neuropathie eine wichtige Rolle, zum anderen werden aber auch hormonelle Ursachen wie ein Glukagonexzeß oder Stoffwechselentgleisungen mit Azidose diskutiert.

Zu den anderen Ursachen einer metabolisch bedingten Obstipation sei auf die Tabelle 17.1 verwiesen. Hypokaliämien der verschiedensten Ur-

Tabelle 17.1. Metabolische und endokrine Ursachen einer Obstipation. (Nach Devroede [5])

Metabolische Ursachen	Diabetes mellitus
	Hypokaliämie
	Hyperkalzämie
	Urämie
	Amyloidose
	Porphyrie
Endokrine Ursachen	Panhypopituitarismus
	Hypothyreose
	Nebennierenrindeninsuffizienz
	Hyperparathyreoidismus
	Phäochromozytom

sachen spielen dabei aufgrund ihrer Häufigkeit eine besondere Rolle. Bei anderweitig nicht erklärbaren Obstipationszuständen sollte unbedingt auch an das Vorliegen einer Porphyrie oder einer Amyloidose gedacht werden. Wenn man daran denkt, sind beide Erkrankungen einfach zu diagnostizieren.

Eine der am besten bekannten endokrinen Ursachen einer Obstipation ist die Hypothyreose (Übersicht bei [15]). Dabei kommt es zu muzinösen Infiltraten in der Dünn- und Dickdarmwand mit erheblichen Veränderungen der Konsistenz und nachfolgender Störung des Motilitätsmusters (Übersicht bei [15]). Die Folge ist bei fast allen Patienten eine hartnäckige Obstipation, die bis zum Ileus führen kann.

Nahezu jeder 5. Patient mit primärer Nebennierenrindeninsuffizienz leidet an Obstipation (Übersicht bei [9]). Als Ursache dafür könnten verschiedene Faktoren in Frage kommen, wie die allgemeine Adynamie, die Hypotonie oder auch die Hyperkalzämie.

Die Hyperkalzämie und die daraus resultierende herabgesetzte neuromuskuläre Erregbarkeit ist wahrscheinlich die Ursache einer Obstipation bei Hyperparathyreodismus. Unterstützt würde diese Ansicht durch den Nachweis einer Korrelation zwischen dem Ausmaß der Hyperkalzämie und der neurotoxischen Störung. Dies konnte bisher jedoch nicht belegt werden (Übersicht bei [19]).

Weniger bekannt, aber immerhin bei 15% der Patienten anzutreffen, ist eine begleitende Obstipation bei Phäochromozytom [14]. Noradrenalin kann die Motilität erheblich beeinflussen [18]. Inwieweit jedoch dieser Effekt oder Änderungen im Resorptions- bzw. Sekretionsverhalten des Darms eine Rolle spielen, ist nicht genügend untersucht.

Neben einer Obstipation als Begleiterscheinung einer Fehlfunktion peripherer endokriner Organe kann es auch aufgrund gestörter hormoneller Regelmechanismen durch den Ausfall übergeordneter endokriner Organe zur Obstipation kommen. Ein bekanntes Beispiel dafür ist eine Obstipation infolge eines Panhypopituitarismus.

17.4.2 Neurogene Ursachen

Die Passage und Exkretion von Stuhl wird von komplexen myoelektrischen Vorgängen geregelt. Dabei kann Obstipation nicht nur durch Ausfall der myoelektrischen Erregung verursacht werden, sondern ebenso durch Übererregung oder dyskoordinierte Erregung. Die neurogenen Funktionen des Intestinums werden durch Impulse auf allen Ebenen des peripheren und zentralen Nervensystems beeinflußt. So wird die um-

Tabelle 17.2. Neurogene Ursachen einer Obstipation

I. Periphere neurologische Erkrankungen
Autonome Neuropathie (paraneoplastisch, Pseudoobstruktion)
M. Hirschsprung
Polyneuritis Guillain-Barré
Ganglioneuromatose
Multiple endokrine Adenomatose (MEA) Typ II B
Chagas-Krankheit

II. Zentrale neurologische Erkrankungen
 1. Auf spinaler Ebene:
    Verletzungen peripherer Nerven oder des Spinalmarks
    Tumoren
    Multiple Sklerose (Encephalomyelitis disseminata)
    Spina bifida
    Neurofibromatose von Recklinghausen
    Shy-Drager-Syndrom
    Tabes dorsalis
 2. Auf der Ebene des Gehirns:
    M. Parkinson
    Zerebrovaskuläre Erkrankungen
    Tumoren

fangreiche Liste (Tabelle 17.2) von neurogenen Ursachen einer Obstipation verständlich. Trotz langer und eingehender Erfahrungen zur intestinalen Transitfunktion bei neurologischen Erkrankungen beruhen die meisten dieser Kenntnisse auf anekdotisch klinischen Berichten. Pathophysiologische Untersuchungen liegen nur bei wenigen Krankheitsbildern vor.

17.4.3 Weitere systemische Ursachen einer Obstipation

Der Vollständigkeit halber soll hier auf muskuläre bzw. Wandveränderungen bei Kollagenosen hingewiesen werden, z. B. im Rahmen einer Sklerodermie oder einer Dermatomyositis. Die Stuhlentleerung wird beeinflußt durch die muskuläre Bauchpresse und die Funktion der Beckenbodenmuskulatur. Deshalb werden Myopathien als mögliche Ursache einer Obstipation diskutiert. Untersuchungen liegen dazu kaum vor. Die immer wieder zitierte myotone Dystrophie Curschmann-Steinert hat in eigenen Untersuchungen [18] keine verlängerten Darmtransitzeiten gezeigt.

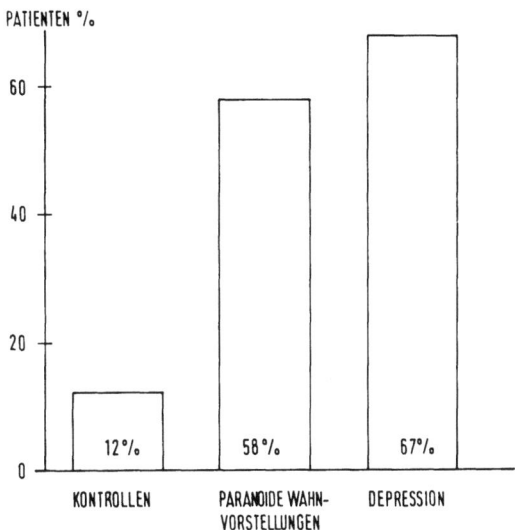

Abb. 17.1. Obstipation bei psychiatrischen Patienten. (Nach Alexander [1])

Immer wieder wird eine Obstipation infolge psychischer Ursachen oder psychiatrischer Erkrankungen diskutiert. Konflikte, die zugrunde liegen könnten, wären: Abneigung gegen die eigenen Exkremente; angenehmes Gefühl durch die Stuhlretention und Trotzverhalten. Insgesamt fehlen jedoch Belege für diese Überlegungen [5]. Die meisten Studien wurden ohne adäquate Untersuchungsmethoden bezüglich der Darmfunktion durchgeführt. Eine Untersuchung von Alexander und Menninger [1] bei 240 psychiatrischen Patienten zeigte bei depressiven und paranoiden Patienten im Vergleich zu anderen psychiatrischen Patienten eine besonders hohe Obstipationsfrequenz (Abb. 17.1). Der Schwachpunkt dieser ansonsten guten Studie liegt darin, daß die Überprüfung des Stuhlverhaltens durch eine einfache Patientenbefragung geschah.

17.5 Obstipation als Begleiterscheinung bei Medikamenteneinnahme und anderen Fremdstoffen

Stuhlgang ist die Folge komplexer Mechanismen. Auf allen Ebenen dieses Prozesses können Medikamente direkt oder indirekt einwirken. Die

Tabelle 17.3. Medikamente, die zur Obstipation führen können. (Zusammengestellt nach [2, 3, 5, 17])

Stoff-Indikationsgruppe	Beispiele, Bemerkungen, chem. Kurzbezeichnungen
Analgetika	Dextropropoxyphen Flupirtinmaleat Opiate Pentazocin
Antacida	Aluminium- und kalziumhaltige Substanzen
Antiarrhythmika	Amiodaron Ipratropiumbromid
Anticholinergika Antidepressiva	Amitriptylin Clomipramin Desipramin Dibenzepin Doxepin Imipramin Lofepramin Maprotilin Melitracen Nortriptylin Opipramol Trazodon Trimipramin
Antiepileptika	Barbexaclon
Antihypertonika	Clonidin Guanabenz
Diuretika	Durch Dehydratation und/oder Hypokaliämie
Laxanzien	Durch Elektrolytverlust und/oder Dehydration; Nervenschädigung?
Lipidsenker	Colestyramin HMG-CoA-Reduktase-Hemmer
Myotonolytika	Baclofen Dantrolen
Neuroleptika	Butyrophenone Phenothiazine Trizyclica Oxypertin Pimozid Sulpirid
Parkinson-Mittel	Amantadin Benzatropinmesilat

Tabelle 17.3. (Fortsetzung)

Stoff-Indikationsgruppe	Beispiele, Bemerkungen, chem. Kurzbezeichnungen
	Biperiden Bornaprin Bromocriptinmesilat Metixen Pridinot Procyclidin Trihexyphenidyl
Quellmittel	Agar-Agar Carboxymethylcellulose Leinsamen Weizenkleie
Schlafmittel	Barbiturate
Verschiedene	Bariumsulfat Eisen Lithium
Zytostatika	Vinca-Alkaloide

Liste der Medikamente (Tabelle 17.3), die zu einer Obstipation führen können, ist daher lang. Neben Medikamenten, die wie die Anticholinergika über eine Hemmung der cholinergen Stimulation der glatten Muskelzellen direkt auf die Propulsion einwirken, gibt es auch Pharmaka, die wie die Diuretika erst über unerwünschte Effekte (Hypokaliämie, Dehydratation) das Stuhlverhalten beeinflussen. Eine mißbräuchliche Anwendung von Medikamenten (z. B. Laxanzien) kann ebenso zur Obstipation führen, wie die nicht fachgerechte Einnahme von Stoffen, die wie die Quellstoffe unter Zulage von Flüssigkeit eigentlich die Darmpassage regulieren sollen. Manche Substanzen (z. B. Bariumsulfat) werden nur einmalig appliziert und können dann bis zum Ileus führen, andere (z. B. Antidepressiva) führen erst bei chronischer Anwendung zur Obstipation. Die Liste ist sicher nicht vollständig. Bei schwerwiegender Grunderkrankung (z. B. Tumorleiden) steht eine Obstipation klinisch oft im Hintergrund, weswegen in der Gruppe der Zytostatika bisher nur Vinca-Alkaloide als möglicherweise obstipierend angegeben werden. Umgekehrt ist es schwierig, bei Schwerstkranken eine Obstipation nur auf ein Medikament zurückzuführen.

Neben Medikamenten können verschiedene Metalle und deren Verbindungen, insbesondere bei chronischer Belastung, zu einer Obstipation führen. Zu nennen sind hier Arsen, Blei, Quecksilber [5].

17.6 Schlußbemerkung

Obstipation als Begleitsymptom ist häufig. Nicht immer ist sie einer Ursache zurechenbar, häufiger ist sie wahrscheinlich die Folge verschiedener Umstände. Meist ist die begleitende Obstipation nur eine mehr oder weniger lästige Randerscheinung. Manchmal kann sie aber auch zur dominierenden Krankheitserscheinung werden. In diesen Fällen kann es für den Patienten von entscheidender Bedeutung sein, daß der betreuende Arzt an zugrundeliegende Erkrankungen oder an eine unerwünschte Medikamentenwirkung denkt.

Literatur

1. Alexander F, Menninger W (1936) The relation of persecutory delusions to the functioning of the gastrointestinal tract. J Nerv Ment Dis 84:541–554
2. Bundesverband der Pharmazeutischen Industrie (1988) Rote Liste. Editio Cantor, Aulendorf
3. D'Arcy PF, Griffin JP (1986) Iatrogenic diseases. Oxford University Press, Oxford
4. Davies GJ, Crowder M, Reid B, Dickerson JW (1986) Bowel function measurements of individuals with different eating patterns. Gut 27:164–169
5. Devroede G (1983) Constipation: mechanisms and management. In: Sleisenger MH, Fordtran JS (eds) Gastrointestinal Disease. Saunders, Philadelphia, pp 288–308
6. Dölle W, Strohmeyer G (1972) Das irritable Colon. Internist 13:27–32
7. Holtermüller KH, Weis HJ (1980) Gastrointestinaltrakt. In: Friedberg V, Rathgen GH (Hrsg) Physiologie der Schwangerschaft. Thieme, Stuttgart, S 107–124
8. Kalser MH, Rogers AD (1969) Geriatric gastroenterology. In: Paulson M (ed) Gastroenterologic Medicine. Lea & Febiger, Philadelphia, pp 1166–1185
9. Kley HK (1985) Störungen der Nebennierenrindeninsuffizienz. In: Kümmerle F, Lenner V (Hrsg) Erkrankungen der Nebennieren. Thieme, Stuttgart, S 60
10. Kruis W, Bjorck S, Phillips SF (1984) The influence of adrenergic agonists and antagonists on motor patterns of the canine ileum. Gastroenterology 86:1145
11. Kruis W, Weinzierl M, Schüssler P, Holl J (1986) Comparison of the therapeutic effect of wheat bran, mebeverine and placebo in patients with the irritable bowel syndrome. Digestion 34:196–201
12. Lauterbach S, Hölzl R, Haslbeck M (1986) Gastrointestinale Störungen. In: Strian F, Haslbeck M (Hrsg) Autonome Neuropathie bei Diabetes mellitus. Springer, Berlin Heidelberg New York Tokyo, S 86–127

13. Lux G, Lederer PC (1984) Colon irritabile. Z Gastroenterol 22:682–691
14. Manger WM, Gifford RW (1977) Pheochromocytoma. Springer, Berlin Heidelberg New York
15. Oberdisse K (1980) Die erworbene Hypothyreose. Der Gastrointestinaltrakt. In: Oberdisse K, Klein E, Reinwein D (Hrsg) Die Krankheiten der Schilddrüse. Thieme, Stuttgart, S 429–430
16. Pätzold K (1976) Das Syndrom des irritablen Kolons – Diagnose und klinisches Bild. Dtsch Z Verdau Stoffwechselkr 36:23–39
17. Rahn KH (1984) Erkrankungen durch Arzneimittel. Thieme, Stuttgart
18. Scheurlen C, Spengler U, Kruis W, Stellaard F, Witt Th (1987) Serum bile acids and gallbladder motility in patients with myotonic muscular dystrophy. Gastroenterology 92:1619
19. Ziegler WH, Labhart A (1986) The adrenal medulla. In: Labhart A (ed) Clinical Endocrinology. Springer, Berlin Heidelberg New York Tokyo, pp 487–516

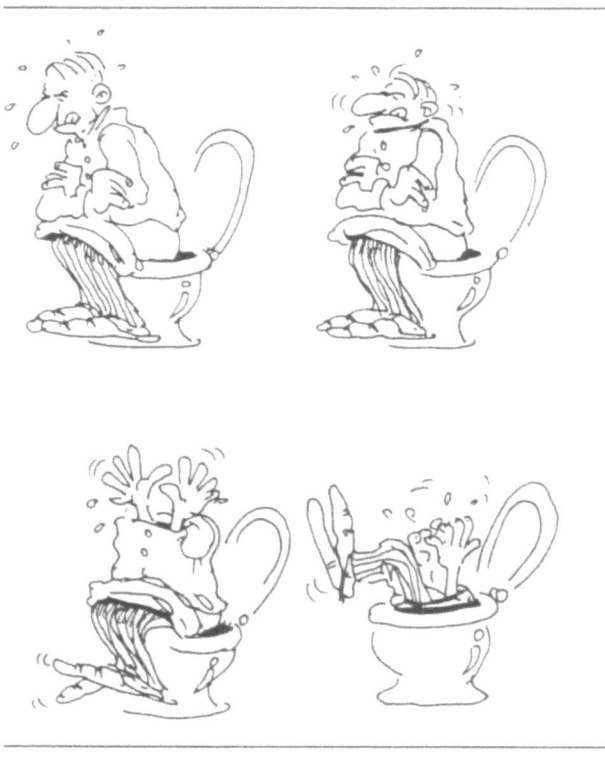

Regelmäßiges heftiges Pressen kann über eine Schädigung des N. pudendus zu einer Inkontinenz führen

18 Ätiologie und Pathogenese der Inkontinenz

M. WIENBECK und J. BARNERT

18.1 Einleitung

Die rektoanale Kontinenz resultiert aus einem komplexen Zusammenspiel motorischer, sensorischer und anatomischer Kontinenzmechanismen. Die Inkontinenz ist Folge einer Störung eines oder mehrerer Faktoren in diesem fein abgestimmten, komplizierten Prozeß. Die Kompensationsmechanismen versagen meist erst als Folge mehrerer gleichzeitig oder nacheinander aufgetretener Läsionen.

Tabelle 18.1. Einteilung der Analinkontinenz nach Krankheitsgruppen

Funktionell	Idiopathische Inkontinenz, Rektumprolaps, Diarrhö, Colon irritabile, Laxanzienabusus, Überlaufinkontinenz
Neurologisch	Vaskuläre und degenerative Erkrankungen des ZNS, multiple Sklerose, Querschnittslähmung, Diabetes mellitus, Tabes dorsalis, Kompression der Cauda equina
Entzündlich	Morbus Crohn, Colitis ulcerosa, venerische Infektionen, Fisteln, Strahlenproktitis
Traumatisch	Pfählungsverletzungen, Beckenringfrakturen, Dammriß III. Grades, Operationen (Karzinom, Hämorrhoiden, Fisteln, Abszeß, Fissuren, Colitis ulcerosa), Korrektur kongenitaler Defekte (Morbus Hirschsprung, Atresien)
Neoplastisch	Analkarzinom, Rektumkarzinom
Ischämisch	Ischämische Proktitis
Kongenital	Atresien, Meningomyelozele
Myopathisch	Dystrophia myotonica, Dermatomyositis, okuläre Myopathie, hyperthyreote Myopathie

Ätiologie und Pathogenese der Inkontinenz

Tabelle 18.2. Einteilung der Analinkontinenz nach Lokalisation und Pathogenese

Ursache	Krankheitsbild
Erkrankungen im kleinen Becken	
Gestörte Sphinkterfunktion	
Nerval	Idiopathische Inkontinenz (inkl. Beckenbodensenkung und Rektumprolaps)
Myopathisch	Dystrophia myotonica, Dermatomyositis, okuläre Myopathie, hyperthyreote Myopathie
Traumatisch	Operationen (Rektumkarzinom, Colitis ulcerosa, Fisteln, Fissuren), direkte Verletzungen (z. B. Pfählungsverletzung), indirekte Verletzungen (z. B. Beckenringfrakturen), Dammriß III. Grades
Neoplastisch	Analkarzinom, Rektumkarzinom (perirektale Infiltration)
Entzündlich	Fisteln bei Morbus Crohn
Gestörte Sensorik	
Nerval	Diabetes mellitus
Traumatisch	Hämorrhoidenoperation
Mechanisch	Überlaufinkontinenz
Gestörte Reservoirfunktion	
Traumatisch	Koloanale Anastomosen, abdominoanale Durchzugsresektionen (Rektumkarzinom, Colitis ulcerosa, Polyposis coli), Korrektur kongenitaler Defekte (Morbus Hirschsprung, Atresien)
Entzündlich	Ischämische Proktitis, Strahlenproktitis, Morbus Crohn, Colitis ulcerosa, venerische Proktitis
Erkrankung vorgeschalteter oder übergeordneter Strukturen	
Gestörte Kolonmotilität	Diarrhöen verschiedener Genese, Colon irritabile
Gestörte neurale Steuerung	
Spinal	Querschnittslähmung, Kompression der Cauda equina, Tabes dorsalis, Meningomyelozele
Zerebral	Erkrankungen im frontalen Cortex (vaskulär, degenerativ), Erkrankungen im Ponsbereich, multiple Sklerose

Tabelle 18.3. Tests zur Objektivierung und Differentialdiagnose der Analinkontinenz in der klinischen Routine

Einzelfaktoren der Analinkontinenz	Manometrie				EMG	Defäkogramm	Flüssigkeitsretentionstest	Festkörperretentionstest
	Analer Ruhedruck	Analer Willkürdruck	Rektale Empfindungsschwelle	Compliance				
Analsphinkter								
Innerer Sphinkter	+							
Äußerer Sphinkter		+			+		+	(+)
M. puborectalis					++	+	++	++
Rektum								
Empfindung			+					
Viskoelastische Eigenschaften				+				
Reservoirfunktion			++	+			++	
Megarektum			++			++	+	
Anatomie des Beckenbodens								
Deszensus						++		
Anorektaler Winkel						++		
Nervale Faktoren								
N. pudendus		+			+			

18.2 Klassifikationen der Inkontinenz

Eine Einteilung nach klinischen Bildern (Tabelle 18.1) entbehrt einer deduktiven Logik. Eine Gliederung nach dem Pathomechanismus ist zwar schlüssiger, wird aber der komplexen klinischen Problematik meist nicht gerecht. Es wird daher als Grobraster für die Klassifikation eine Gliederung nach der Lokalisation bevorzugt, die den Pathomechanismus mit berücksichtigt (Tabelle 18.2): Lokale Erkrankungen lassen sich von Störungen vorgeschalteter Strukturen und übergeordneter Steuerungsmechanismen abgrenzen. Tabelle 18.3 zeigt die verschiedenen Testverfahren, die zur Aufklärung des Pathomechanismus bei den unterschiedlichen Formen der Inkontinenz eingesetzt werden können.

18.3 Inkontinenz als Folge lokaler Erkrankungen im kleinen Becken

18.3.1 Gestörte Sphinkterfunktion

Nerval

Bei der *idiopathischen Inkontinenz* wird eine gestörte Funktion des inneren Analsphinkters mit erniedrigtem Druck und gestörter Relaxation beobachtet [26]; eine Sphinktererschlaffung tritt bereits bei geringerer Rektumdehnung auf als bei Gesunden. Bei der idiopathischen Inkontinenz findet sich aber auch eine gestörte willentliche und reflektorische Aktivierung des M. sphincter ani externus. Als Ursache wird eine Denervierung dieses (quergestreiften) Muskels und des anatomisch eng benachbarten M. puborectalis durch Schädigung des versorgenden N. pudendus angesehen [20]. Ein Dehnungsschaden dieses Nervs soll durch häufiges Tiefertreten des Beckenbodens beim Pressen oder während der Entbindung zustandekommen. Nach vaginaler Entbindung wird eine verminderte Nervenleitgeschwindigkeit des N. pudendus und eine Innervierungsstörung des Beckenbodens nachweisbar, wobei sich dieser Schaden bei Mehrfachgebärenden, nach Zangengeburt und bei hohem Geburtsgewicht des Kindes nicht mehr zurückbildet [34]. Dies könnte eine Erklärung sein, warum meistens Frauen von der idiopathischen Inkontinenz betroffen sind.
Dies kann aber nicht der einzige Pathomechanismus sein, da auch Nulliparae eine idiopathische Inkontinenz entwickeln können. Genauso

Inkontinenz als Folge lokaler Erkrankungen im kleinen Becken

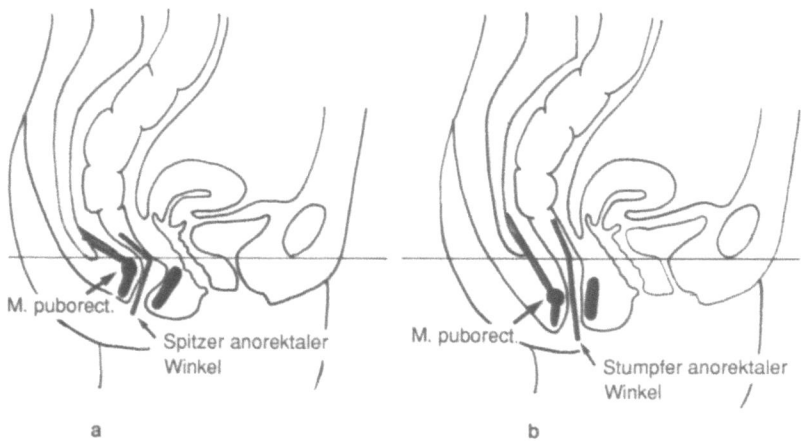

Abb. 18.1 a, b. Schematische Darstellung des Beckenbodens und des anorektalen Winkels. **a** Bei Gesunden, **b** bei Patienten mit Beckenbodendeszensus und stumpfem anorektalem Winkel. (Modifiziert nach Buchmann [7])

wichtig scheint das Pressen beim Stuhlgang zu sein, über das 30–66% der Patienten mit idiopathischer Inkontinenz klagen. Je länger die Anamnese, desto ausgeprägter ist die Denervierung des Beckenbodens und die Schädigung des N. pudendus [17]. Patienten mit Beckenbodensenkung können während der Defäkation unbewußt paradoxerweise den M. sphincter ani externus aktivieren und damit die Defäkation erschweren (Anismus) [22]. Durch die Senkung des Beckenbodens streckt sich der anatomisch vorhandene Winkel zwischen Rektum und Analkanal; die Schleimhaut der vorderen Rektumwand kann sich dann wie ein Stöpsel in den Analkanal schieben und ihn verlegen. Im Glauben, Stuhl sei im Analkanal, preßt der Patient weiter und verstärkt somit den Circulus vitiosus der Beckenbodensenkung. Schließlich kann das ganze Rektum teleskopartig prolabieren. Viele Patienten (30 bis über 50%) mit komplettem Rektumprolaps haben Kontinenzprobleme [11, 14]. Oft klagen die Patienten auch über Schleimabsonderungen der ausgestülpten Rektumschleimhaut [41]. Obwohl die ständige Weitung des Analkanals durch die prolabierende Rektumschleimhaut inkontinenzfördernd wirkt [19], führt erst der Denervierungsschaden der quergestreiften Beckenbodenmuskulatur [3, 21, 33] schließlich zur dauerhaften Inkontinenz. Durch die Denervierung wird insbesondere auch der M. puborectalis geschädigt, der für die Aufrechterhaltung des für die Kontinenz so wichtigen anorektalen Winkels verantwortlich ist (Abb. 18.1). Bei Kindern mit kongenitalem Fehlen des inneren und äußeren Analsphinkters kann allein der anorektale Winkel die Kontinenz aufrechterhalten [37]. Eine wesentliche Rolle beim Pathomechanismus der idiopathischen Inkontinenz spielen Störungen der sensorischen Funktionen. Die quergestreifte Beckenbodenmuskulatur (äußerer Analsphinkter, M. puborectalis) wird bei diesen Patienten erst bei stärkerer Rektumdehnung als bei Gesunden aktiviert [15, 43]. Gleichzeitig können kleinere Dehnungsvolumina bereits eine Internusrelaxation auslösen [3, 15]. All diese Veränderungen führen zu einer Desynchronisation der Kontinenzmechanismen. Begünstigt wird die Entwicklung der idiopathischen Inkontinenz wahrscheinlich auch durch normale Alterungsvorgänge im Sphinkterapparat; im Alter werden selbst bei Kontinenten Abweichungen von den normalen Reaktionen des Kontinenzorgans nachweisbar [1].

Myopathisch

Muskelerkrankungen führen zur Inkontinenz, wenn der äußere Analsphinkter einbezogen ist. Bei der Dystrophia myotonica löst die Rektumdehnung in frühen Krankheitsstadien eine zweigipflige verlängerte Kontraktionsantwort beider Analsphinkteren aus. Erst später macht diese zur Obstipation führende Reaktion einem Abfall des Ruhedrucks und einer verminderten Kontraktionskraft des äußeren Analsphinkters Platz [42]. Bei der Dermatomyositis ist die Funktion des glattmuskulären inneren Analsphinkters nicht gestört, jedoch entwickeln die Patienten nach Befall des äußeren Analsphinkters eine Stuhlinkontinenz. Bei der okulären Myopathie und der hyperthyreoten Myopathie kann der äußere Analsphinkter schon sehr früh im Krankheitsverlauf befallen sein [32].

Traumatisch

Direkte Traumata, z. B. Pfählungsverletzungen, führen häufiger zur Inkontinenz als indirekte Verletzungen, z. B. Beckenringfrakturen [18]. Die traumatische Zerstörung des Analsphinkters führt immer zur Inkontinenz. Entscheidend ist der Wegfall der tonischen Aktivität des inneren Sphinkters und vor allem der phasischen Aktivität des äußeren, quergestreiften Analsphinkters. Die Bedeutung des inneren Sphinkters in der Genese der Inkontinenz ist nicht ganz klar. Die Spaltung des inneren Sphinkters bei der Behandlung von Analfissuren führt bei nur 7% der Patienten zu einer (meist nur passageren) Inkontinenz [10]. Bei allen chirurgischen Eingriffen im Bereich des kleinen Beckens muß die mögli-

che Entwicklung einer Inkontinenz bedacht werden (Tabelle 18.4). Nach Spaltung des M. puborectalis, wie dies zur Behandlung des Anismus in seltenen Fällen getan wird, wird ungefähr die Hälfte der Patienten inkontinent [2].
Bei der Resektion des Rektumkarzinoms bleibt die Kontinenz erhalten, solange mindestens 7 cm vom Rektum stehenbleiben und die Puborectalisschlinge nicht durchtrennt wurde. Unterhalb dieser Grenze hängt der Grad der Inkontinenz von der Länge des verbliebenen Rektums und von der Zerstörung sensorischer und motorischer Komponenten des Kontinenzorgans ab [10]. Anastomosen in 2–3 cm Höhe oberhalb des Anus werden meist mittels Durchzugstechnik oder transanal angelegt. Nach abdominoanaler Durchzugsoperation, bei der das mobilisierte Sigma durch den After nach außen gezogen und fixiert wird, bleiben nur ca. 30% der Patienten sicher kontinent [14]; nach koloanaler Anastomose wird die Kontinenz zu über 80% erhalten [10] (Tabelle 18.4). Der sakrale Zugang hat bei korrekter Technik kein erhöhtes Inkontinenzrisiko.
Bei der operativen Behandlung der Colitis ulcerosa und der Adenomatosis coli gewinnt die totale Kolektomie mit Proktomukosektomie immer mehr Anhänger. Dabei wird der Muskelmantel des Rektums belassen und ein Ileumpouch hineinimplantiert. Beart et al. fanden nach dieser Operation ebenso wie nach Kolektomie und ileoanaler Anastomose normale Analsphinkterdrücke [4]. Dies setzt eine Schonung der sensiblen Rezeptoren in der Umgebung des Rektums voraus.
Die Inkontinenz nach Fistelchirurgie hat eine motorische und eine sensorische Komponente. Je nach Verlauf der Fistel und Eintrittsort in den Analkanal müssen ein großer Teil des inneren Sphinkters und ein wechselnder Anteil des äußeren Sphinkters operativ durchtrennt werden. Wenn die durchtrennten Muskelenden nicht optimal miteinander verwachsen, beeinträchtigt dies die Funktion des Sphinkterapparats. Bei supra- und extrasphinkteren Fisteln muß in jedem Fall der M. puborectalis geschont werden. Die gestörte Sensibilität im Analkanal ist der zweitwichtigste Faktor bei der postoperativen Inkontinenz. Er tritt als Folge der Narbenbildung nach Inzision des Fisteldachs auf [10]. Trotz zurückhaltender Exzision und sorgfältigen Operierens läßt sich eine Inkontinenz bei etwa 14% der Patienten nicht vermeiden [7]; sie ist aber gewöhnlich passager.
Nach Hämorrhoidenoperationen ist ein Defizit am motorischen Schenkel des Sphinkterorgans selten, häufiger kommt es zu einer Störung der Sensibilität [10] (Tabelle 18.4). Nach subkutaner Spaltung des inneren Analsphinkters klagen etwa 10% der Patienten über Stuhlschmieren [10]. Die operative Therapie (laterale Sphinkterotomie) von Analfissu-

Ätiologie und Pathogenese der Inkontinenz

Tabelle 18.4. Ursachen der Analinkontinenz nach chirurgischen Eingriffen. (Nach Duthie [10])

Operation	Sensorische Faktoren			Motorische Faktoren		Inkontinenz-Risiko [%]
	Empfindung im Rektum	Adaptions-reaktion im Rektum	Empfindung im Analkanal	Tonus innerer Sphinkter	Tonus äußerer Sphinkter	
Rektumkarzinom						
Hohe ant. Resektion	+					0[a]
Tiefe ant. Resektion	+	++	+			12[a]
Abd.-analer Durchzug	+	++	++	+	+	10–50[a]
Koloanale Anastomose	+	++	++			17[a]
Hämorrhoiden						
Dilatation (Lord)			+			1–25[a]
Exzision (Milligan-Morgan)			+			15–26[a, b]
Op. nach Whitehead			++			bis zu 100%
Fissuren						
Dilatation				++	+	0*[a]
Post. Sphinkterotomie (Eisenhammer)			+	++		52[b]
Lat. Sphinkterotomie				+		7[a]

+ Mäßig beeinträchtigt; ++ stark beeinträchtigt; * meist nur temporäre Inkontinenz.
Zahlenangaben nach [a]Duthie [10] und [b]Buchmann [7].

ren wurde schon erwähnt. Die posteriore Sphinkterotomie (durch die Fissur) führt zu einer größeren Narbenbildung (sog. Schlüssellochdeformierung) mit einem insensiblen Areal; es wird berichtet, daß 3 Jahre nach der Operation etwa 50% der Patienten schwerere bis leichtere Kontinenzprobleme haben [7]. Diese Zahl ist sicherlich hoch gegriffen. Die Dilatationsbehandlung nach Lord führt meist nur zur temporären Inkontinenz, beseitigt aber die Überaktivität des inneren Sphinkters [10] (Tabelle 18.4). Drittgradige Dammrisse (Verletzung des Sphinkters) unter der Geburt gefährden bei sofortiger Revision im allgemeinen nicht die Kontinenz. Anders ist es, wenn Infektionen und gestörte Wundheilung hinzukommen [14].

Neoplastisch

Das erstmalige Auftreten einer Inkontinenz beim alten Menschen muß an ein Malignom im Anorektalbereich denken lassen. Kontinenzstörungen beim Rektumkarzinom sind ein Alarmzeichen dafür, daß der Tumor auf Sphinkter und perirektales Gewebe übergegriffen hat. Denken muß man auch an das oft schwierig zu diagnostizierende Analkarzinom.

Entzündlich

Entzündliche Dickdarmerkrankungen können das Kontinenzorgan einbeziehen und damit schwächen. Vor allem beim Morbus Crohn, bei dem in einem Drittel der Fälle das Anorektum mitbeteiligt ist, können die perianalen Fistelbildungen zur Inkontinenz beitragen, indem der muskuläre Sphinkterapparat in den entzündlichen Prozeß miteinbezogen wird. Gefährlich ist auch eine aggressive operative Therapie durch Chirurgen, die mit der Problematik nicht vertraut sind.

18.3.2 Gestörte sensorische Funktion

Nerval

Die Bedeutung der sensorischen Komponente bei der Pathogense der idiopathischen Inkontinenz wurde bereits betont. Bei diesen Patienten läßt sich mit Hilfe der Elektrostimulationstechnik im Analkanal eine gestörte Sensibilität nachweisen [29]. Diese Abnormalität war aber auch bei kontinenten Diabetikern mit Polyneuropathie nachweisbar, so daß die Bedeutung dieses Befunds noch unklar ist. Ob die sensiblen Rezeptoren im Analkanal überhaupt eine wichtige Rolle bei der Kontinenzerhaltung spielen, ist fraglich. Nach topischer Anästhesie der Haut des Analkanales war die Kontinenzfunktion im Flüssigkeitsretentionstest nicht beeinträchtigt [25].

Eine Störung der sensorischen Komponente wurde überzeugend beim Diabetes mellitus nachgewiesen [38]. Inkontinente Diabetiker zeigen eine erhöhte Empfindungsschwelle für die bewußte Wahrnehmung der Rektumdehnung (Abb. 18.2) bei normal auslösbarer Internusrelaxation. Zusätzlich ist die Sphinkterfunktion geschädigt, wobei sowohl erniedrigte Ruhedrücke (Abb. 18.2) als auch erniedrigte Willkürdrücke gemessen wurden [12, 30]. Die diabetische Inkontinenz muß nicht regelhaft mit einer autonomen Neuropathie vergesellschaftet sein und umgekehrt [12]. Patienten mit diabetischer peripherer Neuropathie haben selbst bei noch erhaltener Kontinenz Zeichen einer Denervierung des äußeren Analsphinkters; hierfür wird im Gegensatz zur idiopathischen Inkontinenz eine Schädigung des Nervus pudendus vom axonalen Typ postuliert, da die Nervenleitgeschwindigkeit normal ist [29]. Möglicherweise besteht bereits ein latenter Schaden am Sphinkterapparat, wenn mit Beginn der diabetischen Diarrhö Inkontinenz in Erscheinung tritt. Man vermutet,

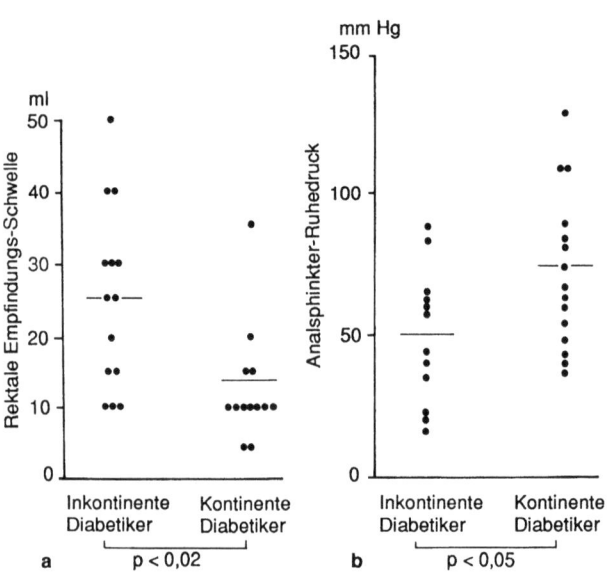

Abb. 18.2 a, b. Analmanometrie beim Diabetes mellitus. **a** Die rektale Empfindungsschwelle ist heraufgesetzt. (Modifiziert nach Wald et al. [38]). **b** Der Sphinkterruhedruck ist herabgesetzt. (Modifiziert nach Erckenbrecht et al. [12])

daß sowohl Inkontinenz als auch Diarrhö Ausdruck einer autonomen Neuropathie, also eines gemeinsamen Krankheitsprozesses sind.

Traumatisch (Tabelle 18.4)

Die Erfahrungen mit Hämorrhoidenoperationen nach Whitehead unterstreichen die Bedeutung der Sensorik. Die Exzision der gesamten Auskleidung des Analkanals führt zur Inkontinenz, da die sensorische Komponente ausfällt. Das Standardverfahren der Hämorrhoidektomie nach Milligan und Morgan soll bei bis zu 15% der Patienten mehr oder minder gravierende Kontinenzprobleme hinterlassen [10]. Die postoperativen Narben im Analkanal ergeben Gebiete verminderter Sensibilität und erklären zumindest teilweise den Verlust der Kontinenz [10]. Die Drücke im Analkanal sind dabei im Normbereich. Die Dilatation des Analkanals nach Lord reduziert den Sphinkterdruck im Analkanal. Die nachfolgende Inkontinenz ist in den meisten Fällen nur passager, wobei Literaturangaben über bleibende Probleme bei bis zu 25% [10] mit Vorbehalten zu betrachten sind (Tabelle 18.4). Als Erklärung wird die Zerreißung sensibler Strukturen im Analkanal bei der Dilatation angesehen; denkbar ist aber auch eine Beeinträchtigung muskulärer Strukturen.

Mechanisch

Eine besondere Form der Analinkontinenz ist die Überlaufinkontinenz bei Obstipation. Die Anhäufung und Impaktierung fester Stuhlmassen

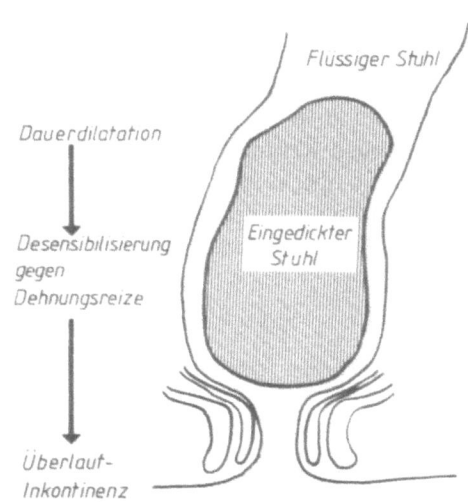

Abb. 18.3. Schematische Darstellung der Überlaufinkontinenz

im Rektum führt zu einer Dauerdilatation, zu einer Desensibilisierung gegenüber Dehnungsreizen und zu unkontrolliertem Abfließen dünner Stuhlmassen, die sich seitlich an den harten Kotballen vorbeischieben (Abb. 18.3). Man nimmt an, daß im Rektum durch den mechanischen Reiz zusätzlich vermehrt Schleim gebildet wird, der den Ausfluß verstärkt. Diese Patienten haben auch eine verminderte Sensibilität im Analkanal und an der perianalen Haut. Die Internusrelaxation wird bei geringerer Rektumdehnung ausgelöst als die Kontraktionsantwort des Sphincter ani externus. Ruhe- und Willkürdrücke des Sphinkterapparats sind nicht pathologisch [27]. Überlaufinkontinenz tritt nicht nur beim alten Menschen, sondern auch beim kindlichen idiopathischen Megakolon auf, nicht aber beim Megakolon als Folge eines Morbus Hirschsprung.

18.3.3 Gestörte Reservoirfunktion

Traumatisch

Das Rektum ist infolge seiner dünneren und spiralig angeordneten Längsmuskelschicht wesentlich elastischer als das Sigma. Die Dehnbarkeit der Ampulle ermöglicht eine Speicherung von Stuhl und damit ein Hinauszögern der Defäkation. Bei Störung der normalen Volumen-Druck-Relation erzeugen niedrigere Fäzesvolumina ansteigende intrarektale Drücke, die die Hochdruckzone des Sphinkters überwinden können. Ursache können zum einen eine (anatomische) Verkleinerung der Rektumampulle sein, zum anderen Vernarbungen und entzündliche Infiltrationen mit Verschlechterung der dynamischen Rektumfunktion (Compliance). Zum Verlust bzw. zur Verkleinerung des Rektumreservoirs kommt es durch abdominoanale Durchzugsresektionen, wie bei tiefsitzenden Rektumkarzinomen, Colitis ulcerosa oder Polyposis coli, oder durch operative Korrektur kongenitaler Defekte wie beim Morbus Hirschsprung und bei Atresia ani et recti. Nach einiger Zeit bildet sich aber die Reservoirfunktion bis zu einem bestimmten Grad wieder aus.

Entzündlich

Die Fibrose der Ampullenwand nach Rektumischämie und nach Bestrahlung des kleinen Beckens beeinträchtigt die Reservoirfunktion des Rektums. Manometrisch manifestiert sich dies in einem verminderten maximal tolerablen Volumen (Abb. 18.4) [8, 36]; die gleichzeitig erkennbaren Störungen der Funktion des M. sphincter ani internus beeinträch-

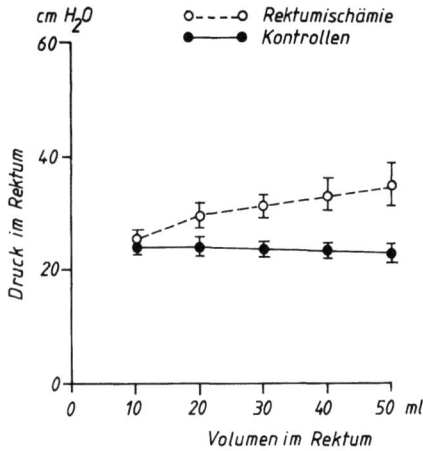

Abb. 18.4. Viskoelastische Eigenschaften des Rektums bei ischämischer Proktitis. Rasche Dehnung des Rektums mit Luft erzeugt bei Gesunden einen geringeren Druckanstieg als bei Patienten mit Rektumischämie. (Modifiziert nach Devroede et al. [8])

tigen die Kontinenz zusätzlich: bei beiden Krankheitsbildern ist die Internusrelaxation verlängert, beim aktinischen Schaden ist darüber hinaus der Ruhedruck erniedrigt [8, 36].
Entzündliche Veränderungen der Rektumschleimhaut können auf mehrfache Weise die Kontinenzfähigkeit beeinflussen. Sowohl beim Morbus Crohn als auch bei der Colitis ulcerosa besteht eine inverse Beziehung zwischen Grad der Proktitis und der Rektumkapazität (Abb. 18.5) [6, 13]. Crohn-Kranke mit schwerer Proktitis tolerieren nur durchschnittlich 50 ml Luft im Rektumballon, solche ohne Rektumbefall bis zu 400 ml [6]. Patienten mit aktiver Colitis ulcerosa tolerieren Blähvolumina von 80 ml, solche mit ruhender Erkrankung dagegen 180 ml (Abb. 18.5) [13]. Neben einer gesteigerten Rigidität der Rektumwand wird eine gesteigerte Sensitivität der intramuralen Plexus vermutet [13]. Die Sphinkterdrücke liegen bei Crohn-Kranken in der Regel im Normbereich, außer nach aggressiver chirurgischer Therapie von perianalen Fisteln. Einzelbeobachtungen zeigen, daß auch bei konservativer Therapie perianaler Fisteln ein Morbus Crohn die Funktion des M. sphincter ani externus zumindest während der akuten Phase passager beeinträchtigen kann. Selbst Faktoren außerhalb des Anorektums beeinflussen die Kontinenzfunktion; die bei einem Morbus Crohn des Dünndarms gehäuften, voluminösen und breiig-flüssigen Stühle stellen zusätzliche Anforderungen an das Kontinenzorgan. Sie können die Ent-

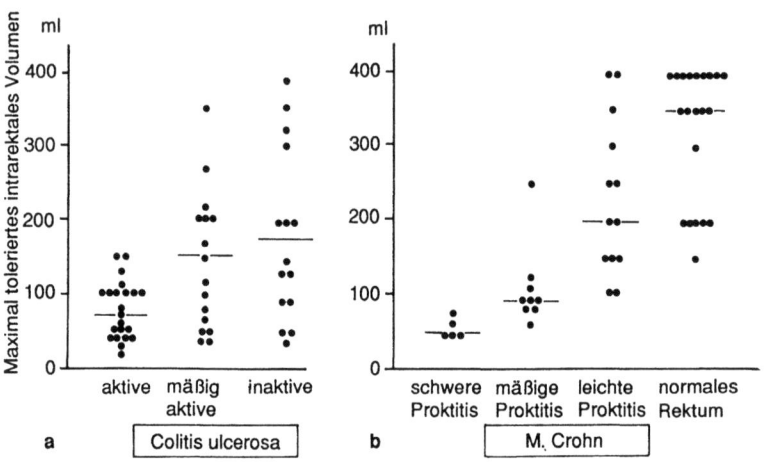

Abb. 18.5 a, b. Beziehung zwischen Schweregrad der Proktitis und rektaler Kapazität (maximal toleriertes Luftvolumen). **a** Patienten mit Colitis ulcerosa (modifiziert nach Farthing et al. [13]). **b** Patienten mit Morbus Crohn. (Modifiziert nach Buchmann et al. [6])

stehung einer Inkontinenz während des akuten Schubs begünstigen. Volumenbelastung provoziert bei Patienten mit Colitis ulcerosa im Rektum Kontraktionen von deutlich höherer Amplitude als bei Gesunden. Dabei können im Rektum Druckspitzen auftreten, die die Drücke im Analkanal übersteigen und am After Flüssigkeitsaustritt auslösen [23].

18.4 Probleme vorgeschalteter oder übergeordneter Strukturen

18.4.1 Störungen der Kolonmotilität

Durchfälle der unterschiedlichsten Genese werden erstaunlich häufig von Stuhlinkontinenz begleitet (Abb. 18.6) [24]. Nur bei einem kleinen Teil der Patienten lassen sich beide Funktionsstörungen auf eine Grundkrankheit zurückführen, wie z. B. auf einen Diabetes mellitus [30]. Peristaltische Bewegungen im unteren Dickdarm führen im allgemeinen zu einem manometrisch meßbaren Druckanstieg im Anus. Bei Funktionsstörungen des äußeren Analsphinkters fällt jedoch der Sphinkterdruck ab; es kommt zu einer unwillkürlichen Stuhlentleerung [5]. Erklärt wird

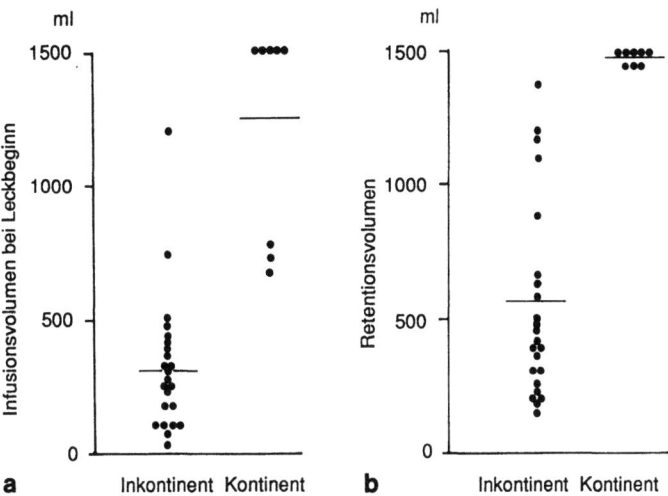

Abb. 18.6 a, b. Flüssigkeitsretentionstest bei inkontinenten und kontinenten Patienten mit chronischer Diarrhö. Dargestellt sind **a** das Infusionsvolumen im Enddarm bei Beginn des Abtropfens von Flüssigkeit, **b** das maximal im Enddarm retinierte Infusionsvolumen. (Modifiziert nach Read et al. [24])

dies mit der physiologischen Erschlaffung des inneren Analsphinkters und mit einem Versagen des äußeren Analsphinkters, sobald Kolonperistaltik am Analkanal eintrifft. Read et al. [24] konnten bei inkontinenten Patienten mit Diarrhö drei verschiedene Gruppen unterscheiden: Die ersten beiden Gruppen hatten einen flüssigen Stuhl, aber ein normales Stuhlgewicht. Als einziger Unterschied zwischen beiden Gruppen fand sich bei der einen der Sphinkterdruck erniedrigt, bei der anderen lag er im Normbereich. Die entscheidende Störung scheint bei der ersten Gruppe eine Schädigung des äußeren Sphinkters zu sein, bei der zweiten eine Störung innerhalb des Regelkreises zur Kontinenzerhaltung. Die dritte Gruppe war durch hohe Stuhlvolumina und normale Sphinkterdrücke charakterisiert; hier scheint das normal funktionierende Kontinenzorgan durch die Diarrhö überfordert zu werden. Die Bedeutung dieses Problems wird durch das Ergebnis einer Befragung unter Patienten mit Stigmata eines Colon irritabile unterstrichen; hierbei gaben 21 % Kontinenzprobleme an, meist in Form von Stuhlschmieren [9].
Weitere Hinweise auf die Interferenz zwischen Kolonfunktion und Kontinenz geben die Ergebnisse von Keighley und Shouler [16]. Sie fanden, daß bei Patienten mit Rektumprolaps Inkontinenz, gesteigerte Sigma-

Tabelle 18.5. Einteilung der neurologischen Kontinenzstörungen. (Nach Schuster [31])

Ort der Schädigung	Art der Inkontinenz
Schädigung des Sakralmarks, der Cauda equina und des sakralen Plexus	„Autonomes Kolon" mit segmentaler Peristaltik und unkontrollierter Entleerung. Wahrnehmung der Rektumdehnung bei Meningomyelozele möglich.
Schädigung kranial des Sakralmarks	„Reflexkolon" mit unkontrollierter, aber effektiver Entleerung. Kein gastrokolischer Reflex
Erkrankungen des Gehirns (spez. frontale Hirnrinde)	„Unkontrolliertes Kolon" mit Wahrnehmung des Stuhldrangs

motilität und niedrige Analsphinkterdrücke signifikant miteinander korrelierten.

18.4.2 Störung der übergeordneten neuralen Steuerung

Die nervale Steuerung der Kontinenz ist komplex; neben Reflexen über intramurale Ganglienplexus (Internusrelaxation) umfaßt sie spinale Reflexbögen, deren Aktivität wiederum vom Gehirn moduliert wird. Klassisches Beispiel für die Unterbrechung dieser subkortikalen exzitatorischen Impulse ist die Inkontinenz bei der Tabes dorsalis. Diese Patienten können zwar den M. sphincter ani externus willentlich betätigen, im Schlaf ist jedoch die Aktivität des quergestreiften Muskels erloschen. Nach Schuster [31] können die neurologischen Ursachen der analen Inkontinenz – analog den Blasenentleerungsstörungen – in 3 Gruppen eingeteilt werden (Tabelle 18.5).

Spinal

Schädigung des Sakralmarks, der Cauda equina oder der sakralen Nerven umfaßt die erste Gruppe mit dem sog. autonomen Kolon. Das linksseitige Kolon ist dabei dilatiert, es verbleibt nur noch die segmentale Motorik. Der Patient hat kein Gefühl mehr für den Füllungszustand des Rektums. Der Tonus des äußeren Sphinkters ist schwach, oder er fehlt völlig. Er reagiert nicht mehr auf Rektumdehnung oder auf Erhöhung des intraabdominalen Drucks [28]. Bei Patienten mit tiefer Spinalanästhesie und bei Kindern mit Meningomyelozele mit einem Schädigungs-

niveau unterhalb von L2 kann die Dehnung des Rektums noch verspürt werden [41], wahrscheinlich via sympathische Nervenfasern, die aus dem Brustmark zum Rektum ziehen (Th5 bis L2).
Patienten mit hoher Querschnittslähmung haben ein sog. Reflexkolon. Die anokolischen, rektokolischen und kolokolischen Reflexe sind intakt; die Defäkation kann durch Dehnung des Analkanals mit dem Finger ausgelöst werden. Sie läuft meist vollständig und effektiv ab. Die Sphinkterdrücke liegen im Normbereich, die Internusrelaxation ist aber vertieft; die reflektorische Kontraktion des äußeren Sphinkters kann erst nach stärkerer Rektumdehnung ausgelöst werden. Die Rektumcompliance ist reduziert [28]. Das Fehlen des gastrokolischen Reflexes bei Paraplegikern läßt vermuten, daß dieser Reflex zentralnervös vermittelt wird [28].

Zerebral

Die dritte und letzte Gruppe von Patienten hat ein sog. ungehemmtes Kolon. Es tritt im Gefolge von Erkrankungen im frontalen Cortex oder subkortikaler Strukturen auf. Die Patienten empfinden zwar den Stuhlgang, können ihn aber nicht willkürlich hemmen. Typischerweise kommt es bei diesen Patienten nach dem Essen oder Trinken zur Stuhlentleerung, möglicherweise ausgelöst durch einen gastrokolischen Reflex. Beobachtungen an Patienten mit umschriebenen neurologischen Ausfällen [39] lassen ein Defäkationszentrum im Bereich der Pons vermuten: So fehlte bei einem Patienten mit Läsion im vorderen Ponsbereich die Internusrelaxation, und die Motilität im rechten Kolon war reduziert. Der hintere Ponsbereich scheint die Motilität des linken Kolons und des Ösophagus zu koordinieren und zu kontrollieren.
Inkontinenz kompliziert oft auch den Verlauf einer multiplen Sklerose. Bei diesen Kranken sind die willkürlichen Sphinkterdrücke erniedrigt und die Funktion des inneren Sphinkters gestört [40]. Vorangegangene Schwangerschaften scheinen für diese Entwicklung einen besonderen Risikofaktor darzustellen [35]; entzündliche Schäden im ZNS und lokale traumatische Schädigung des N. pudendus scheinen sich in ihrer Wirkung zu addieren.

Literatur

1. Bannister JJ, Abouzekry L, Read NW (1987) Effect of aging on anorectal function. Gut 28:353–357

2. Barnes PRH, Hawley PR, Preston DM, Lennard-Jones JE (1985) Experience of posterior division of the puborectalis muscle in the management of chronic constipation. Br J Surg 72:475–477
3. Bartolo DCC, Read NW, Jarrat JA, Read MG, Donnelly TC, Johnson AG (1983) Differences in anal sphincter function and clinical presentation in patients with pelvic floor descent. Gastroenterology 85:68–75
4. Beart RW Jr, Dozois RR, Wolf BG, Pemberton JH (1985) Mechanism of rectal continence: lessons from the ileoanal procedure. Am J Surg 149:31–34
5. Browning GGP, Parks AG (1982) Effect of colonic motor activity on the internal anal sphincter. Gut 23:A914–A915
6. Buchmann P, Mogg GAG, Alexander-Williams J, Allan RN, Keighley MRB (1980) Relationship of proctitis and rectal capacity in Crohn's disease. Gut 21:137–140
7. Buchmann P (1985) Lehrbuch der Proktologie. Huber, Bern
8. Devroede G, Vobecky S, Masse S, Arhan P, Leger C, Duguay C, Hemond M (1982) Ischemic fecal incontinence and rectal angina. Gastroenterology 83:970–980
9. Drossman DA, Sandler RS, Broom CM, McKee DC (1986) Urgency and fecal soiling in people with bowel dysfunction. Dig Dis Sci 31:1221–1225
10. Duthie HL (1979) The rectum and anal canal. Clin Gastroenterol 8:443–454
11. Duthie HL (1982) Defecation and the anal sphincters. Clin Gastroenterol 11:621–631
12. Erckenbrecht JF, Winter HJ, Cicmir I, Berger H, Gries FA, Berges W, Wienbeck M (1983) Rekto-anale Kontinenzfunktion bei Diabetes mellitus. Verh Dtsch Ges Inn Med 89:899–900
13. Farthing MJG, Lennard-Jones JE (1978) Sensibility of the rectum to distension and the anorectal distension reflex in ulcerative colitis. Gut 19:64–69
14. Goldberg SM, Gordon PH, Nivatvongs S (1981) Essentials of anorectal surgery. Lippincott, Philadelphia
15. Ihre T (1974) Studies on anal functions in continent and incontinent patients. Scand J Gastroenterol 9 [Suppl 25]:1–80
16. Keighley MRB, Shouler PJ (1984) Abnormalities of colonic functions in patients with rectal prolapse and faecal incontinence. Br J Surg 71:892–895
17. Kiff ES, Barnes PRH, Swash M (1984) Evidence of pudendal neuropathy in patients with perineal descent and chronic straining at stool. Gut 25:1279–1282
18. Kirchner R (1984) Chirurgische Behandlung der posttraumatischen Sphinkterinkontinenz. In: Farthmann E, Fiedler L (Hrsg) Die anale Kontinenz und ihre Wiederherstellung. Urban & Schwarzenberg, München, S 91–95
19. Mackle EJ, Parks TG (1986) The pathogenesis and pathophysiology of rectal prolapse and solitary ulcer syndrome. Clin Gastroenterol 15:985–1002
20. Neill ME, Swash M (1980) Increased motor unit fibre density in the external anal sphincter muscle in anorectal incontinence: a single fibre EMG study. J Neurol Neurosurg Psychiatry 43:343–347
21. Parks AG, Swash M, Ulrich H (1977) Sphincter denervation in anorectal incontinence and rectal prolapse. Gut 18:656–665
22. Preston DM, Lennard-Jones JE (1985) Anismus in chronic constipation. Dig Dis Sci 30:413–418
23. Rao SSC, Read NW, Stobart JAH, Haynes WG, Benjamin S, Holdsworth CD (1988) Anorectal contractility under basal conditions and during rectal infusion of saline in ulcerative colitis. Gut 29:769–777

24. Read NW, Harford WV, Schmulen AC, Read MG, Santa Ana CA, Fordtran JS (1979) A clinical study of patients with fecal incontinence and diarrhea. Gastroenterology 76:747–756
25. Read MG, Read NW (1982) Role of anorectal sensation in preserving continence. Gut 23:345–347
26. Read NW, Haynes WG, Bartolo DCC (1983) Use of anorectal manometry during rectal infusion of saline to investigate sphincter function in incontinent patients. Gastroenterology 85:105–113
27. Read NW, Abouzekry L (1986) Why do patients with faecal impaction have faecal incontinence. Gut 27:283–287
28. Read NW, Timms JM (1986) Defecation and the pathophysiology of constipation. Clin Gastroenterol 15:937–965
29. Rogers J, Levy DM, Henry MM, Misiewicz JJ (1988) Pelvic floor neuropathy: a comparative study of diabetes mellitus and idiopathic faecal incontinence. Gut 29:756–761
30. Schiller LR, Santa Ana CA, Schmulen AC, Hendler RS, Harford WV, Fordtran JS (1982) Pathogenesis of fecal incontinence in diabetes mellitus. Evidence of internal-anal-sphincter dysfunction. N Engl J Med 320:1282–1287
31. Schuster MM (1968) Motor action of rectum and anal sphincters in continence and defecation. In: Code CF (ed) Motility. Handbook of physiology, sect 6, vol IV. American Physiology Society, Washington, pp 2121–2146
32. Schuster MM (1985) Tests related to the colon, rectum, and anus. In: Berk JE (ed) Bockus Gastroenterology, vol 2. Sauders, Philadelphia, pp 388–401
33. Snooks SJ, Henry MM, Swash M (1985) Anorectal incontinence and rectal prolapse: differential assessment of the innervation to pubo-rectalis and external anal sphincter muscles. Gut 26:470–476
34. Snooks SJ, Swash M, Henry MM, Setchell M (1986) Risk factors in childbirth causing damage to the pelvic floor innervation. Int J Colorect Dis 1:25–27
35. Swash M, Snooks SJ, Chalmers DHK (1987) Parity as a factor in incontinence in multiple sclerosis. Arch Neurology 44:504–510
36. Varma JS, Smith AN, Busuttil A (1986) Function of the anal sphincters after chronic radiation injury. Gut 27:528–533
37. Varma KK, Stephens D (1972) Neuromuscular reflexes of anal continence. Aus NZ J Surg 41:263–272
38. Wald A, Tunuguntla AK (1983) Anorectal sensomotoric dysfunction in fecal incontinence and diabetes mellitus. N Engl J Med 310:1282–1287
39. Weber J, Denis P, Mihout B et al. (1985) Effect of brain-stem lesion of colonic and anorectal motility. Study of three patients. Dig Dis Sci 30:419–425
40. Weber J, Grise P, Roquebert M et al. (1987) Radiopaque markers transit and anorectal manometry in 16 patients with multiple sclerosis and urinary bladder dysfunction. Dis Colon Rectum 30:95–100
41. Whitehead WE, Schuster MM (1987) Anorectal physiology and pathophysiology. Am J Gastroenterol 82:487–497
42. Wienbeck M (1984) Kolonfunktion und Kontinenzverhalten. In: Winkler R (Hrsg) Anorektale Kontinenz. Zuckschwerdt, München, S 24–31
43. Womack NR, Morrison JFB, Williams NS (1986) Sensory impairment and muscle weakness combine to cause an inadequate anal sphincter in idiopathic faecal incontinence. Gut 27:A624–A625

19 Notwendige Diagnostik

G. E. COREMANS

Die Ursachen der Obstipation und Stuhlinkontinenz können häufig nur durch eine Kombination von Untersuchungstechniken erkannt werden. Dieses Kapitel soll den Nutzen der verschiedenen Untersuchungstechniken bei der klinischen Untersuchung des Patienten mit Obstipation und Stuhlinkontinenz aufzeigen. Aus praktischen Gründen werden Obstipation und Inkontinenz getrennt besprochen.

19.1 Obstipation

Zur Evaluation des Patienten mit Obstipation sind die Anamnese und die klinische Untersuchung von großer Bedeutung. Sie ermöglichen die Abgrenzung des Problems, das Erhalten von Informationen über die Ursache und das rationale Ausrichten der technischen Untersuchungen. Die Liste der technischen Untersuchungen ist lang (Tabelle 19.1). Der klinische Nutzen eines Teils dieser Untersuchungen ist jedoch beschränkt. Außerdem überschneiden sie sich sehr häufig.

Tabelle 19.1. Technische Untersuchungen bei Obstipation

Bei allen Patienten auszuführende Untersuchungen
– Blut- und Urinuntersuchung
– Proktoskopie
– Bariumkontrasteinlauf oder Koloskopie

Zusätzliche Untersuchungen mit spezifischen Indikationen
– Messung des segmentalen Kolontransits
– Manometrie des Anorektums
– Ballonexpulsionstest
– Defäkographie
– Enzym- und Immunhistochemie von kolorektalen Schleimhautbiopsien

Untersuchungen zur Erforschung der Pathophysiologie der Obstipation
– Rektale Compliance
– Konventionelles EMG der gestreiften Beckenbodenmuskeln

19.1.1 Anamnese

Die Anamnese ist zeitraubend und sollte vorzugsweise durch eine Tagebuchaufzeichnung vervollständigt werden, um festzuhalten, was der Patient unter Obstipation versteht (s. Kap. 7). Um repräsentativ zu sein, muß die Aufzeichnung mindestens 4 Wochen lang unter Standardumständen durchgeführt werden. Der Unterschied zwischen der An- oder Abwesenheit von spontanem Stuhlgang (d. h. ohne Hilfe von Laxanzien oder Einläufen) ist für die Prognose von Bedeutung. Andere Parameter als die Stuhlgangsfrequenz sind entweder unpraktisch (Gewicht, Volumen) oder subjektiv (Konsistenz, Ausscheidungsleichtigkeit). Obwohl die meisten Obstipationsformen kombiniert sind, kann man durch eine gute Anamnese zwischen Kolonobstipation und Defäkationsstörungen unterscheiden.

19.1.2 Klinische Untersuchung

Die klinische Untersuchung des Patienten mit Obstipation ermöglicht außer der Beurteilung des Distentionsgrads des Abdomens die Beurteilung des Anorektums und des Beckenbodens (s. Kap. 7).

19.1.3 Technische Untersuchungen

Jede Klage über chronische Obstipation rechtfertigt eine Blut- und Urinuntersuchung und eine Anorektoskopie. Die protoskopische Untersuchung, einfach und harmlos, ist wichtig zum Ausschluß von Fissuren, Stenosen, Pseudomelanosis coli und solitärem Rektumulkus. Außerdem ermöglicht sie die Entnahme von Biopsien (s. unten).
Die systematische Durchführung eines Bariumkontrasteinlaufs oder einer Koloskopie ist umstritten. Weitere technische Untersuchungen sind nur bei Patienten, bei denen die Aufzeichnungen das Vorhandensein einer Obstipation bestätigen und bei denen die versuchsweise diätetische Behandlung versagt hat, angezeigt. Patienten, bei denen chirurgische Eingriffe (partielle Kolektomie, Rektopexie, Korrektur einer Rektozele) oder Biofeedbacktraining des Beckenbodens in Erwägung gezogen werden, kommen für diese Untersuchungen in Frage, weiterhin Patienten, bei denen die radiologische Untersuchung ein Megarektum oder Megakolon nachgewiesen hat. Untersuchungen wie rektale Compliance und konventionelles EMG der gestreiften Beckenbodenmuskeln haben zwar

Tabelle 19.2. Laboruntersuchung bei Obstipation

Obligat
- Schilddrüsenfunktion
- Kalium, Natrium, Kalzium, Magnesium, Phosphor, Glukose im Serum

Fakultativ
- Porphyrine in Blut und Urin
- Katecholamine im 24-h-Urin
- Toxikologische Urinuntersuchung: Blei, Quecksilber, Arsen, Codein, Magnesium, Phenolphthalein, Bisacodyl
- Schwangerschaftstest

keine unmittelbare therapeutische Relevanz, aber sie ermöglichen es, die Mechanismen, die den unterschiedlichen Defäkationsstörungen zugrundeliegen, zu untersuchen und besser zu verstehen.

Blut- und Urinuntersuchung

Blut- und Urinuntersuchungen sind zur Auffindung von ätiologisch behandelbaren Obstipationsformen von Bedeutung (Tabelle 19.2).
Die toxikologische Urinuntersuchung kann eine Intoxikation und den Gebrauch von Laxanzien oder Codein nachweisen.

Bariumkontrasteinlauf oder Koloskopie

Kontrasteinlauf oder Koloskopie dienen in erster Linie dazu, Kolonstenosen auszuschließen. Eine der beiden Methoden ist bei jedem Patienten anzuwenden, der *zum ersten Mal* über chronische Obstipation klagt.
Es wird davon abgeraten, diese Untersuchungen im späteren Verlauf zu wiederholen. Es liegen keine überprüften Daten vor, nach denen Kontrasteinlauf oder Koloskopie zwecks Ausschluß einer Stenose durch funktionelle Untersuchungen wie z. B. Transitzeitmessung mit röntgendichten Markern zuverlässig ersetzt werden können.
Sowohl die radiologische Untersuchung als auch die Endoskopie des Kolons weisen Vor- und Nachteile auf. Beide sind gleich zuverlässig zum Ausschluß einer Stenose als Ursache der Obstipation. Während der Kontrasteinlauf eine Strahlenbelastung für den Patienten bedeutet, geht die Koloskopie Hand in Hand mit gesteigerter Morbidität. Bei Patienten mit Dolichokolon ist eine vollständige Koloskopie nicht immer möglich, und es bedarf einer ergänzenden radiologischen Untersuchung. Im Vergleich zu einer Videoaufnahme des Kolons liefert der Kontrasteinlauf

ein bleibendes Dokument, das von mehreren Ärzten beurteilt werden kann.

Abgesehen vom Nachweis von Stenosen ist der Kontrasteinlauf insbesondere nützlich, um die Hirschsprung-Krankheit, chronischen Subvolvulus des Sigmoids, Dolicho- oder Megakolon darzustellen [10]. Die beiden letzten radiologischen Befunde können allerdings nicht die Grundlage für chirurgische Eingriffe bilden, da Dolicho- und Megakolon auch bei asymptomatischen Personen auftreten.

Bei der Durchführung eines Bariumkontrasteinlaufs bei einem Patienten mit schwerer Obstipation müssen Maßnahmen getroffen werden, um eine Impaktion mit Barium zu vermeiden.

Manometrie des Anorektums

Die manometrisch nachweisbaren Störungen, die bei Obstipation auftreten können, sind in Tabelle 19.3 aufgeführt. Bei chronischer Obstipation kann die Sensibilitätsschwelle des Rektums für Distension mehr

Tabelle 19.3. Sensibilitäts- und Reflexstörungen bei Obstipation

Art	Erkrankung
Erhöhte Sensibilitätsschwelle des Rektums für Distension, erhöhtes Volumen bei Defäkationsdrang und erhöhtes maximal tolerables Volumen	Idiopathisches Megarektum/Kolon, Rückenmarksverletzung, Schädigung der autonomen Plexus pelvini und chronische Unterdrückung des Defäkationsdrangs
Fehlen des inhibitorischen rektoanalen Reflexes	M. Hirschsprung, anorektale Atresie, einige Formen von chronischer intestinaler Pseudoobstruktion und von idiopathischem Megakolon, systemische Sklerodermie
Erhöhtes Volumen bei Relaxation, erhöhtes Volumen bei völliger Relaxation und verringerte Relaxationsamplitude	Idiopatische Obstipation
Druckanstieg bei willkürlichem Pressen	Anismus
Abwesenheit des kutaneoanalen Reflexes	Neurogene Obstipation und hohes Alter

oder weniger stark erhöht sein. Das Fehlen der Relaxation bis zum maximal tolerablen Volumen legt die Hirschsprung-Krankheit sehr nahe, ist aber nicht beweisend. Es besteht keine Einigkeit darüber, wie das Fehlen einer vollständigen Relaxation der analen Hochdruckzone während der Rektumdistension zu interpretieren ist [5]. Da die Defäkation unter vielen Umständen nicht reflexartig vor sich geht, sondern willkürlich in Gang gebracht wird, sobald die sozialen Umstände es erlauben, ist es logisch, den Druck im Rektum und an mehreren Stellen des Analkanals während eines anhaltenden Valsalva-Versuchs bei leerem Rektum zu messen. Bei gesunden Personen tritt nach einer initialen Druckzunahme eine Relaxation der analen Hochdruckzone ein [9, 12, 13]. Bei Patienten mit rektalen Sensibilitätsstörungen und funktioneller Obstruktion in Höhe des Beckenbodens fehlt diese Relaxation häufig. Es ist sehr verlockend anzunehmen, daß die Relaxation bei gesunden Personen durch die normale Sensibilität des Rektums erleichtert wird.

Ballonexpulsionstest

Der Ballonexpulsionstest (s. Kap. 11) ist ein globaler Test der Defäkationsfähigkeit eines halbfesten Bolus. Er ermöglicht eine Differenzierung zwischen Patienten mit Obstipation, die den Ballon ausstoßen können, und solchen, die ihn nicht ausstoßen können.
Dieser Test ermöglicht ebenfalls eine Quantifizierung, indem man das Volumen des Ballons allmählich verringert oder den Ballon mit allmählich zunehmenden Gewichten beschwert. Auf diese Weise kann der Erfolg des Biofeedbacktrainings bei Anismus gemessen werden. Durch die gleichzeitige Messung des rektalen Expulsionsdrucks und der Arbeit (integrierte Fläche unter der Druckkurve) können zusätzliche Defäkationsparameter erhalten werden. Der Ballonexpulsionstest selbst sagt nichts über die pathogenetischen Mechanismen, die den Defäkationsstörungen zugrundeliegen. Außerdem ist er nicht standardisiert.

Defäkographie

Die Defäkographie (s. Kap. 8) ermöglicht eine dynamische Studie der Defäkationsstörungen und ein besseres Verständnis der Pathogenese der Defäkationsstörungen. Die Untersuchung zeigt, wie vollständig das Rektum entleert werden kann, den Distensionsgrad des Analkanals und die Vergrößerungsmöglichkeit des anorektalen Winkels. Die Defäkographie ist besonders zum Nachweis einer Intussuszeption und einer Rektozele nützlich.

Tabelle 19.4. Aussagekraft der segmentalen Kolontransitzeit

Obstipationsart	Kolonsegment		
	Rechtes Kolon	Linkes Kolon	Rektosigmoid
Totale Kolonatonie	Verlangsamt[a]	Verlangsamt[a]	Verlangsamt[a]
Megasigmoid oder Funktionsstörung des linken Kolons	Exponentiell[b]	Verlangsamt[a]	Verlangsamt[a]
Defäkationsstörung	Exponentiell[b]	Exponentiell[b]	Verlangsamt[a] mit/ohne Retropulsion

[a] I.e. nach Methode, s. Kap. 8.
[b] Normales exponentielles Verschwinden der röntgendichten Marker.

Eine Intussuszeption kann klinisch nicht zuverlässig wahrgenommen werden. Aufgrund der Defäkographie überschätzt man leicht die Größe der Rektozele, so daß eine Korrelation mit den klinischen Ergebnissen notwendig ist, bevor die Entscheidung zu einem chirurgischen Eingriff getroffen wird.

Transitzeitmessung

Die globale Zeitmessung des Kolontransits objektiviert einerseits die Obstipationsklage und ermöglicht andererseits die Demaskierung von Patienten, die ihre Obstipation leugnen. Dieser globale Test eignet sich besonders für wiederholte Messungen, u. a. zur Auswertung des Therapieeffekts (s. Kap. 8). Die Quantifizierung des segmentalen Kolontransits [5] ermöglicht die Differenzierung zwischen verschiedenen Obstipationsformen (Tabelle 19.4). Die Transitzeitmessung in den verschiedenen Kolonsegmenten ist unentbehrlich, wenn ein chirurgischer Eingriff erwogen wird.

Enzymhistochemische und immunhistochemische Untersuchung der kolorektalen Schleimhaut

Fixierte Schleimhautbiopsien ermöglichen den Nachweis einer makroskopisch unsichtbaren Pseudomelanosis coli oder einer Amyloidose. Die mikroskopische Untersuchung von mit Hämatoxylin und Eosin gefärbten Schleimhautbiopsien ist jedoch meistens von geringem Nutzen bei chronischer Obstipation. Hingegen ermöglichen die Enzymhistochemie und die Immunhistochemie weitergehende Aussagen [1]. Die Enzymhistochemie macht die Nervenfasern mit Hilfe der Cholinesterase-Färbung und die Nervenzellen mit Hilfe der NADH-Diaphorase-Färbung sichtbar. Die Immunhistochemie ermöglicht die Lokalisierung von Peptiden und Neurofilamenten aufgrund ihrer Antigene. Heutzutage werden beide Techniken vorzugsweise bei tiefgefrorenem Gewebe angewendet. Die Enzym- und Immunhistochemie ermöglichen die Beurteilung der inneren Innervation des Kolons. Dies ist für die Diagnose der Hirschsprung-Krankheit, der neuronalen intestinalen Dysplasie, von Wachstumsstörungen und der Plexusdegeneration sehr nützlich. Die Hirschsprung-Krankheit zeichnet sich in den befallenen Segmenten durch die Abwesenheit von Ganglienzellen und eine stark acetylcholinesterase-positive Mukosa auf, die auf eine Hyperplasie der Nervenfasern über die Tunica muscularis hinaus hinweist. Außerdem ist die Mukosa stark NADH-Diaphorase-positiv, was auf die Anwesenheit von Neurofilamenten schließen läßt, die dem Zytoskelett der hyperplastischen Nervenfasern angehören [7, 8]. Die Hyperplasie von Nervenfasern in der Mukosa bei der Hirschsprung-Krankheit ist wahrscheinlich die Folge der Aganglionose, wobei die extrinsischen Nerven, die zum Kolon führen, vergebens versuchen, den Kontakt mit dem intrinsischen Meissner- und Auerbach-Nervenplexus herzustellen und sich bis in die Lamina propria der Mukosa ausdehnen.

Diese Techniken ermöglichen die Bestimmung des Ausmaßes der Hirschsprung-Krankheit, das von einer ultrakurzen Form bis zu einer Aganglionose des gesamten Kolons reichen kann. Die Korrelation zwischen histochemischer Untersuchung der Mukosabiopsie und Abwesenheit des inhibitorischen rektoanalen Reflexes bei Kindern ist sehr gut [11]. Mukosabiopsien bei Neugeborenen, die an der Hirschsprung-Krankheit leiden, können in den ersten 14 Tagen nach der Geburt falsch-negativ sein. Bei der Interpretation der histochemischen Befunde von Erwachsenen muß man die richtige Lokalisation der Biopsien berücksichtigen, da es eine physiologische hypoganglionäre Zone in den distalen 3 cm des Anorektums gibt [14].

Rektale Compliance

Eine erhöhte rektale Compliance (s. Kap. 9) wird bei Patienten mit idiopathischem Megarektum beobachtet. Die Bedeutung einer erhöhten Compliance hinsichtlich der Ursache der Obstipation und der nachfolgenden Behandlung ist noch unklar. In der Zukunft könnte die Compliancemessung ein nützliches Instrument zur Beurteilung von Medikamenten mit prokinetischer Wirkung sein.

Elektromyographie

Das EMG der gestreiften Beckenbodenmuskeln ist selbst von geringem praktischen Nutzen bei Obstipation. Es ist jedoch wichtig zur Untersuchung der pathogenetischen Mechanismen von Defäkationsstörungen bei solitärem Rektumulkus und Anismus.

19.2 Stuhlinkontinenz

Nur die Anamnese ermöglicht die Bestimmung des Charakters der Inkontinenz und ihres Ernstes. Technische Untersuchungen bestätigen die Anamnese und die klinische Untersuchung und ermöglichen eine genauere quantitative Beurteilung und ätiologische Diagnose. Die wichtigsten dieser Untersuchungen sind in Tabelle 19.5 wiedergegeben.
Anamnese und Proktoskopie sind in Kap. 7 ausführlich beschrieben. Sie sind bei jedem Patienten mit Inkontinenz durchzuführen.

19.2.1 Technische Untersuchungen

Blut- und Urinuntersuchungen

Tests zum Ausschluß von Diabetes mellitus, Myopathien und systemischer Sklerodermie sind bei Patienten mit Inkontinenz ohne nachweisbare anatomische Läsionen indiziert.

Tabelle 19.5. Technische Untersuchung bei Stuhlinkontinenz

Obligat
Proktoskopie
Blutuntersuchung
Manometrie des Anorektums

Fakultativ
– Flüssigkeitsretentionstest
– Rektale Compliance
– Konventionelles und Einzelfaser-EMG
– Evozierte Potentiale von Anus und Rektum und anale Sensibilität

Manometrie des Anorektums

Die Manometrie ist ein wichtiges Instrument zur Einschätzung des Patienten mit Stuhlinkontinenz (s. Kap. 9). Jeder Patient, bei dem Diät, Antidiarrhoika, Behandlung von fäkaler Impaktion und Toilettentraining versagen und für den ein rekonstruktiver chirurgischer Eingriff am Anorektum oder ein Biofeedbacktraining in Betracht gezogen wird, sollte manometrisch untersucht werden.

Die Bestimmung der absoluten Druckwerte im Analkanal hat geringe diagnostische Bedeutung, weil sich der Druck bei Patienten und Kontrollpersonen erheblich überschneidet. Die Reflexmanometrie erlaubt die erste Differenzierung zwischen einer myogenen und einer neurogenen Störung des externen analen Sphinkters. Abwesenheit jeder Antwort des externen Sphinkters, sowohl willkürlich als auch reflexmäßig, weist auf eine myogene Störung hin.

Die Differenzierung zwischen einer myogenen und einer diffusen neurogenen Störung in der Art einer Polyneuropathie ist nicht möglich. Bei einem noch vorhandenen kutaneo-analen Reflex ist ein guter Erfolg eines Sphinktertrainings wahrscheinlich. Reflexausfall zusammen mit Sensibilitätsstörungen legen eine neurogene Störung nahe. Die Sensibilität des Rektums für die Distension mit einem Ballon ermöglicht nicht nur die Bestimmung der Sensibilitätsschwelle des Rektums, sondern auch die Festlegung der Latenzzeit zwischen dem Beginn des Gewahrwerdens und dem Beginn der internen Sphinkterrelaxation. Eine erhöhte Latenz kann bei der Entwicklung von Stuhlschmieren eine Rolle spielen [2].

Flüssigkeitsretentionstest

Der Flüssigkeitsretentionstest erlaubt eine globale Einschätzung des Kontinenzmechanismus (s. Kap. 11). Er ist vor allem zur Bestimmung des Ernstes der Stuhlinkontinenz unter standardisierten Umständen und zur Beurteilung des Therapieerfolgs (Medikamente, chirurgischer Eingriff und Biofeedbacktraining) nützlich. Der Flüssigkeitsretentionstest hat den Nachteil, daß er unter unphysiologischen Umständen ausgeführt wird und keine Auskunft über die Mechanismen der Inkontinenz gibt. Ein spezielles Problem stellen Patienten nach „kontinenzerhaltender" Rektumresektion und Anus praeter dar. Bisher fehlen Angaben darüber, ob sich die Kontinenzleistung nach Wiederherstellung des Rektumdurchgangs mit dem Flüssigkeitsretentionstest vorhersagen läßt.

Rektale Compliance

Die Bestimmung der rektalen Compliance ist bei Patienten mit Dranginkontinenz, die keine sichtbaren anatomischen Läsionen und funktionellen Störungen der Sphinkteren aufweisen, indiziert. Eine verminderte Elastizität des Rektums als Inkontinenzursache kommt bei ischämischer Proktitis, Strahlenproktitis, chronischer idiopathischer entzündlicher Darmerkrankung und nach kontinenzerhaltender Rektumresektion vor.

Konventionelles und Einzelfaser-EMG

Das konventionelle EMG ermöglicht den Nachweis neurogener Störungen (s. Kap. 10) und die elektrophysiologische Messung der Latenzzeit des kutaneo-analen Reflexes [4]. Das konventionelle EMG ist außerdem sehr nützlich zur Herstellung einer Karte des externen analen Sphinkters zur Vorbereitung eines chirurgischen Eingriffs. Bei einigen Patienten mit beginnender neuromuskulärer Degeneration des Beckenbodens mit Stuhlinkontinenz, aber normalem konventionellem EMG, kann das genauere Einzelfaser-EMG zur Diagnose beitragen.

Evozierte Potentiale von Anus und Rektum und anale Sensibilität

Diese Untersuchungen sind, besonders hinsichtlich des Rektums, noch experimentell. Die Aufzeichnung der evozierten Potentiale in Höhe des Schädels kann nur in spezialisierten Labors ausgeführt werden [3]. Ein einfacherer Test ist die Bestimmung der Sensibilitätsschwelle des Analkanals mit Hilfe von bipolaren Elektroden und einem Stromgenerator [6].

19.3 Zusammenfassung

Trotz der breiten Palette an technischen Untersuchungen bleiben Anamnese und klinische Untersuchung die Grundlage der Diagnose. Die Kennzeichen und die erforderliche Diagnostik der wichtigsten individuellen Krankheitsbilder sind in den Übersichtstabellen 19.6–19.12 zusammengefaßt. Es bedarf einer sorgfältigen und logischen diagnostischen Vorgehensweise, um die Behandlung mit der größten Erfolgschance auszuwählen.

Tabelle 19.6. Synopse der Untersuchungsergebnisse zur Diagnosestellung bei Anismus

Untersuchung	Ergebnis
Anamnese	Trotz langwierigen Pressens nur mühsame Entleerung
Inspektion	Beim Pressen Retraktion des Anus
Digitale Untersuchung	Beim Pressen Kontraktion des Sphincter externus
Manometrie	Beim Pressen Druckanstieg im Analkanal
EMG[a]	Beim Pressen Aktivitätszunahme
Defäkographie	Keine Entleerung, keine Vergrößerung des anorektalen Winkels
Transitmessung	Rektale Akkumulation der Marker

[a] Fakultativ.

Tabelle 19.7. Synopse der Untersuchungsergebnisse zur Diagnosestellung bei funktionell wirksamer Rektozele

Untersuchung	Ergebnis
Anamnese	Gefühl der inkompletten Entleerung Digitale Ausräumung Manuelle Unterstützung der Zele oder des Damms
Inspektion	Zele sichtbar, oft Beckenbodensenkung beim Pressen
Digitale Untersuchung	Zele tastbar
Defäkographie	Zele sichtbar und unvollständige Entleerung

Tabelle 19.8. Synopse der Untersuchungsergebnisse zur Diagnosestellung bei innerem Prolaps

Untersuchung	Ergebnis
Anamnese	Gefühl eines Defäkationshindernisses Bleistiftstuhl Evtl. Gefühl der unvollständigen Entleerung
Digitale Untersuchung	Prolaps beim Pressen tastbar
Proktoskopie	Prolaps beim Pressen sichtbar
Defäkographie	Prolaps sichtbar

Tabelle 19.9. Synopse der Untersuchungsergebnisse zur Diagnosestellung bei Morbus Hirschsprung mit ultrakurzem Segment

Untersuchung	Ergebnis
Anamnese	Seit Geburt
Digitale Untersuchung	Weites Rektum Keine Relaxation beim Pressen
Manometrie	Keine Relaxation beim Pressen Keine Relaxation bei Dehnung
Biopsie	Cholinesterase-Aktivität vermehrt Keine Ganglienzellen

Tabelle 19.10. Synopse der Untersuchungsergebnisse zur Diagnosestellung bei myogener Inkontinenz

Untersuchung	Ergebnis
Inspektion	Keine Retraktion beim Kneifen
Digitale Untersuchung	Keine Kontraktion beim Kneifen
Manometrie	Willkürliche und reflexmäßige Antwort des Sphincter externus fehlt
EMG	Willkürliche und reflexmäßige Aktivierung des Sphincter externus fehlt

Tabelle 19.11. Synopse der Untersuchungsergebnisse zur Diagnosestellung bei neurogener sensorischer Inkontinenz

Untersuchung	Ergebnis
Inspektion	Kein kutaneo-analer Reflex
Manometrie	Perzeptionsschwelle > Schwelle für Relaxationsreflex
EMG	Kein kutaneo-analer Reflex

Tabelle 19.12. Synopse der Untersuchungsergebnisse zur Diagnosestellung bei neurogener motorischer Inkontinenz

Untersuchung	Ergebnis
Inspektion	Keine Retraktion beim Kneifen
Digitale Untersuchung	Keine Kontraktion beim Kneifen
Manometrie	Willkürliche und/oder reflexmäßige Antwort des Sphincter externus fehlt
EMG	Große polyphasische Potentiale während der Aktivität

Literatur

1. Aertsen MP, Mebis J, Geboes K, Desmet VJ (1983) Ziekte van Hirschsprung: morfologische diagnose door enzymhistochemie. Ex Laboratorium 22(2):35–43
2. Buser WD, Miner PB Jr (1986) Delayed rectal sensation with fecal incontinence. Sucessful treatment using anorectal manometry. Gastroenterology 91:1186–1191
3. Freeman NV, Burge DM, Soar JS, Sedgwick EM (1980) Anal evoked potentials. Z Kinderchir 31:22–30
4. Henry MM, Swash M (1985) Coloproctology and the Pelvic Floor. Pathophysiology and management. Butterworths, London
5. Martelli H, Devroede G, Arhan P, Duguay C, Dornic C, Faverdin C (1978) Some parameters of large bowel motility in normal man. Gastroenterology 75:612–618
6. McCMortensen NJ, Roe AM (1987) Ano-rectal sensation. In: Gooszen HG, ten Cate Hoedemaker HO, Weterman IT, Keighley MRB (eds) Disordered Defaecation. Martinus Nijhoff, Dordrecht, pp 41–50
7. Mebis J, Penninckx F, Eggermont E, Fryns JP, Kerremans R, Geboes K, Desmet V (1985) De ziekte van Hirschsprung. Diagnostiek en heelkundige behandeling. Tijdschr Geneesk 41:1283–1289
8. Mebis J, Penninckx F, Geboes K, Desmet V (1985) Histochemistry on rectal biopsies in the diagnosis of Hirschprung's disease. Acta Gastroenterol Belg 48:29–38
9. Parks AG, Porter NH, Melzak J (1962) Experimental study of the reflex mechanisms controlling the muscles of the pelvic floor. Dis Colon Rectum 5:407–414
10. Patriquin H, Martelli H, Devroede G (1978) Barium enema in chronic constipation: is it meaningful? Gastroenterology 75:619–622
11. Penninckx F, Kerremans R (1975) Evaluation of ano-rectal motility and recto-anal reflex in Hirschsprung disease and functional constipation. Acta Paediatr Scand 64:148
12. Pezim M, Pemberton J, Phillips S (1988) The immobile perineum: pathophysiologic implications in severe constipation. Dig Dis Sci 32:924
13. Phillips SF, Edwards DAW (1965) Some aspects of anal incontinence and defaecation. Gut 6:396–405
14. Weinberg AG (1970) The anorectal myenteric plexus: its relationship to hypoganglionosis of the colon. Am J Clin Pathol 54:637–642

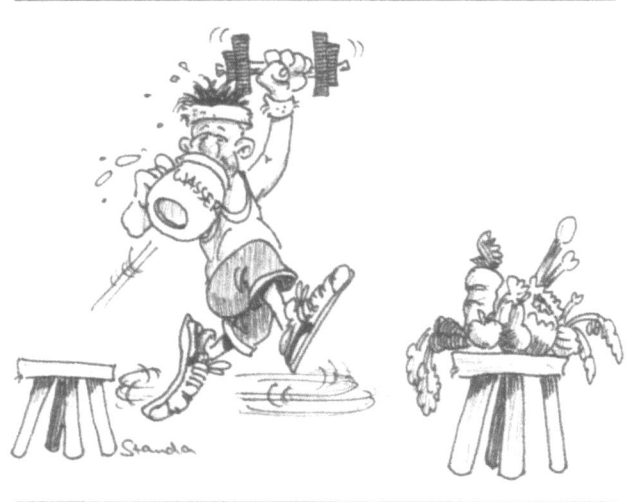

Die Empfehlung allgemeiner Maßnahmen (mehr körperliche Bewegung, viel trinken, ballaststoffreiche Kost) gehört zur Basistherapie der Obstipation

20 Allgemeine Maßnahmen und Ernährungsempfehlungen *

H. R. KOELZ

20.1 Einleitung

Unter allgemeinen Maßnahmen versteht man Verhaltensregeln zur Änderung der Lebensführung, welche innerhalb der „Schulmedizin" nicht als medizinische Behandlung im engeren Sinn betrachtet werden. Sie gelten dann als wichtig, wenn die Schulmedizin keine wirksame, einfache, harmlose und billige Therapie anzubieten hat. Die allgemeinen Maßnahmen beruhen vorwiegend auf z. T. jahrhundertealten Traditionen, persönlichen Erfahrungen sowie pathophysiologischen Vorstellungen sowohl des Arztes wie auch des Patienten. Wenn allgemeine Maßnahmen zwar nicht generell als wirksam gelten, so wird ihnen doch häufig a priori attestiert, daß sie einfach, harmlos und billig sind. Objektive Daten über ihren Wert sind aber außerordentlich spärlich. Bei der chronischen Obstipation wird in Übersichtsartikeln und Lehrbuchkapiteln eine Vielzahl von Vorschriften und Verboten empfohlen und in der Praxis auch den meisten Patienten mit chronischer Obstipation verordnet. Mit Ausnahme der Kleietherapie ist jedoch keine der hier erwähnten Empfehlungen dem Prüfstein einer kontrollierten Studie unterzogen worden. Die wenigen Publikationen über unkontrollierte Studien berichten zudem über die gleichzeitige Wirkung mehrerer Maßnahmen; der therapeutische Wert von Einzelmaßnahmen bleibt damit unsicher. Schließlich ist unklar, ob die Empfehlungen für alle Formen der Obstipation gelten oder ob beispielsweise Patienten mit gestörter rektoanaler Funktion anders behandelt werden sollten als solche mit langsamer Stuhlpassage in einem normalen oder dilatierten Kolon.

20.2 Stellenwert und Indikation

Die Empfehlung allgemeiner Maßnahmen ist traditionsgemäß der erste Behandlungsschritt bei allen Patienten mit chronischer Obstipation.

* Unterstützt durch den Schweizerischen Nationalfonds, Gesuch Nr. 3.974-0.87.

Fast alle allgemeinen Maßnahmen erfordern eine beträchtliche Mitarbeit des Patienten. Sie sollen deshalb besonders sorgfältig individuell verordnet werden, damit der Patient nicht überfordert wird. Anderseits ist entscheidend, daß der Patient möglichst rasch zu einem Erfolgserlebnis geführt wird. Dies bedingt initial oft eine durch Ignoranz bedingte Polypragmasie, sofern nicht ein einzelner Faktor besonders wichtig erscheint. Im späteren Verlauf können die Vorschriften oft schrittweise abgebaut werden, wenn der Patient dies nicht bereits aus eigenem Ermessen getan hat.

Allgemeine Maßnahmen erübrigen sich meist bei akuter „Gelegenheitsobstipation", beispielsweise bei akuter Krankheit mit kurzfristiger Bettlägerigkeit oder während einer Reise. In diesen Fällen ist die Anwendung von Laxanzien vertretbar.

20.3 Therapieziel

Das Therapieziel bei der chronischen Obstipation ist ein ohne Laxanzien dauerhaft beschwerdefreier Patient. Dabei erscheint unwichtig, ob die Stuhlgewohnheiten nach objektiven Kriterien (Stuhlfrequenz, Stuhlkonsistenz, Passagezeit etc.) normal sind oder nicht. Es bereitet allerdings oft Schwierigkeiten, die durch Obstipation bedingten Beschwerden zu identifizieren. Ein wichtiges Symptom ist die Notwendigkeit, beim Stuhlgang zu pressen. Andere für Obstipation spezifische Symptome sind ungenügend bekannt. Wenn normale Freiwillige unter Loperamidtherapie obstipiert werden und der Stuhlgang von Obstipierten mit Laxanzien normalisiert wird, zeigen sich während der Obstipationsphase analer Schleimabgang, Gefühl der unvollständigen Entleerung, Blähungen und durch Stuhlgang erleichterter Bauchschmerz [31]. Dagegen ist unsicher, ob häufige Klagen Obstipierter über Müdigkeit, Übelkeit, Inappetenz, Kopfschmerzen, Schwindel, schlechten Geschmack im Mund, schlechten Mundgeruch und Hautunreinheiten Folgen der Obstipation sind.

Selten dient die Behandlung der Obstipation der Prophylaxe eigentlicher Komplikationen. Dazu gehören neben analen Läsionen die Folgen der intestinalen Obstruktion durch Koprostase und die Stuhlinkontinenz. Möglicherweise besteht bei schwerer chronischer Obstipation auch eine erhöhte Neigung zum Volvulus des Sigmoids [8]. Schließlich gilt das wegen Obstipation notwendige Pressen bei Herzinsuffizienz, Thrombosen, Abdominalwandhernien und gastroösophagealer Refluxkrankheit als ungünstig.

20.4 Maßnahmen

Die hier beschriebenen Maßnahmen können schrittweise eingesetzt werden. Der erste Schritt beinhaltet im allgemeinen die Aufklärung, das Absetzen aller Laxanzien, das Absetzen unnötiger obstipierender Medikamente sowie einige diätetische Empfehlungen. Nach einigen Wochen können bei Mißerfolg weitere Maßnahmen eingesetzt werden.

20.4.1 Aufklärung

Eine den intellektuellen Fähigkeiten des Patienten angemessene Aufklärung ist entscheidend. Die Befragung nach den Stuhlgewohnheiten ist unzuverlässig. Die meisten Patienten tendieren zu einer Überschätzung ihres Problems [30, 43]. Wenn die Abklärungsuntersuchungen auf organische Ursachen der Obstipation negativ ausgefallen sind, soll betont werden, daß es sich um eine harmlose Anomalie der Dickdarmfunktion handelt. Der Patient soll über das normale Stuhlverhalten und über die normale Defäkation informiert werden. Oft stellt sich eine falsche Erwartungshaltung heraus, indem der Patient meint, daß er nur dann gesund ist, wenn er täglich mindestens einmal einen voluminösen Stuhl absetzt. Oder er fürchtet sich vor einer „inneren Vergiftung" durch retinierten Stuhl. Schließlich glauben manche, daß retinierter Stuhl wesentlich zu einer Adipositas beiträgt.

20.4.2 Absetzen der Laxanzien

Viele Patienten mit chronischer Obstipation verwenden regelmäßig Laxanzien. Sie werden oft aus Gewohnheit oder einer falschen Erwartungshaltung eingenommen oder gegeben, führen zu Abhängigkeit und Gewöhnung und werden auf die Dauer auch in hoher Dosierung wirkungslos. Ferner sind Laxanzien mit Nebenwirkungen behaftet (s. Kap. 21). Wenn nicht frühere Absetzversuche bereits mißglückt sind, sollen alle Laxanzien sistiert werden, um deren Bedarf zu prüfen. Oft kann dies nicht abrupt geschehen, vor allem bei Patienten mit anorektaler Dysfunktion [29]. Als Übergangslösung eignen sich Laktulose (2- bis 3mal tägl. 20 ml, beispielsweise in Orangensaft), Quellmittel (z. B. Metamucil), Glycerin-Suppositorien oder ein kleines Klistier (z. B. Mikroklist).

Allgemeine Maßnahmen und Ernährungsempfehlungen

20.4.3 Absetzen aller obstipierenden Medikamente

Viele Medikamente können als Nebenwirkung zu Obstipation führen. Dazu gehören Opiate, Kalzium- und aluminiumhaltige Antazida, Colestyramin, Anticholinergika, Antiepileptika, Antidepressiva, Ganglienblocker, Diuretika, Eisenpräparate, Antihypertensiva, Psychotherapeutika (darunter vor allem Antidepressiva) und orale Antikonzeptiva (s. auch Kap. 17). Wenn möglich, sollten sie abgesetzt werden.

20.4.4 Diätetische Empfehlungen (s. auch Kap. 6)

Die diätetischen Empfehlungen sind in Tabelle 20.1 zusammengefaßt.

Beachtung individueller Intoleranzen

Der Patient soll die Nahrung bevorzugen, von der er weiß oder glaubt, daß sie seinen Stuhlgang erleichtert. Voraussetzung ist, daß sie ihm auch schmeckt. Umgekehrt werden die Nahrungsmittel ausdrücklich verboten, die beim Patienten zu Obstipation führen, zusätzlich auch andere Eßwaren, die er schlecht verträgt, unabhängig davon, ob sie auch Ver-

Tabelle 20.1. Diätenempfehlungen bei chronischer Obstipation

Günstig	Ungünstig
Ballaststoffe Weizen- oder Maiskleie (10 g/Tag, steigern auf 20–30 g) Getreide: Vollkornbrot Früchte (frisch oder getrocknet): Äpfel, Birnen, Trauben, Melonen, Orangen, Pfirsiche, Zwetschgen, Beeren, Aprikosen, Feigen Gemüse (roh oder gekocht): Salate, Kohl, Blumenkohl, Broccoli, Karotten, Sellerie, Spinat, Spargel, Bohnen	*Ballaststoffarme Nahrung* Weißmehlprodukte: Weißbrot, Teigwaren, Kuchen, Süßigkeiten *Anderes* Schokolade, Kakao, Bananen, Schwarztee, Karottensaft, Heidelbeeren
Flüssigkeit 1,5–2,0 l täglich z. T. als Gemüse- und Obstsäfte, Sauermilch, Buttermilch, Joghurt, Bohnenkaffee	
Individuelle Erfahrungen und Toleranzen des Patienten beachten!	

stopfung verursachen. Dies kann so geschehen, daß zu Beginn der Konsultation angebliche Intoleranzen erfragt werden und bei der abschließenden Besprechung diese Nahrungsmittel spezifisch verboten werden.

Ballaststoffe: Früchte, Gemüse und Kleie

Bei der Behandlung der chronischen Obstipation liegt das Schwergewicht auf der vermehrten Zufuhr von Ballaststoffen. Dadurch wird der Stuhl voluminöser und weicher. Es handelt sich offenbar nicht um eine Substitutionstherapie, weil Obstipierte im Durchschnitt nicht weniger Ballaststoffe einnehmen als Nichtobstipierte [2, 7, 42].

Die Zunahme des Stuhlgewichts durch zusätzliche Ballaststoffe ist proportional zum initialen Stuhlgewicht. Dies bedeutet, daß zur Erreichung desselben Stuhlgewichts ein Obstipierter mit einem initialen täglichen Stuhlgewicht von 65 g eine 6mal größere Menge zusätzlicher Ballaststoffe einnehmen muß als ein Normaler mit einem initialen Stuhlgewicht von 194 g [11, 12]. Unter der meist üblichen täglichen Kleiedosis von etwa 20 g kommt es jedoch nicht zu einer Zunahme des Stuhlgewichts und der Stuhlfrequenz sowie einer Abnahme der Passagezeit auf Normalwerte Nichtobstipierter [37].

Der Gehalt an Ballaststoffen einiger Nahrungsmittel findet sich in Tabelle 20.2. Zu beachten ist, daß die gleiche Menge von Fasern verschiedener Herkunft eine unterschiedliche Wirkung auf den Stuhl hat. In der Studie von Cummings [11] war Weizenkleie bezüglich Erhöhung des Stuhlgewichts und Verkürzung der Passagezeit bei Normalen wirksamer als Fasern aus Kohl, Karotten, Apfelfruchtfleisch oder Guar-Bohnen. Wahrscheinlich spielen dabei Begleitstoffe wie Pentosen eine zusätzliche Rolle [11].

Die Anwendung von Kleie in der Behandlung der Obstipation ist noch immer kontrovers [25, 36]. Eine Kleietherapie scheint bei etwa 90% der Patienten mit Obstipation wirksam [3, 10, 16, 31, 34, 38, 47]; es liegt allerdings eine erstaunlich geringe Anzahl von Berichten über größere Kollektive vor. Wenig Erfolg ist bei Patienten mit anorektaler Störung der Defäkation (s. Kap. 16) und bei jungen Frauen mit langsamer intestinaler Passage zu erwarten [42]. Dagegen scheint das solitäre Rektumulkus auf Kleietherapie, verbunden mit einem Verbot, auf der Toilette zu pressen, günstig zu reagieren [27, 56]. Wegen der einfachen Dosierung, Zubereitung und Einnahme wird die Kleietherapie heute meist den Ballaststoffen in Form von Vollkornprodukten, Früchten und Gemüsen vorgezogen. Um das Stuhlgewicht zu verdoppeln, müßten täglich nur 47 g Weizenkleie (35% Faseranteil) gegenüber 404 g Vollkornbrot,

Tabelle 20.2. Ballaststoffgehalt von Nahrungsmitteln. (Nach Paul u. Southgate 1978 [40])

Nahrungsmittel	Ballaststoffgehalt	
	[g/100 g]	[g/100 kcal]
Marmelade	1,0	1,17
Schwarz-/Mischbrot	5,11	2,24
Vollkornbrot	8,50	4,17
Weizenkleie	44,0	21,4
Broccoli	3,80	17,4
Kraut	2,83	12,5
Grüne Bohnen	3,35	37,5
Erbsen	6,00	7,46
Karotten	3,70	11,5
Kartoffeln	3,51	2,06
Äpfel	2,30	3,92
Bananen	1,75	3,41
Steinobst	2,10	2,40
Birnen	2,62	6,06
Erdbeeren	2,12	7,69
Andere Beeren	7,4	16
Orangen	2,00	5,13

681 g gekochte Karotten, 775 g gekochter Kohl oder 1 477 g Apfelfruchtfleisch eingenommen werden [11].

Es gibt begründete Einwände gegen eine „Monotherapie" mit Kleie [15, 36]. Unerwünschte Nebenwirkungen einer Kleietherapie sind in Tabelle 20.3 zusammengefaßt. Vermutlich wegen Gasbildung durch bakteriellen Abbau der Faserstoffe klagen viele Patienten zu Beginn einer Kleiebehandlung über Blähungen, Flatulenz und vermehrte Abdominalschmerzen [33]. Diese Nebenwirkungen sind wahrscheinlich weniger ausgeprägt, wenn die Dosis über mehrere Tage von 10 auf 20–30 g erhöht wird. Damit wird auch das Risiko geringer, daß der Patient die Behandlung wegen Nebenwirkungen vorzeitig aufgibt. Unter hochdosierter Kleietherapie und möglicherweise ungenügender Flüssigkeitsaufnahme sind sehr selten Kleiebezoare und intestinale Obstruktionen beschrieben worden [36].

Mit Früchten und Gemüse werden gleichzeitig Flüssigkeit und Vitamine aufgenommen. Dies ist vor allem bei älteren Patienten wichtig, die ohnehin dazu neigen, wenig zu trinken. Außerdem vermeiden sie wegen fehlender Zähne oder mangelhaftem Zahnersatz faserreiche Früchte und

Tabelle 20.3. Unerwünschte Nebenwirkungen einer Kleietherapie

Nebenwirkungen	Klinische Relevanz	Prophylaxe/ Gegenmaßnahme
Blähungen und Flatulenz, v.a. bei Therapiebeginn [33]	Kann zu Therapieabbruch führen	Einschleichende Dosierung
Gastrointestinale Obturation [36]	Selten Magenbezoare oder Ileus	Ausschluß von schweren Motilitätsstörungen und organischen Stenosen vor Therapiebeginn; viel trinken lassen
Verminderte Serumspiegel von [3, 26, 35, 36]:		
– Kalzium	– Osteoporose [5]?	– Substitution?
– Magnesium	– Fraglich	– Substitution?
– Eisen[a]	– Fraglich	– Phytatfreie Kleie [17, 47]? Vit. C? Tierische Proteine [48]?
– Zink[a]	– Fraglich	– Phytatfreie Kleie [17]? Tierische Proteine [49]?
– Vitamin A	– Fraglich	– Substitution?
– Vitamin B_6	– Fraglich	– Substitution?
Gehalt an Pestiziden [38] und Schwermetallen [41]	Unklar	Wahl des Kleiepräparates [18, 38, 41]

[a] Möglicherweise durch Phytatgehalt bedingt [19, 47].

Gemüse [46]. Eine Kleiebehandlung ersetzt den Mangel an Ballaststoffen, jedoch nicht den an Vitaminen, insbesondere A und C. Die Kleie-Einnahme vermindert sogar die Serumspiegel von Vitamin A [26, 35] und B_6 [35]. Ferner führt Kleie zu einer erhöhten Stuhlausscheidung von Kalzium und einer leichten, möglicherweise vorübergehenden Erniedrigung der Serumspiegel von Kalzium, Magnesium, Eisen und Zink [3, 36]. Die kalziumsenkende Wirkung von Kleie könnte somit eine Osteoporose begünstigen [5]; es wurde sogar schon versucht, diese Nebenwirkung bei der idiopathischen Hyperkalzurie therapeutisch auszunutzen [51]. Unklar ist jedoch, ob nicht Ballaststoffe in Früchten und Gemüsen

ähnlich auf den Kalziumstoffwechsel wirken. Schließlich enthalten Kleiepräparate in sehr unterschiedlichem Ausmaß Schwermetalle, beispielsweise Cadmium und Blei [18, 41], sowie Pestizide [38].
Andere pflanzliche Faserpräparate wie Plantago afra oder synthetische Quellmittel wie Calcium Polycarbophil sind als Ballaststoffzulage ebenfalls wirksam, jedoch weniger gut untersucht als die Kleie.

Flüssigkeitszufuhr

Reichliche Flüssigkeitszufuhr (1,5–2 l täglich) wird praktisch einheitlich empfohlen [21, 44, 46, 54]. Es gibt jedoch keine Daten kontrollierter Studien, welche diese Behauptung unterstützen. Aus theoretischen Gründen ergeben sich Zweifel an der Wirksamkeit, weil oral aufgenommene Flüssigkeit, welche nicht durch gelöste Stoffe im Darmlumen gebunden ist, im oberen Dünndarm absorbiert wird und somit nicht in den Dickdarm gelangt. Milch gilt bei manchen Autoren als obstipierend [18]. Gesichert erscheint, daß Schwarztee (2 l/Tag) bei Gesunden zu einer Verlängerung der Passagezeit führt [20]. Kakao und Kakaoprodukte wie Schokolade gelten allgemein als obstipierend [14], doch fehlen entsprechende Studienresultate.

20.4.5 Vermehrte körperliche Aktivität

Sofern der Gesundheitszustand es erlaubt, ist regelmäßige körperliche Aktivität generell empfehlenswert. Untersuchungen an gesunden Freiwilligen zeigen, daß körperliche Anstrengung die jejunale Wasserabsorption vermindert [4], doch fehlen entsprechende Studien über die Wasserabsorption im Kolon. Ferner zeigt das linksseitige Kolon in Ruhe weniger myoelektrische Aktivität, welche mit propulsivem Transport einhergeht, als bei gespannter Aufmerksamkeit oder bei psychischem Streß [50]. Es gibt jedoch keine Untersuchungen, die belegen, daß mit körperlicher Aktivität eine Obstipation wirksam beeinflußt wird. Die Empfehlung gründet offenbar auf der bekannten Erfahrung, daß Immobilisation zu Obstipation führt [9], wobei nicht klar ist, ob nicht das zur Immobilisation führende Ereignis (Krankheit, Unfall, Flugreise) direkt obstipiert.
Empfohlen werden auch Krankengymnastik, Training der Bauchmuskulatur und Bauchdeckenmassage; auch hier liegen keine Daten vor.

20.4.6 Toilettenkonditionierung

Durch die Unterdrückung des Stuhldrangs bei Dehnung des Rektums kann es zu einem Rücktransport des Stuhls in höher gelegene Kolonteile oder häufiger zu einer nicht mehr entleerbaren Stuhlanhäufung im Rektum kommen. Möglicherweise führt dies zu der für Obstipierte typischen Verminderung der rektalen Sensibilität [52] wie sie bei älteren und geistig oder körperlich behinderte Patienten angetroffen wird. Ein ähnlicher Mechanismus besteht wahrscheinlich auch bei Leuten, die aus äußeren Gründen (ungünstige Toiletteneinrichtungen zu Hause oder auf der Fahrt zur Arbeit) keine Gelegenheit haben, dem Stuhldrang innerhalb nützlicher Frist nachzugeben. Schließlich können Kinder durch Zurückhalten des Stuhls Zuwendung von ihren Eltern erzwingen. Die verminderte rektale Sensibilität scheint unter Behandlung mit Ballaststoffen wenigstens teilweise reversibel [34].

Es erscheint sinnvoll, den Patienten zu ermahnen, besser auf den Stuhldrang zu achten und dann möglichst unverzüglich eine Entleerung zu versuchen. Zur Auslösung des gastrokolischen Reflexes werden die verschiedensten Maßnahmen empfohlen. Da diese Reaktion meist etwa 15–45 min nach der Nahrungsaufnahme (vor allem morgens) auftritt, wird geraten, etwas früher aufzustehen und sich die nötige Zeit für ein reichliches Frühstück zu nehmen. Als besonders gute Auslöser werden das Trinken von eiskaltem oder heißem Wasser, von Bohnenkaffee oder Fruchtsaft oder, bei Rauchern, das Rauchen einer Zigarette propagiert. Empfohlen wird weiter, daß der Patient dann, mit oder ohne Stuhldrang, mit Lesestoff versehen die Toilette aufsuchen soll. Allerdings soll er dort beim Defäkationsversuch nicht exzessiv pressen, weil dies zur Entstehung des solitären Rektumulkus [27, 56] und der rektalen Intussuszeption [23] beitragen kann.

20.4.7 Kontrolle und Therapieerfolg

Ob ein Tagebuch über die Stuhlgewohnheiten geführt werden soll, muß individuell abgewogen werden. Einerseits besteht die Gefahr der Fixierung auf das Problem, andererseits sind manche Patienten so vergeßlich, daß als röntgendichte Marker eingenommene Bariumtabletten angeblich ohne Stuhlgang aus dem Abdomen verschwinden.

Die publizierten Resultate unkontrollierter Studien über die Wirksamkeit von mehreren gleichzeitig durchgeführten Maßnahmen sind optimistisch: Laxanzien wurden bei fast allen Patienten innerhalb von 2–4 Wo-

Tabelle 20.4. Bewertung der allgemeinen Maßnahmen

Maßnahme	Wirksam auf Obstipation	Wirksam auf subj. Beschwerden	Einfach	Harmlos	Billig	Kommentar
Aufklärung	Nein	Teils	Nein	Ja	Ja	
Absetzen der Laxanzien	Nein (a)	Nein (a)	Ja	Meist (a)	Ja	(a) Gelegentlich schwere Koprostase mit Komplikationen
Absetzen überflüssiger obstipierender Begleitmedikation	Oft	Oft	Ja	Ja	Ja	
Diätetische Empfehlungen						
1. Individuelle Intoleranzen beachten	Teils	Meist	Ja	Ja	Ja	
2. Mehr Ballaststoffe essen						
– Früchte, Gemüse	Teils	Teils	Nein	Ja (b)	Nein	(b) Vorsicht bei Diabetes mellitus
– Kleie	Meist	Meist	Meist	Meist (c)	Ja	(c) Nebenwirkungen (s. Tabelle 20.3)
3. Viel trinken	Fraglich (d)	Fraglich (d)	Oft nein	Meist (e)	Ja	(d) Wahrscheinlich notwendig bei Kleietherapie (e) *Cave* schwere Herzinsuffizienz, Leberzirrhose mit Aszites
Mehr körperliche Aktivität	Fraglich	Fraglich	Nein	Meist (f)	Meist	(f) Ausnahme: Physiotherapie
Toilettenkonditionierung	Fraglich	Fraglich	Nein	Meist (g)	Ja	(g) *Cave* Pressen

Tabelle 20.5. Einsatz der allgemeinen Maßnahmen

Stufe 1 – Aufklärung
– Absetzen der Laxanzien
  (wenn vermutlich möglich,
  sonst evtl. später)
– Absetzen überflüssiger
  obstipierender
  Begleittherapie
– Diätetische Empfehlungen:
  – individuelle Intoleranzen beachten!
  – ballaststoffreiche Kost
  – viel trinken

*Zusätzlich
je nach Bedarf und
Möglichkeit:*
– Irritierende Laxanzien
  durch Laktulose oder
  Quellstoffe ersetzen
– Körperliche Aktivität
  vermehren

Stufe 2 – Kleie (10-20-30 g/d)

Stufe 3 – Toilettenkonditionierung
– kleine Psychotherapie
– Akupunktur?

---

chen unnötig [6, 22]. Eine große Rolle spielen das Verständnis und die Motivation des Patienten. In einer Studie [28] befolgten beispielsweise nur etwa die Hälfte der hospitalisierten Patienten die vorgeschriebene Kleietherapie während einer Woche. In einer anderen Untersuchung kam es bei einer mittleren Beobachtungsdauer von 5,5 Monaten bei fast der Hälfte der Fälle zu Drop-outs [13]; der berichtete Therapieerfolg der empfohlenen Maßnahmen bei den übriggebliebenen Patienten erscheint damit fraglich.

20.4.8 Weitere Maßnahmen

Emotionale Reaktionen auf Streß beeinflussen die Kolonmotilität [1]. Introvertiert Depressive scheinen zu Obstipation, Extrovertierte eher zu Diarrhö zu neigen [57]. Bei Depressiven besteht somit die besondere Schwierigkeit, daß die Krankheit selbst oft mit chronischer Obstipation einhergeht und daß zudem die meisten Antidepressiva obstipierend wirken. Bei Verdacht auf psychogene Obstipation erscheint eine „kleine Psychotherapie" (vertieftes Gespräch) durch den Hausarzt angebracht. Andere psychotherapeutische Maßnahmen wie Hypnotherapie [57] und Psychoanalyse [53] sind beim Colon irritabile mit Obstipation versucht worden. Schließlich hat auch die Akupunktur in der Therapie der chronischen Obstipation Eingang gefunden, wobei in einer Studie an 118 Patienten bei 3 Behandlungssitzungen pro Woche in 80% ein Erfolg (Stuhlfrequenz 1 pro 2 Tage) erzielt wurde ([27], Kampik, G., persönliche Mitteilung).

20.5 Einsatz der allgemeinen Maßnahmen

Eine Bewertung der allgemeinen Maßnahmen findet sich in Tabelle 20.4. Ein stufenweiser Einsatz der allgemeinen Maßnahmen ist in Tabelle 20.5 dargestellt.

Literatur

1. Almy TP (1951) Experimental studies on the irritable colon. Am J Med 10: 60–72
2. Anderson AS (1986) Dietary factors in the aetiology and treatment of constipation during pregnancy. Br J Obstet Gynaecol 93:245–249
3. Anderson H, Bosaeus I, Falkheden T, Melkersson M (1979) Transit time in constipated geriatric patients during treatment with a bulk laxative and bran: a comparison. Scand J Gastroenterol 14:821–826
4. Barclay GR, Turnberg LA (1988) Effect of moderate exercise on salt and water transport in the human jejunum. Gut 29:816–820
5. Beaumont DM, James OFW (1985) Aspects of nutrition in the elderly. Clin Gastroenterol 14:811–827
6. Behm RM (1985) A special recipe to banish constipation. Geriatr Nurs (New York) 6:216–217
7. Berta JL, Boicherot AC, Rautureau J, Cubeau J, Guilloud Bataille M (1979) Dietary factors in constipation (letter) Nouv Presse Med 8:2837–2838
8. Brocklehurst JC (1985) Colonic disease in the elderly. Clin Gastroenterol 14:725–747
9. Burr M, Alton M (1984) Constipation in immobile patients (letter) Med J Aust 140:446–447
10. Cowgill GR, Sullivan AJ (1933) Further studies on the use of wheat bran as a laxative. JAMA 100:795–802
11. Cummings JH, Southgate DAT, Branch W, Houston H, Jenkins DJA, James WPT (1978) Colonic response to dietary fibre from carrot, cabbage, apple, bran, and guar gum. Lancet I:5–8
12. Cummings JH (1984) Constipation, dietary fibre and the control of large bowel function. Postgrad Med J 60:811–819
13. Eshchar J, Cohen L (1981) Re-education of constipated patients – a nonmedicinal treatment. Am J Proctol Gastroenterol Colon Rect Surg 32:16–24
14. Fischler F (1933) Zur Frage der verstopfenden Wirkung des Kakaos und über eine Verhütung dieser Wirkung. MMW 80:534–535
15. Floch MH (1987) The pharmacology of dietary fiber for laxation (editorial). Am J Gastroenterol 82:1295–1296

16. Graham DY, Moser SE, Estes MK (1982) The effect of bran on bowel function in constipation. Am J Gastroenterol 77:599–603
17. Hallberg L (1987) Wheat fiber, phytates and iron absorption. Scand J Gastroenterol [Suppl 129]22:73–79
18. Hanks TG (1974) Milk as obstipant. JAMA 230:538–539
19. Hedewig S (1989) Die Last mit dem Ballast. Öko-Test-Magazin 1/89:51–53
20. Höjgaard L, Arffmann S, Jörgensen M, Krag E (1981) Tea consumption: a cause of constipation? Brit Med J 282–864
21. Hope AK, Down EC (1986) Dietary fibre and fluid in the control of constipation in a nursing home population. Med J Aust 144:306–307
22. Hope A (1983) The relief of constipation in the elderly. Aust Nurses J 1983:45–48
23. Johansson C, Ihre T, Ahlbäck SO (1985) Disturbances in the defecation mechanism with special reference to intussusception of the rectum (internal procidentia). Dis Colon Rectum 28:920–924
24. Kampik G, Bertsche O (1988) Akupunktur bei inneren Krankheiten. Internist 29:479–486
25. Kasper H (1985) Behandlung der chronischen Obstipation mit Weizenkleie. Pro. Z Gastroenterol 23:122–125
26. Kasper M, Pietrzik K, Schrezemeir J, Fritz M (1982) Ballaststoffe und intestinale Vitaminresorption. Z Gastroenterol 10:535–536
27. Keighley MRB, Shouler P (1984) Clinical and monometric features of the solitary rectum ulcer syndrome. Dis Colon Rectum 27:507–512
28. Kochen MM, Wegscheider K, Abholt HH (1985) Prophylaxis of constipation by wheat bran: a randomized study in hospitalized patients. Digestion 31:220–224
29. Lowery SP, Srour JW, Whitehead WE, Schuster MM (1985) Habit training as treatment of encopresis secondary to chronic constipation. J Pediatr Gastroenterol Nutr 4:397–401
30. Manning AP, Wyman JB, Heaton KW (1976) How trust worthy are bowel histories? Comparison of recalled and recorded information. Br Med J II:213–214
31. Marcus SN, Heaton KW (1987) Irritable bowel-type symptoms in spontaneous and induced constipation. Gut 28:156–159
32. Marcus SN (1987) The effect of testa triticum tricum on intestinal transit, deoxycholic acid metabolism and the cholesterol saturation of bile. Scand J Gastroenterol [Suppl]129:200–204
33. Martinsen D, Fleming SE (1982) Excretion of breath and flatus gases by humans consuming high-fiber diets. J Nutr 112:1133–1143
34. Marzio L, Lanfranchi GA, Bazzocchi G, Cuccurullo F (1985) Anorectal motility and rectal sensitivity in chronic idiopathic constipation: effect of a high-fibre diet. J Clin Gastroenterol 7:391–399
35. Miller LT, Lindberg AS, Whanger P, Leklem JE (1979) Effect of wheat bran on the bioavailability of vitamin B_6 and the excretion of selenium in men. Fed Proc 38:2850
36. Miller B (1985) Behandlung der chronischen Obstipation mit Weizenkleie. Contra. Z Gastroenterol 23:126–129
37. Müller-Lissner SA (1988) Effect of wheat bran on weight of stool and gastrointestinal transit time: a meta analysis. Br Med J 296:615–617
38. Ocker HD, Eich E, Weigert P, Klein H (1988) Rückstände von Organohalogen- und Organophosphorsäureester-Verbindungen in Speisekleiepräparaten. Bundesgesundheitsbl 31:123–129

39. Odes HS, Madar Z, Trop M, Namir S, Gross J, Cohen T (1986) Pilot study of the efficacy of spent grain dietary fiber in the treatment of constipation. Isr J Med Sci 22:12–15
40. Paul AA, Southgate DAT (1978) McLance and Widdowson's The Composition of Foods, 4th ed. Her Majesty's Stationary Office, London. Elsevier North Holland Biomedical Press, Amsterdam
41. Piloty M, Ocker HD, Klein H (1981) Schwermetalle in Speisekleie und Speisekleie-Erzeugnissen. ZEBS-Berichte 3/1981. Reimer, Berlin
42. Preston DM, Lennard-Jones JE (1986) Severe chronic constipation of young women: idiopathic slow transit constipation. Gut 27:41–48
43. Read NW, Harford WV, Schmulen AC (1979) A clinical study of patients with faecal incontinence and diarrhea. Gastroenterology 76:747–756
44. Resnick B (1985) Constipation; common but preventable. Geriatr Nurs (New York)6:213–215
45. Reynolds JC, Ouyang A, Lee CA, Baker L, Sunshine AG, Cohen S (1987) Chronic severe constipation. Prospective motility studies in 25 consecutive patients. Gastroenterology 92:414–420
46. Rolig E (1985) Diet and constipation (letter) J Fam Pract 21:337–338
47. Rossander L (1987) Effect of dietary fiber on iron absorption in man. Scand J Gastroenterol [Suppl 129] 22:68–72
48. Sandman PO, Adolfsson R, Hallmans G, Nygren C, Nystrom L, Winblad B (1983) Treatment of constipation with high-bran bread in long-term case of severely demented elderly patients. J Am Geriatr Soc 31:289–293
49. Sandström B (1987) Zink and dietary fibre. Scand J Gastroenterol [Suppl 129] 22:80–84
50. Schang JC, Devroede G, Hébert M, Hémond M, Pilote M, Devroede L (1988) Effects of rest, stress, and food on myoelectric spiking activity of left and sigmoid colon in humans. Dig Dis Sci 33:614–618
51. Shah PJR (1981) Unprocessed bran – a new approach to the treatment of idiopathic hypercalciuria. In: McLean Baird I, Ornstein MH (eds) Dietary fibre: progress towards the future. Kellogg, Manchester, England, pp 47–51
52. Shouler P, Keighley MRB (1986) Changes in colorectal function in severe idiopathic chronic constipation. Gastroenterology 90:414–420
53. Svedlund J, Sjödin I, Ofoson JO, Dovetall G (1983) Controlled study of psychotherapy in irritable bowel syndrome. Lancet II:589–592
54. Thorne D, Down E, Hope A (1984) Constipation in immobile patients. Med J Aust 140:746
55. Tucker DM, Sandstead HH, Logan GM Jr (1981) Dietary fiber and personality factors as determinants of stool output. Gastroenterology 81:879–883
56. Van den Brandt-Grädel V, Huibregtse K, Tytgat GNJ (1984) Treament of solitary rectal ulcer syndrome with high-fiber diet and abstention of straining at defecation. Dig Dis Sci 29:1005–1008
57. Whorwell PJ, Prior A, Faragher EB (1984) Controlled trial of hypnotherapy in the treatment of severe refractory IBS. Lancet II:1232–1233

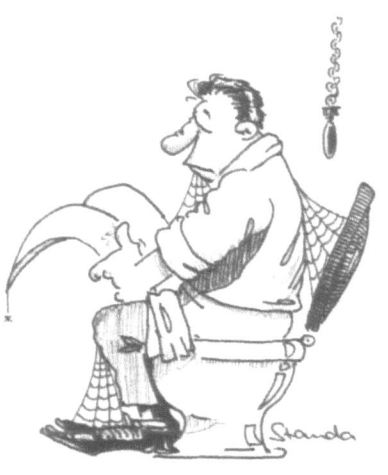

Ruhe beim Toilettenbesuch ermöglicht dem Patienten zwar eine gründliche Beschäftigung mit dem Tagesgeschehen, ein günstiger Effekt auf die Obstipation ist dagegen nicht gesichert

21 Medikamentöse Therapie der Obstipation

K. Ewe

21.1 Einleitung

Die medikamentöse Therapie der Obstipation datiert bis in die Frühgeschichte der Menschheit. Erste Aufzeichnungen reichen über 4000 Jahre zurück bis in das alte ägyptische Reich. Senna wurde im 9.–10. Jahrhundert durch die Araber in Europa eingeführt, und in der Barockzeit war die Klistierspritze ein Symbol des ärztlichen Standes.
Auch heute noch spielt die medikamentöse Behandlung der eingebildeten oder echten Obstipation eine große Rolle. Es wird geschätzt, daß 15–30% aller Menschen über 60 Jahre und jede 4. Frau und jeder 7. Mann über 40 Jahre Laxanzien einnehmen. Wegen des freien Verkaufs von Laxanzien ist eine genaue zahlenmäßige Erhebung schwierig und die Dunkelziffer hoch anzusetzen. Das Finanzvolumen aus ca. 3,5 Mio. Packungen jährlich verkaufter Laxanzien lag in der Bundesrepublik Deutschland bei 130 Mio. DM.

21.2 Klassifizierung und Wirkungsweise abführender Medikamente

Die Obstipation ist gekennzeichnet durch eine zu lange Verweildauer des Stuhls im Kolon und Rektum und, damit meist verbunden, einem zu harten Stuhl und starkem Pressen. Ziel der medikamentösen Therapie ist es, diese Störungen zu beseitigen. Die beiden Prinzipien, mit denen dies erreicht werden kann, ist die Beeinflussung der Motilität oder die Steigerung des Flüssigkeitsgehalts des Stuhls oder beides. Hierbei sind die Einflüsse auf die Motilität sehr viel weniger erforscht und eingeordnet als die Wirkung auf den Elektrolyt- und Wassertransport.
Zur Erreichung der Defäkation werden die verschiedensten Stoffgruppen mit z. T. sehr unterschiedlichen Angriffspunkten eingesetzt (Tabelle 21.1) [11, 38]. Allen gemeinsam ist der Hauptangriffspunkt im Kolon

Tabelle 21.1. Klassifizierung von Laxanzien

1. Antiresorptiv/sekretorisch	
Anthrachinone[a]	Sennoside
	Rhizinoma Rhei
	Cascara Sagrada
	Aloe
	Fructus Rhamni
Diphenole[a]	Bisacodyl
	Na-Picosulfat
Di-Hydroxy-Gallensäuren	Chenodesoxycholsäure
	Desoxycholsäure
Fettsäuren[a]	Rizinolsäure
2. Osmotisch	
Salinisch	Mineralsalze (Bittersalz, Glaubersalz, Karlsbader Salz)
Zucker und Zucker-Alkohole	Laktose
	Laktulose
	Mannitol
	Sorbitol
	Glyzerin
3. Füll- und Quellstoffe	(s. Kap. 6)
4. Gleitstoffe	Paraffin
5. Motilitätswirksame Stoffe	
Prokinetikum	Cisaprid
Opiatantagonist	Naloxon
6. Suppositorien und Klysmen	Aus Gruppe 1 und 2
Lokale Weichmacher	Na-Citrat
Lokale CO_2-Entwickler	

[a] Zusätzlich direkter Effekt auf die Motilität.

und Rektum, den Organen, die für den geregelten Ablauf der Defäkation verantwortlich sind. Gemeinsam ist ihnen auch der *lokale* Angriffspunkt im Kolon und Rektum. Die Mechanismen, wie sie dort hingelangen, sind jedoch sehr unterschiedlich [11]. Bei den Anthrachinonderivaten verhindert bei oraler Applikation die glykosidische Bindung die Resorption im Dünndarm (Abb. 21.1). Bei den diphenolischen Laxanzien erfolgt nach der Resorption im Dünndarm die Glukuronierung in der Leber. Die glukuronierte Substanz gelangt mit der Galle wieder in den Dünndarm, ist als polare Verbindung jetzt schwer resorbierbar und kann daher das Kolon erreichen (Abb. 21.1). Durch bakterielle Enzyme werden im Kolon die glykosidische Bindung bzw. das Glukuronid abge-

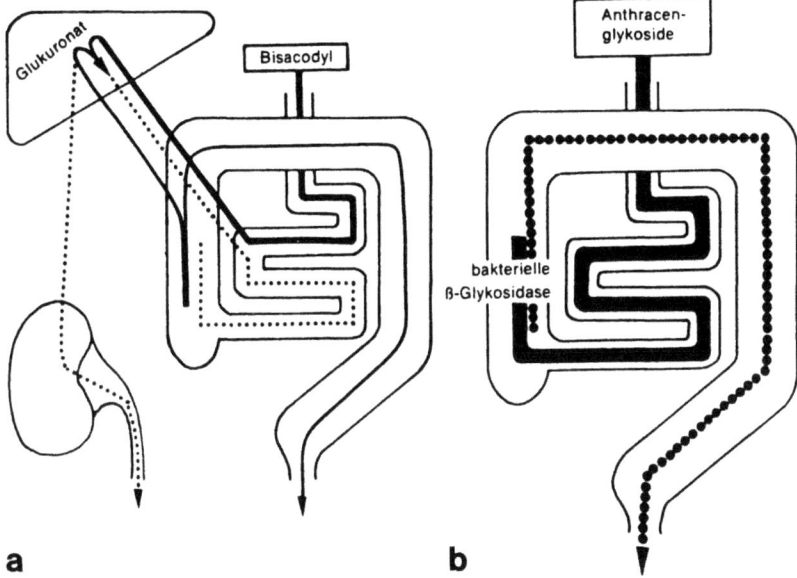

Abb. 21.1 a, b. Pharmakokinetik von Diphenolen und Anthrachinonen. **a** Bisacodyl wird im Dünndarm resorbiert, in der Leber glukuroniert und mit der Galle wieder in den Dünndarm ausgeschieden. Das polare, nicht resorbierbare Glukuronid wird im Kolon bakteriell dekonjugiert. Es wird z. T. wieder rückresorbiert, so daß ein enterokolo-hepatischer Kreislauf besteht. **b** Die Anthrachinone sind als Anthrachinon-Glykoside praktisch unresorbierbar. Im Kolon wird durch bakterielle Spaltung das wirksame Aglukon freigesetzt

spalten und die jeweiligen Wirksubstanzen freigesetzt. Unter antibiotischer Therapie können diese Laxanzien also nicht wirken. Bei den osmotisch wirksamen Laxanzien verhindert die Molekülgröße und -konfiguration die Resorption im Dünndarm.

21.2.1 Antiresorptiv-sekretagog wirksame Stoffe (Abb. 21.2)

Antiresorptiv-sekretagoge Stoffe hemmen die Elektrolyt- und Wasserresorption oder führen konzentrationsabhängig sogar zum Einstrom von Flüssigkeit in das Darmlumen. Durch das erhöhte Volumen und die herabgesetzte Konsistenz des Darminhalts wird zusätzlich die Kolonpassage beschleunigt und damit die Obstipation günstig beeinflußt [11]. Die spezifischen Wirkungsmechanismen der in Tabelle 21.1 zusammenge-

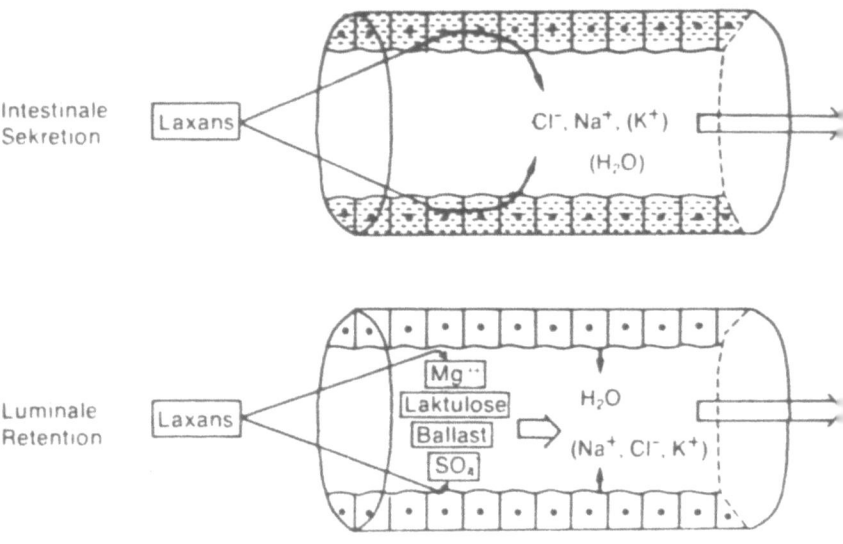

Abb. 21.2. Wirkungsweise von Laxanzien. Steigerung des Flüssigkeitsgehaltes im Darm durch Flüssigkeitssekretion *(oben)* oder Flüssigkeitsretention durch osmotische Kräfte *(unten)*

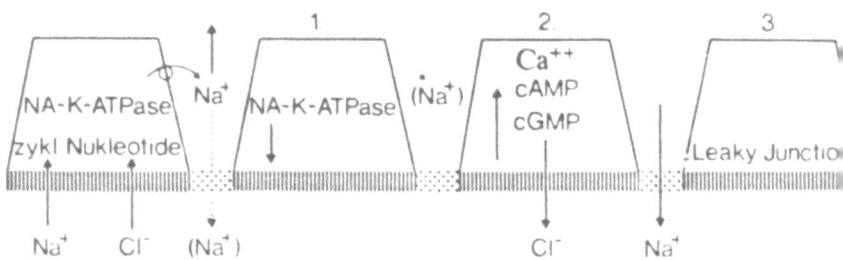

Abb. 21.3. Mechanismen des intestinalen Elektrolyttransportes und ihre Beeinflussung. *Links:* Im Normalzustand passiver Eintritt von NaCl in die Zelle; aktiver Na-K-ATPase vermittelter Transport durch die laterale Zellmembran. Abstrom (zusammen mit osmotisch gebundenem Wasser) in die Kapillare bei dichter "tight junction". *1.* Hemmung des Na-K-ATPase-gesteuerten Na-Transportes. *2.* Durch zyklische Nukleotide oder Ca^{++}-induzierte aktive Cl^--Sekretion. *3.* Na-Rückstrom durch die undichte "tight junction" ("leaky junction")

stellten Substanzen unterscheiden sich teilweise, sie addieren sich bei einigen und sind z. T. hypothetisch (Abb. 21.3).
Es wurden aber auch bei den meisten Substanzen dieser Gruppe zusätzlich primäre motorische Effekte beschrieben, welche über die intrinsischen Plexus des Kolons vermittelt werden [19, 26]. Es wurde im Tierversuch beobachtet, daß der Kolontransit bei Ratten unter dem Einfluß von Sennosiden beschleunigt wurde, bevor die sekretorische Wirkung einsetzte [19]. Außerdem fand man bei Hunden eine Zunahme von "giant contractions" [14] und bei Katzen von "long spike bursts" [39], myoelektrische Phänomene, die mit einer Zunahme der propulsiven Motilität im Kolon verbunden sind. Erste entsprechende Befunde wurden jetzt beim Menschen erhoben [34].

Anthrachinone

Diese Gruppe von Abführmitteln gehört zu den am längsten bekannten und verbreitetsten. Sie zählen auch zu den beliebtesten, da es sich ja um „pflanzliche" Stoffe handelt. Namensgebungen wie: Wörishofener Darmpflege; Umkehrbohnen; Silberne Boxberger oder Schwedentrunk und ansprechende Pflanzendesigns auf der Verpackung fördern diese Tendenz. Sie sind nicht rezeptpflichtig, und in der Roten Liste 1988 wurden nicht weniger als 69 Laxanzien dieser Gruppe aufgeführt.
Das wirksame Prinzip der verschiedenen Pflanzenextrakte sind die Di- oder Trihydroxy-Anthrachinone. Sie liegen als Anthrachinon-Glykoside vor. Durch ihre bakterielle Spaltung (Abb. 21.1) werden im Kolon die Aglukone (Emodine) freigesetzt, von denen dort nur geringe Mengen resorbiert werden. Das meiste wird in der Mukosazelle metabolisiert oder direkt im Stuhl ausgeschieden [18]. Die wirksame Einzeldose beträgt 20–40 mg Reinsubstanz. Der Wirkungseintritt ist korreliert mit dem Eintreffen im Kolon und hängt bei oraler Gabe damit besonders von der Magenentleerung und der Dünndarmpassage ab. Zum Essen eingenommen ist die Wirkung ungefähr nach 6 h oder später zu erwarten.

Diphenolische Laxanzien (Tabelle 21.1)

Neben den Anthrachinonderivaten sind die Diphenylmethane die am häufigsten verwendeten Laxanzien, von denen wiederum das Bisacodyl (Dulcolax) an 1. Stelle steht. Es ist in der Roten Liste 11mal als Monosubstanz aufgeführt und 10mal in Kombination mit Anthrachinonen, während Phenolphthalein bei uns selten eingesetzt wird (4mal als Kombinationspräparat). Die orale Einzeldosis von Bisacodyl beträgt 5–

10 mg. Seine Pharmakokinetik (Abb. 21.1) erklärt auch die Zeitspanne zwischen Einnahme und Wirkungseintritt, die 6 h und länger beträgt. Der Glukuronierungsschritt wird beim Natriumpicosulfat (Laxoberal) dadurch umgangen, daß die Essigsäure am Bisacodylmolekül durch Schwefelsäure ersetzt wurde. Dadurch wird ebenso wie beim Glukuronid die Resorption im Dünndarm verhindert und das freie laxierende Diphenol im Kolon bakteriell freigesetzt. Da der enterohepatische Kreislauf wegfällt, ist der Wirkungseintritt schneller, nämlich 2–4 h nach Einnahme. Praktisch einen Soforteffekt erreicht man, wenn Bisacodyl als Suppositorium oder Klysma appliziert wird.

Bisacodyl hat zusätzlich zu seinen sekretorischen Effekten auch motorische Wirkungen. Rektal appliziert führt es zu einer meßbaren Zunahme der propulsiven Kontraktionen [26, 31].

Docusat-Natrium

Natriumdioctylsulfosuccinat wird als anionisches Detergens häufig als „Stuhlweichmacher" eingestuft. Es ist inzwischen aber erwiesen, daß der laxierende Effekt auf seiner sekretagogen Wirkung beruht [32]. Es ist bei uns nur in Kombination mit Bisacodyl im Handel (Agaroletten, Florisan, Tirgon).

Gallensäuren

Bereits die endogen gebildeten Dihydroxygallensäuren, die Chenodesoxycholsäure und die sekundäre Desoxycholsäure, können zur sog. chologenen Diarrhö führen, wenn ihre Resorption bei Erkrankungen oder nach Resektion des terminalen Ileums vermindert ist und sie in erhöhter Konzentration ins Kolon gelangen. Alle in Abb. 21.3 angegebenen Mechanismen werden für die sekretorische Wirkung verantwortlich gemacht. Wird die Resorptionskapazität des terminalen Ileums durch orale Zufuhr von Gallensäuren überschritten, resultiert ein laxierender Effekt. Diese Konzentrationen können erreicht werden, wenn z. B. Chenodesoxycholsäure zur Auflösung von Cholesteringallensteinen verabreicht wird. Als alleiniges Laxans werden Gallensäuren nicht eingesetzt, wohl aber als Fel tauri (Ochsengalle) als laxierende Teilkomponente.

Hydroxyfettsäuren, Rizinolsäure

Fettsäuren, besonders Hydroxyfettsäuren wirken sekretorisch und können bei Fettmalabsorption zur Diarrhö führen. Rizinolsäure, der wirksame Bestandteil des Rizinusöls, ist eine derartige Hydroxyfettsäure. Sie entsteht nach Hydrolyse von Rizinusöl und löst 2–3 h nach Einnahme den bekannten drastischen Effekt aus. Eine zusätzliche Wirkung auf die myoelektrische Aktivität der Kolonmuskulatur wurde nachgewiesen [4]. Als Abführmittel ist Rizinusöl in Form von Kapseln à 1 g noch im Handel (Laxopol; Rizinuskapseln Pohl), wird aber höchstens noch für die drastische Behandlung passagerer Obstipationsformen, z. B. nach Operationen, verwendet. Als Einzeldosis werden 5–10 g verabreicht.

21.2.2 Osmotisch wirksame Stoffe (Abb. 21.2)

Voraussetzung für die Wirksamkeit dieser heterogenen Stoffgruppe ist ihre osmotische Aktivität, die während der gesamten Magen-Darmpassage dadurch erhalten bleibt, daß die osmotisch wirksamen Substanzen nicht oder kaum resorbiert werden. Das Wasser aus der Nahrung bleibt im Darmlumen gebunden, oder aber es strömt soviel Flüssigkeit aus dem Plasma in den Darm, bis Isotonie zwischen den Kompartimenten erreicht ist. In jedem Fall ist die Folge ein erhöhter Flüssigkeitsgehalt der Fäzes, der sich in breiiger oder flüssiger Konsistenz manifestiert.
Schwer resorbierbare Stoffe aus zwei Gruppen werden als osmotische Laxanzien verwendet: Salze und Kohlenhydrate.

Salinische Abführmittel

Es handelt sich um gebräuchliche Abführmittel, ihre Wirkung ist zuverlässig. Magnesium-, Sulfat- und Phosphationen sind schwer resorbierbar. Sie machen die wesentlichen Bestandteile dieser Medikamentengruppe aus. Mg^{++} soll durch Freisetzung von Cholecystokinin aus der Dünndarmschleimhaut zusätzlich die propulsive Motilität verstärken [37]. Die Einzeldosis beträgt 10–20 g, die in Wasser gelöst getrunken werden. Dosisabhängig kann die Wirkung bereits nach 1 h eintreten.

Alkohole und Zucker

Schwer resorbierbare Alkohole wie Mannitol, Sorbitol und Glycerol (= Glyzerin) binden wie die salinischen Laxanzien osmotisch Wasser. Ihre osmotische Wasserbindungskapazität auf molarer Basis ist jedoch geringer und ihr laxierender Effekt milder. Laktulose ist ein Disaccharid, das durch menschliche Disaccharidasen nicht gespalten werden kann.

Laktose, der Milchzucker, wird zwar durch die Laktase der Dünndarmschleimhaut in seine Monosaccharide Glukose und Galaktose zerlegt, der Laktasegehalt der Schleimhaut ist jedoch limitiert, so daß die Spaltungskapazität bei oraler Gabe von 10–15 g überschritten wird und daraus ein milder laxierender Effekt resultiert.

Die schwer resorbierbaren Alkohole und Zucker werden im Kolon bakteriell noch weiter in kurzkettige Fettsäuren gespalten, die osmotisch noch wirksamer sind als die Ausgangssubstanz, allerdings im Kolon zum Teil rückresorbiert werden. Bei der bakteriellen Spaltung werden Gase gebildet. Die daraus resultierenden Blähungen sind individuell sehr unterschiedlich, sie können die Anwendbarkeit dieser Substanzen einschränken.

Speziell zusammengesetzte Elektrolytlösung, z. B. Golytely [6, 20] werden in Mengen von durchschnittlich 2–4 l innerhalb weniger Stunden zur Säuberung des Dickdarms vor endoskopischen und radiologischen Untersuchungen angewendet. Werden statt der Salze die schwer resorbierbaren Alkohole bei der Spülbehandlung eingesetzt, ist bei Eingriffen mit der Hochfrequenz-Diathermieschlinge Vorsicht geboten, da durch die Gasbildung Explosionen im Kolon beschrieben wurden.

Füll- und Quellstoffe

Durch ihre hygroskopische Wirkung haben die pflanzlichen Füll- und Quellstoffe Gemeinsamkeiten mit den osmotisch wirksamen Laxanzien. Sie werden in verschiedenen Formen im Handel angeboten und zum Teil mit Laxanzien kombiniert (z. B. Agiolax). Eine ausführliche Darstellung erfolgte im vorangegangenen Kapitel.

Gleitstoffe

Ihre praktische Bedeutung ist gering. Noch im Gebrauch ist Paraffinum liquidum (Obstinol mild; Salus-Öl; Lax, Agarol). Es soll die Gleitfähigkeit des Stuhls erhöhen, ohne in nennenswertem Maße resorbiert zu werden, und auf diese Weise laxierend wirken. Die Steuerbarkeit der laxierenden Wirkung ist mäßig, die Langzeitanwendung durch Bindung fettlöslicher Substanzen wie z. B. Vitamine problematisch. Als spezielle Komplikation besonders bei alten Menschen und Kindern wurden Lipoidpneumonien durch Aspiration beschrieben.

21.2.3 Motilitätswirksame Stoffe

Es gibt Stoffe, deren primärer und wesentlicher Angriffspunkt die Motilität darstellt und die dadurch eine Obstipation günstig beeinflussen können: das Prokinetikum Cisaprid und der Opiatantagonist Naloxon.

Cisaprid

Während die Dopaminantagonisten Metoclopramid (Paspertin) und Domperidon (Motilium) nur auf Magen und Dünndarm wirken, beschleunigt Cisaprid auch die Kolonpassage [2]. Es handelt sich dabei um eine neue Substanz aus der Klasse der Benzamide, das die Neuronen im Auerbach-Plexus zumindest im Dünndarm aktiviert und dort zur Freisetzung von Acetylcholin führt, und zwar in dem Rhythmus, der durch die Neuronen gesteuert wird. Es erniedrigt darüber hinaus die Reizschwelle des Rektums für Dehnungsreize [27]. Dadurch tritt der rektoanale Inhibitionsreflex bereits bei kleineren Volumina ein. Cisaprid beeinflußt ferner die Obstipation bei Patienten mit Paraplegie günstig [3].

Opiatantagonisten (Naloxon)

Durch die Gabe von opiathaltigen Antidiarrhoika können auch bei Normalen erhebliche Beschwerden erzeugt werden, die denen eines irritablen Kolons gleichen [21]. Es ist bekannt, daß Opiate den Tonus des Analsphinkters und des Rektums erhöhen [28] und zu einer vermehrten tonischen Aktivität des Sigmas führen [35]. Daher ist es denkbar, daß bei bestimmten Patienten als Ursache der Obstipation eine erhöhte Sensibilität gegenüber endogenen Opiaten, den sog. Endorphinen besteht und/oder daß diese vermehrt freigesetzt werden. Dies würde auch das manchmal dramatische Ansprechen einzelner schwer obstipierter Patienten auf den Opiatantagonisten Naloxon (Narcanti) erklären [16]. Seine Anwendung ist jedoch durch die parenterale Applikationsform und den hohen Preis limitiert.

21.2.4 Lokale rektale Entleerungshilfen

Einen wesentlichen Anteil an dem komplexen Bild der Obstipation haben Entleerungsstörungen, deren Ursache in einer herabgesetzten Sensibilität des Rektums oder einer gestörten Entleerungsfunktion besteht (funktionelle Obstruktion; s. Kap. 16). Die lokale Behandlung mit Suppositorien oder Klysmen kann somit ein sinnvoller therapeutischer Ansatz sein.

Suppositorien und Klysmen
(Sekretagoga und osmotisch wirksame Substanzen)

Sekretagoga mit zusätzlich motorischer Wirkung werden in Form von Suppositorien angewandt. Hierbei fällt auf, daß Antrachinonderivate in dieser Form nicht verwendet werden, möglicherweise wegen der Latenz, die die bakterielle Spaltung der glykosidischen Bindung erfordert. Gebräuchlich sind Zäpfchen mit diphenolischen Laxanzien (Dulcolax; Laxbene) und Glyzerin (Babylax; Glycilax). Ihr Effekt setzt relativ schnell, oft schon wenige Minuten nach der Applikation ein.

Osmotisch wirksame Substanzen wie Sorbit oder Natriummono- und -dihydrogenphosphat werden in Form von Klysmen angeboten, die durchschnittlich 100 ml Flüssigkeit enthalten (Einmalklysma-Sorbit oder -Salinisch; Klycenema Salinisch; Procto-Clys). Durch Zusatz von Kontrastmittel oder Radioisotopen zum Einlauf konnte gezeigt werden, daß die Flüssigkeit in der Regel bis zur linken Kolonflexur vordringt. Klysmen führen zur Verflüssigung des Stuhls. Ob sie primär die Motilität beeinflussen, ist nicht bekannt. Sie dienen durch die Reinigung der distalen Kolonabschnitte auch der Vorbereitung zur Rektosigmoidoskopie.

Lokale „Weichmacher" und Lubrikanzien

Erschweren harte Kotballen im Rektum die Entleerung, kann durch Freisetzung von Wasser im verhärteten Stuhl seine Konsistenz verringert werden. Dies kann durch Natriumzitrat erreicht werden. Zitrationen können in einer Suspension enthaltene Anionen ersetzen und das von ihnen gebundene Wasser freisetzen. Sorbit und andere Polyalkohole verstärken die als „Peptisation" bezeichnete Wirkung der Zitrationen. Dieses Prinzip ist in Microklist realisiert. Der Wirkungseintritt erfolgt meist nach wenigen Minuten, in den meisten Fällen nach 15 min. Das bloße Einführen von Wasser oder Seifenlösungen ins Rektum z. B. mittels Pelizäusball hat diese Wirkung nicht und bewirkt keine ausreichende Erweichung des Stuhls. Glyzerinzäpfchen (s. o.) dienen als Gleitmittel.

Lokale CO_2-Freisetzung (Lecicarbon)

In Fällen von herabgesetzter Rektumsensibilität kann unter Umständen durch Einführen von Natriumhydrogenkarbonat und Natriumdihydrogenphosphat der Druck im Rektum durch das freiwerdende CO_2 so weit gesteigert werden, daß der Defäkationsreflex ausgelöst wird. Etwa 20 min vor der gewünschten Entleerung wird das Zäpfchen kurz in Wasser eingetaucht und eingeführt.

21.3 Nebenwirkungen

Da alle gebräuchlichen Laxanzien lokal vom Lumen aus und nicht systemisch wirken und außer den diphenolischen Laxanzien nicht in nennenswertem Maße resorbiert werden, sind wesentliche Nebenwirkungen, die durch Aufnahme der Substanz in den Organismus entstehen, nicht zu erwarten. Ausnahmen werden unten bei den einzelnen Substanzen besprochen.

21.3.1 Allgemein

Die Passagebeschleunigung durch osmotische Laxanzien wie Magnesiumsulfat und die antiresorptive Wirkung der Diphenole und der Rizinolsäure, die alle auch im Dünndarm wirken, kann die Resorption von oral verabreichten Arzneimitteln verringern. Hypokaliämie, Komplexbildung und Beeinträchtigung der Resorption fettlöslicher Substanzen sind andere Lanxanziennebenwirkungen mit Wechselwirkung auf Medikamente.
Zwei Nebenwirkungen erfordern eine genauere Erwähnung: die chronischen Elektrolytverluste und die Schädigung des Darms.
Langwährender Laxanzienabusus über Monate und Jahre in einer Dosierung, die den Stuhl breiig oder flüssig macht, kann durch anhaltenden Elektrolyt- und Wasserverlust und sekundären Hyperaldosteronismus zu schweren Elektrolytstörungen führen. Hierbei ist besonders die Hypokaliämie von pathogenetischer Bedeutung (Abb. 21.4). Sie kann zur metabolischen Alkalose, zur kaliopenischen Nephropathie, zu Neuropathien bis hin zur Tetraplegie oder areflektorischen Lähmung und schweren Arrhythmien oder EGK-Veränderungen führen. Diese Veränderungen sind nach Ausgleich der Elektrolytstörung wieder reversibel. Derartige Extreme sind jedoch sehr selten und bei intermittierender Einnahme nicht zu erwarten. Häufiger sind vage uncharakteristische Symptome und Befunde wie Adynamie, Müdigkeit, Apathie oder auch Parästhesien und Gewichtsverlust, die wahrscheinlich alle auf eine Verarmung des Organismus an Kalium zurückzuführen sind. Das „Abführmittelkolon" mit Pseudostrikturen und Haustrenverlust ist ebenfalls selten. Als Ursa-

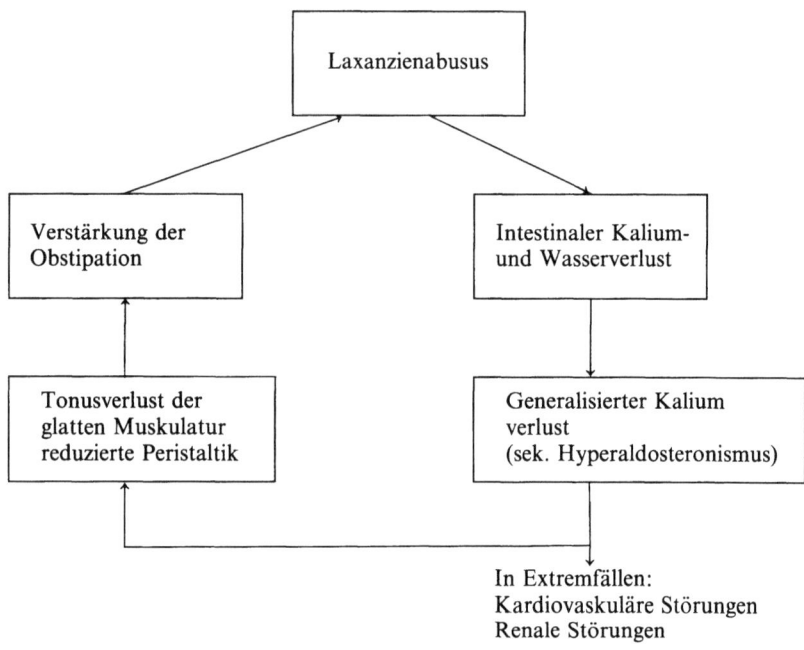

Abb. 21.4. Circulus vitiosus bei Laxanzienabusus

che wurden eine Schädigung der myenterischen Neuronen und eine Atrophie der glatten Muskulatur angenommen [23, 36].

Die seit langem bestehende Ansicht, daß intramurale Ganglien und Nerven der intrinsischen mukosalen Plexus [30, 33] irreversibel geschädigt würden, wurde in jüngster Zeit in Frage gestellt. Riecken et al. [29] untersuchten im Gegensatz zu den früheren Studien ein alters- und symptomenkontrolliertes Vergleichskollektiv ohne Laxanzienabusus mit und fanden keine signifikanten Unterschiede zwischen beiden Gruppen in Hinblick auf die intramuralen Elemente. Es wird damit wahrscheinlich, daß die Abnormalität in den autonomen Plexus des Kolons insbesondere bei den schweren Formen der Obstipation eher Ursache als Folge der Laxanzieneinnahme ist [17].

21.3.2 Anthrachinone

Bei der Anwendung von Anthrachinonderivaten in glykosidischer Bindung sind systemische Nebenwirkungen praktisch nicht zu erwarten, da sie durch ihre geringe Resorption und ihren intrazellulären Abbau nur in sehr niedriger Dosis in die Blutbahn gelangen. Bei Einnahme während der Laktationsperiode gelangen nur Konzentrationen von ng/ml in die Muttermilch, die für das Kind irrelevant sind [12]. Geringe Mengen sind im Urin nachweisbar.

Ein Effekt auf die Schleimhaut, der allen Endoskopierenden eindrucksvoll sichtbar ist, ist die Melanosis coli, die dunkelbraune bis schwärzliche Verfärbung der Colonschleimhaut. Das Pigment in den Makrophagen im Stratum proprium der Mukosa ist noch nicht genau analysiert. Es dürfte sich um Abbauprodukte der Anthrachinone handeln. Eine besondere Bedeutung haben sie nicht, wenn man von der diagnostischen Spezifität absieht, mit der dieser Befund auf den Gebrauch von Anthrachinonlaxanzien hinweist. Die Melanosis coli kann individuell sehr unterschiedlich ausgeprägt sein und korreliert nicht streng mit Dauer und Menge der Anthrachinoneinnahme. Sie verschwindet nach Absetzen des Laxans langsam im Laufe von Monaten bis zu Jahren wieder [40].

21.3.3 Isatine

Oxiphenisatin, ein früher gebräuchliches diphenolisches Laxans, verursachte bei einem Teil der Patienten unter chronischer Einnahme schwere Leberschäden, die einer chronisch-aktiven Hepatitis ähnelten und in eine Zirrhose übergehen konnten. Es ist deshalb seit einigen Jahren nicht mehr im Handel. Beim Phenolphtalein und Bisacodyl wurden derartige Nebenwirkungen nicht beobachtet.

21.3.4 Magnesiumhaltige salinische Abführmittel

Bei langandauernder Einnahme und besonders bei Einschränkung der Nierenfunktion können magnesiumhaltige salinische Abführmittel zu schweren Intoxikationen mit hohem Mg-Serumspiegel führen. Ferner kann bei unzureichender Flüssigkeitszufuhr der Verlust von eingeströmtem endogenem Wasser so groß sein, daß daraus eine hypertone Dehydratation resultiert.

21.4 Medikamentöse Differentialtherapie der Obstipation

Im vorangegangenen Teil wurden die verschiedenen Behandlungsprinzipien und Medikamente abgehandelt, die für die Therapie der Obstipation in Frage kommen.

Es soll jetzt versucht werden, Therapiestrategien abzuleiten, die für die verschiedenen Formen der Obstipation wirksam sind oder zumindest sinnvoll erscheinen. Dabei sollten Laxanzien möglichst nicht primär in den Therapieplan einbezogen werden, sondern zunächst die im vorigen Kapitel beschriebenen Maßnahmen eingesetzt werden. Die Schwierigkeit bei dem Versuch, eine Differentialtherapie herauszuarbeiten, liegt darin, daß systematische und kontrollierte Therapiestudien über Laxanzien mit wenigen Ausnahmen nicht vorliegen [1, 22]. Darüber hinaus wurden die verschiedenen Formen der Obstipation – langsamer Transit oder funktionelle Obstruktion – in den vorliegenden Studien und Berichten über Therapieerfolge mit Laxanzien nicht differenziert.

21.4.1 Medikamentöse Differentialtherapie nach pathophysiologischen Gesichtspunkten
(Tabelle 21.2)

Besteht die Möglichkeit, die verschiedenen Formen gestörter Kolonfunktion zu differenzieren, kann versucht werden, diese Störungen gezielt anzugehen. Hierbei handelt es sich im wesentlichen um den verlang-

Tabelle 21.2. Medikamentöse Differentialtherapie der Obstipation nach pathophysiologischen Gesichtspunkten

1. Verzögerter Transit	Anthrachinone
	Diphenole
	Cisaprid
	(Opiat-Antagonisten)
2. Verminderte Rektumsensibilität	Rektale Entleerungshilfen
	Cisaprid
3. Anismus[a]	Rektale Entleerungshilfen
4. Innerer Rektumprolaps[b] (oft Folge von 2 oder 3)	Osmotische Laxanzien der Kohlenhydratgruppe
	Anthrachinone
	Diphenole
	Cisaprid (?)
	Rektale Entleerungshilfen
5. Rektozele[b]	Rektale Entleerungshilfen

[a] Falls kein Biofeedback möglich.
[b] Soweit keine Operationsindikation.

samten Kolontransit und die Störungen der Defäkationen (funktionelle Obstruktion) und ihre Folgen (Prolaps, Rektozele).

Beim *verlangsamten Transit* ist die intrinsische neurogene Steuerung der Motilität pathologisch verändert. Es kann versucht werden, eine Besserung durch Substanzen zu erzielen, die einen direkten Effekt auf diese motorische Funktion haben. Am aussichtsreichsten scheint Cisaprid zu sein. Systematische und kontrollierte Studien bei der Obstipation mit langsamem Transit stehen allerdings noch aus. Antrachinone und Diphenole, die als Teilkomponente ebenfalls einen motorischen Effekt haben, stellen die andere Stoffgruppe für die Behandlung dieser Form der Obstipation dar. Dabei ist eine intermittierende Behandlung mit 1- bis 2tägigen Intervallen einer Dauertherapie mit Gefahr des Wirkungsverlusts und der Nebenwirkungen vorzuziehen.

Die Obstipation mit langsamem Transit durch Überempfindlichkeit endogener Opiatrezeptoren und ihre Behandlung mit Naloxon ist ein interessanter therapeutischer Ansatz, als Langzeittherapie aber wegen der Notwendigkeit einer parenteralen Applikation und wegen der Kosten nicht praktikabel.

Den verschiedenen Formen der *funktionellen anorektalen Obstruktion* ist gemeinsam, daß der Stuhl retiniert wird, sich eindickt, verhärtet und dadurch die Stuhlentleerung noch weiter erschwert wird. Dem kann durch rektale Entleerungshilfen, wie Suppositorien (z. B. Bisacodyl) oder Klysmen (z. B. Mikroklyst) entgegengewirkt werden. Auch hier ist eine Applikation in 2- bis 3tägigen Intervallen zu diskutieren, um einer spontanen Defäkation nicht vorzugreifen.

Beim inneren Prolaps, der durch vermehrtes Pressen verursacht und unterhalten wird, kann mit Hilfe oraler Laxanzien (Laktulose, salinische Laxanzien, Antrachinone oder Diphenole) versucht werden, durch weichere Stuhlkonsistenz die Entleerung zu erleichtern.

Liegt der Entleerungsstörung eine herabgesetzte Sensibilität des Rektums zugrunde, kann der Dehnungsreiz durch CO_2-freisetzende Suppositorien (z. B. Lecicarbon) verstärkt werden. Cisaprid setzt die Reizschwelle des Rektums herab und bietet somit einen direkten Ansatzpunkt für die Behandlung dieser Störung.

21.4.2 Medikamentöse Differentialtherapie nach klinischen Gesichtspunkten (Tabelle 21.3)

Es gibt eine Reihe heterogener klinischer Indikationen für eine medikamentös induzierte Darmentleerung.

Tabelle 21.3. Laxanzienwahl nach klinischen Gesichtspunkten

Klinische Einteilung	Spezielle Indikationen	Laxans
Kolonentleerung vor diagnostischen oder operativen Eingriffen	Hohe Koloskopie; Kolonkontrasteinlauf; Kolonoperation	Spüllösungen; Anthrachinone; Diphenole
Kurzfristige und passagere Obstipationsformen	Schmerzhafte Analläsionen, Vermeiden der Bauchpresse (Herzinfarkt, postoperativ) Reise, Schwangerschaft, Krankenhausaufenthalt	Anthrachinone, Diphenole evtl. in Kombination mit Ballaststoffen
Leichte Obstipationsformen	Versager aus Kap. 20	Osmotische Laxanzien der Kohlenhydratgruppe, Anthrachinone Diphenole (intermittierend)
	Altersobstipation	Anthrachinone, Diphenole evtl. in Kombination mit Ballaststoffen
Schwer therapierbare Obstipationsformen	Organische Ursachen (besonders neurogene)	Cisaprid, Anthrachinone, Diphenole
	Langsamer Transit funktionelle Obstruktion	s. Tabelle 21.2

Vorbereitung zur Untersuchung oder Operation des Kolons

Die Voraussetzung für eine adäquate endoskopische oder radiologische Untersuchung des Kolons ist seine ausreichende Säuberung. Dies kann durch eine Spülbehandlung mit· elektrolythaltigen Lösungen oder Lösungen mit schwerresorbierbaren Kohlehydraten, durch Laxanzien oder eine Kombination beider Prinzipien erfolgen. Die präoperative Spülbehandlung dient der Bakterienreduktion im Kolon.

Überbrückung kurzfristiger oder passagerer Obstipationsformen

Diesen Formen ist gemeinsam, daß eine ursprünglich normale Defäkation durch zeitlich begrenzte Ereignisse gestört ist. Es handelt sich dabei einmal um Schmerzen, die beim Pressen auftreten (Analfissuren; frische abdominelle Operationswunden). Durch Herabsetzung der Stuhlkonsistenz ist die Dehnung des Sphinkters geringer als bei festem Stuhl, der Austritt erfolgt bei geringeren intraabdominellen oder rektalen Drükken. Dies wird am besten durch die Laxanzien der Gruppe der Sekretagoga oder osmotischer Laxanzien erreicht.

Ein lästiges Phänomen, über das viele Reisende klagen, ist eine Obstipation, welche besonders zu Beginn einer Reise auftritt und auf Streß, Umstellung der Essens- und Lebensgewohnheiten bezogen wird. Gegen eine passagere Einnahme eines Laxans vom Typ der Sekretagoga am 2.–3. Tag der Obstipation bestehen keine Bedenken.

Die Obstipation in der Schwangerschaft ist häufig. Für ihre Entstehung werden hormonale und mechanische Faktoren diskutiert. Früher wurden bisweilen Bedenken vorgebracht, daß Laxanzien besonders vom Typ der Antrachinone wehenfördernd wirkten und damit die Gefahr eines Aborts bestände. Hierfür hat sich bei Menschen niemals ein sicherer Anhaltspunkt finden, noch im Tierversuch mit therapeutischen Dosen nachweisen lassen [15]. Tierexperimentell fand sich ebenfalls kein Anhaltspunkt für einen teratogenen Effekt unter Laxanzientherapie [23]. Gegen eine Anwendung von Sekretagoga der Antrachinon- oder Diphenolgruppe bestehen demnach während der Schwangerschaft keine Bedenken. Am besten erfolgt auch hier die Einnahme intermittierend und evtl. als Kombinationspräparat mit Ballast- und Faserstoffen (z. B. Agiolax).

Dem obstipierten Krankenhauspatienten dagegen sollten nur mit Zurückhaltung Laxanzien verabreicht werden [7]. Seine durch Bettlägerigkeit, Appetitlosigkeit, Fasten im Rahmen von Untersuchungen induzierte Obstipation wird besser mit Ballaststoffen – falls vertretbar – angegangen als mit Laxanzien. Falls erforderlich, sind lokale Entleerungshilfen oralen Verabreichungsformen vorzuziehen.

21.4.3 Leichte Obstipationsformen

Wenn die im vorigen Kapitel empfohlenen allgemeinen Maßnahmen nach konsequenter Anwendung nicht ausreichend wirken und ein Leidensdruck besteht, ist gegen die intermittierende Einnahme von Laxanzien kein ernster Einwand zu erheben.

„Es ist kein Grund zu erkennen, dem Einsatz von Laxanzien eine geringere Bedeutung zuzugestehen als anderen an anderen Organsystemen symptomatisch wirksamen Medikamenten" [24]. Es können dabei milde osmotisch wirksame Laxanzien, wie Laktose oder Laktulose eingesetzt

werden oder, falls störende Blähungen auftreten, antiresorptiv-sekretorisch wirksame Substanzen.
Mit abnehmender körperlicher Aktivität und oft unzureichender Aufnahme von Ballast- und Faserstoffen nimmt im Alter die Neigung zur Obstipation zu. Auch für diese Form der Obstipation eignen sich wiederum wegen der guten Steuerbarkeit Laxanzien der Antrachinon- oder diphenolischen Reihe, evtl. in Kombination mit Ballaststoffen (z. B. Agiolax).

21.4.4 Schwer therapierbare Obstipationsformen

Unter diese Formen fallen die funktionellen Störungen, die im vorigen Abschnitt im Rahmen des langsamen Transits und der funktionellen anorektalen Obstruktion besprochen wurden (s. 21.4.1). Eine organisch bedingte Obstipation, deren zugrundeliegende Erkrankung nicht ausreichend behandelt werden kann, muß symptomatisch angegangen werden. Dies trifft besonders für die irreversiblen neurologischen Ausfälle zu. Da die Störung im wesentlichen im Bereich der Motorik zu suchen ist, ist von einem Prokinetikum am ehesten ein therapeutischer Effekt zu erwarten. Über günstige Wirkungen von Cisaprid bei obstipierten Patienten mit Paraplegie wurde in einer Studie berichtet [3]. Alternativ kommen die sekretorisch-motorisch wirksamen Antrachinone und Diphenole für die Behandlung der schwer therapierbaren Obstipation in Frage.

Literatur

1. Bass P, Dennis S (1981) The laxative effect of lactulose in normal and constipated subjects. J Clin Gastroenterol 3 [Suppl 1]:23–28
2. Berclaz R, Miazza BM, Dederding JP, Cunningham M, Loizean E (1988) Wirkung von Cisaprid (Cis) auf die Colon-Passage-Zeit (CTT) bei gesunden Probanden. Gastrointestinale Motilitätsstörungen: Phänomen oder Krankheit? Symposium, 5. März 1988, Wien, Nr 16
3. Binnie NR, Creasy G, Edmond P, Smith AN (1986) Action of Cisapride on the chronic constipation of paraplegics. Gut 27:A 1241
4. Christensen J, Freeman BW (1972) Circular muscle electromyogramm in cat colon. Local effect of sodium ricinoleate. Gastroenterology 63:1011–1015
5. Connell AM, Hilton C, Irvine G, Lennard-Jones JF, Misiewicz JJ (1965) Variation in bowel habit in two population samples. Br Med J 2:1095–1099
6. Davis GR, Santa Ana CA, Morawski SG, Fordtran JS (1980) Development of a lavage solution associated with minimal water and electrolyte absorption or secretion. Gastroenterology 78:991–995
7. Ewe K (1979) Der obstipierte Krankenhauspatient. Dtsch Med Wochenschr 104:1254–1255

8. Ewe K (1984) Laxantien,. In: Kümmerle HP, Goossens N (Hrsg) Klinik und Therapie der Nebenwirkungen. Thieme, Stuttgart, S 1018–1027
9. Ewe K (1986) Laxantienmißbrauch. Internist 27:778–784
10. Ewe K (1988) Adverse drug reactions in the differential diagnosis of GI and liver disease: diarrhoea and constipation. Baillieres Clin Gastroent 2:353–384
11. Ewe K, Goerg KJ (1981) Laxanzien: Wirkungsweise und Nebenwirkungen. Inn Med 8:248–262
12. Faber P, Strenge-Hesse A (1988) Relevance of rhein excretion into breast milk. Pharmacology 36 [Suppl 1]:212–220
13. Ferleman G, Vogt W (1965) Entacetylierung und Resorption von phenolischen Laxantien. Naunyn Schmiedebergs Arch Exp Pathol Pharmacol 250:479–487
14. Fioramonti J, Staumont G, Garcia-Villar-R, Bueno L (1988) Effect of sennosides on colon motility in dogs. Pharmacology 36 [Suppl 1]:23–30
15. Greenhalf JO, Leonhard HSD (1973) Laxatives in the treatment in pregnant and breast-feeding mothers. Practitioner 210:259–263
16. Kreek MJ, Schäfer RA, Hahn EF, Fischmann J (1983) Naloxone, a specific opioid antagonist, reverses chronic idiopathic constipation. Lancet 1:261–262
17. Krishnamurthy S, Schuffler MS, Rohrmann CA, Pope CE (1985) Severe idiopathic constipation is associated with a distinctive abnormality of the colonic myenteric plexus. Gastroenterology 88:26–34
18. Lemmli J (1988) Metabolism of sennosides – an overview. Pharmacology 36 [Suppl 1]:126–128
19. Leng-Peschlow E (1986) Dual effect of orally administered sennosides on large intestine transit and fluid absorption in the rat. J Pharm Pharmacol 38:606–610
20. Levy AG, Benson JW, Hewlett EL et al. (1976) Saline lavage: a rapid effective and acceptable method for cleaning the gastrointestinal tract. Gastroenterology 70:157–161
21. Marcus SN, Heaton KW (1985) Is "simple constipation" a myth? Gut 26:A 571
22. Marlett JA, Ulyssess B, Li K, Patrow CJ, Bass P (1987) Comperative laxation of psyllium with and without senna in ambulatory population. Am J Gastroenterol 82:333–337
23. Mengs U (1986) Reproductive toxicological investigations with sennosides. Arzneimittelforsch/Drug Res 36:1355–1358
24. Müller-Lissner SA (1987) Chronische Obstipation. Dtsch Med Wochenschr 112:1223–1229
25. Müller-Lissner SA, The Bavarian Constipation Study Group (1987) Treatment of chronic constipation with cisapride and placebo. Gut 28:1033–1038
26. Preston DM, Lennard-Jones JE (1985) Pelvic colon motility and response to intraluminal bisacodyl in slow transit constipation. Dig Dis Sci 30:289–294
27. Reboa G, Arnulfo G, Frascio M, Di Somma C, Pitto G, Berti-Riboli E (1984) Colon motility and colo-anal reflexes in chronic idiopathic constipation. Effects of a novel enterokinetic agent cisapride. Eur J Pharmacol 26:745–748
28. Read MG, Read NW, Barber DC, Duthie HL (1982) Effects of loperamide an anal sphincter function in patients complaining of chronic diarrhoea with fecal incontinence and urgency. Dig Dis Sci 27:807–814
29. Riecken EO, Zeitz M, Emde C, Hopert R, Witzel L, Hintze R, Marsch-Ziegler U, Vester JC (1987) Prospective study on the effect of anthrachinone containing laxatives on ultrastructure of colonic nerves. Gastroenterology 92:1595 (abstract)

30. Riemann JF, Schmidt H, Zimmermann W (1980) The fine structure of colonic submucosal nerves in patients with chronic laxative abuse. Scand J Gastroenterol 15:761–768
31. Ritchie J (1972) Mass peristalsis in the human colon after contact with oxyphenisatin. Gut 13:211–219
32. Saunders DR, Sillery J, Rachmilewitz D (1975) Effect of dioctyl sodium sulfosuccinate on structure and function of rodent and human intestine. Gastroenterology 69:380–386
33. Smith B (1968) Effect of irritant purgatives on the myenteric plexus in man and the mouse. Gut 9:139–143
34. Staumont G, Frexinos J, Fioramonti J, Bueno L (1988) Sennosides and human colonic motility. Pharmacology 36 [Suppl 1]:49–56
35. Sum EA, Snape WJ, Cohen S, Renny A (1982) The role of opiate receptors and cholinergic neurons in the gastrocolonic response. Gastroenterology 82:689–693
36. Urso FD, Urso MJ, Lee CH (1975) The cathartic colon: pathological findings and radiological pathological correlation. Radiology 116:557–559
37. Wanitschke R, Ammon HV (1976) Effects of magnesium sulfate on transport in the human jejunum. Gastroenterology 70:949 (abstract)
38. Wanitschke R, Goerg KJ (1985) Abführmittel: Klassifizierung und Wirkungsweise. Arzneimitteltherapie 3:173–177
39. Wienbeck M, Kartenhaus E, Wallenfels M, Karaus M (1988) Effect of sennosides on colon motility in cats. Pharmacology 36 [Suppl 1]:31–39
40. Wittoesch JH, Jackman RJ, Mc Donald JR (1958) Melanosis coli: general review and study of 887 cases. Dis Colon Rectum 1:172

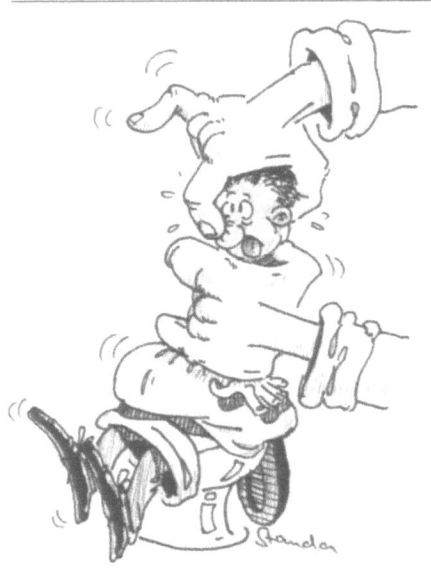

*Die Entwicklung neuartiger Ansätze
zur Obstipationsbehandlung ist
erstrebenswert.
Der Einsatz physikalischer Maßnahmen
vermeidet das Auftreten unerwünschter
Arzneimittelwirkungen*

22 Biofeedback bei Obstipation

G. Bleijenberg und J. H. C. Kuijpers

22.1 Einleitung

Die bisherigen Versuche mit Biofeedback bei Obstipation sind nur anekdotisch [1, 4, 10]. Zudem beruhen die bisherigen Studien auf insuffizienter Diagnostik und sind daher nicht aussagekräftig [5, 9].
Vor kurzem wurde ein elektromyographisches Feedback des externen Sphinkters als Behandlungsmethode entwickelt [2, 3]. Die Anwendung dieser Methode ist bei Patienten mit Obstipationsbeschwerden aufgrund eines Anismus indiziert [6–8]. Weil der Anismus auf dem falschen Gebrauch eines normalen Beckenbodenmuskels beruht, ist es das Ziel der Biofeedbackbehandlung, den Patienten wieder den richtigen Gebrauch des Muskels zu lehren, wodurch die Beschwerden verschwinden. Für dieses Ziel scheint das EMG-Feedback des externen Sphinkters am logischsten, weil beim EMG-Feedback die für den Anismus charakteristische Kontraktion der Muskulatur direkt nachgewiesen wird. Diese Methode und ihre Ergebnisse werden auf den nächsten Seiten beschrieben. Prinzipiell sollte auch eine Behandlung mit manometrischem Feedback oder mit Ballondefäkationstraining möglich sein, jedoch verfügen wir damit über keine Erfahrung.

22.2 Behandlung

Die Behandlung gliedert sich in 3 Phasen (Tabelle 22.1). Zunächst meinten wir, daß die ersten 2 Phasen stationär ablaufen müssen [2, 3]. Spätere Erfahrungen zeigten dann, daß die Biofeebackbehandlung auch als ambulante Tagesbehandlung durchgeführt werden kann. Die Dauer der ersten beiden Behandlungsphasen kann 1–5 Wochen betragen. Die 3. Phase ist immer ambulant, ihre Dauer variiert von 1 bis 12 Wochen. Während der Behandlung benutzt der Patient keine Klysmen oder Laxanzien. Es wird eine faserreiche Diät verordnet, die die meisten Patienten oh-

Tabelle 22.1. Schema für die Behandlung des Anismus mit Biofeedback

Phase	Maßnahmen
I	1. EMG.-Instruktion ⎱ 1. Tag 2. Balloninstruktion ⎰ 3. EMG-Feedbacktraining mit Tagebuch Erst: 10mal 9 s pressen, 6mal tägl. Wenn 80% richtig: 10mal 12 s pressen, 6mal tägl. Wenn 80% richtig: 10mal 15 s pressen, 6mal tägl.
II	1. EMG-Training mit Tagebuch (wie Phase I) *Zusätzlich:* 2. Haferbrei-Entleerung, 6mal tägl.
III	1. Maximal 5mal pressen nach jeder Mahlzeit 2. Weiter Haferbreitraining 2mal tägl. 3. Tagebuch über 1. und 2. und über den Stuhlgang

nehin bereits einhalten. Um während des Biofeedbacktrainings das Volumen des Stuhls zu vergrößern, wird Psyllium (3 Beutel à 6,4 g pro Tag o. ä.) gegeben. Die meisten Patienten hatten diese Mittel schon als Therapie eingesetzt, doch ohne Erfolg. Zu Beginn der Behandlung erhält der Patient ein Tagebuch. Das Training wird von einem Psychologen und einem Arzt gemeinsam durchgeführt.

22.2.1 EMG-Feedback

Es wird ein Myotron 220 verwandt, an das mit Hilfe eines Drahts von ca. 1,5 m eine Analdübelektrode angebracht ist, über die die EMG-Aktivität des externen Sphinkters gemessen wird (Abb. 22.1). Im Myotron wird der lineare EMG-Wert in Mikrovolt zu einer logarithmischen exponentiellen Funktion F transformiert, um das Auflösungsvermögen im unteren Meßbereich zu vergrößern. Das EMG wird jetzt digital wiedergegeben als dreistellige Zahl, die einen Durchschnittswert von 3 s repräsentiert. Außerdem kann die EMG-Aktivität ständig mit Hilfe eines Lichtbälkchens abgelesen werden, dessen Länge das Maß der Muskelspannung wiedergibt. Diese EMG-Aktivität wird als Parameter für den Tonus der ganzen Beckenbodenmuskulatur betrachtet.

Nachdem dem Patienten erklärt worden ist, wie der Apparat funktioniert, wird er nach dem Einbringen der Elektrode aufgefordert, zu pressen „wie zur Stuhlentleerung". Am Steigen der Zahlen auf dem Myotron

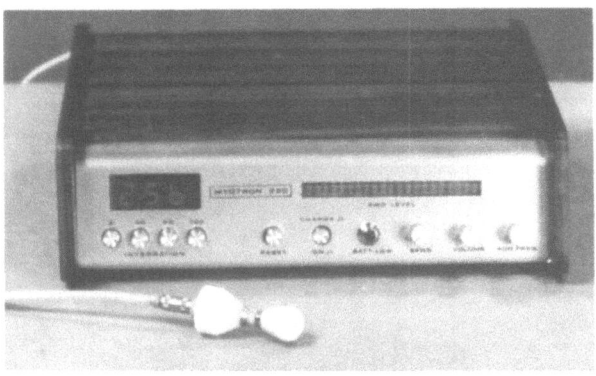

Abb. 22.1. Myotron 220 mit Analdübelektrode, an der die 2 Ringelektroden zu erkennen sind. Am Gerät findet sich die Digitalanzeige (*links*) sowie die Analoganzeige mittels des Lichtbälkchens (*rechts*)

sieht man, daß die Muskeln sich anspannen. Dies bestätigt die Diagnose. Versuchspersonen ohne Entleerungsprobleme zeigen bei der Instruktion „pressen" nämlich einen Rückgang der Muskelspannung. Wenn man den Patienten bittet zu kneifen, nimmt die Muskelspannung ebenso zu (Abb. 22.2). Man muß sich darüber im klaren sein, daß die Zahlen auf dem Myotron keine absolute Bedeutung haben. Wenn die Elektrode gerade eingebracht ist, sind die EMG-Werte hoch, nach einiger Zeit gehen sie langsam zurück. Beim Pressen geht es um die Differenz, nicht um die absoluten Werte der Zahlen.

Um dem Patienten klarzumachen, was er anders machen muß, um richtig zu pressen, benutzen wir einen Ballon. Dieser Ballon wird ins Rektum eingebracht und aufgeblasen (bis 60 ml), dann wird er langsam herausgezogen. Dies fühlt der Patient wie eine Entleerung. Diese „Instruktion mit dem Ballon" erwies sich als notwendig, weil eine „Instruktion mit Worten" nicht verdeutlichen konnte, welche Änderungen im Preßverhalten wir anstreben. Nach der Instruktion mit dem Ballon bitten wir den Patienten, sich auf die richtige Weise im Pressen zu üben, d. h. mit entspannten Beckenmuskeln zu pressen, so daß die EMG-Aktivität abnimmt. Die Zahlen auf dem Myotron müssen beim Pressen niedriger werden und das Lichtbälkchen kürzer. Der Patient bekommt ein Übungsschema von 6 Serien mit jeweils 10 Preßübungen pro Tag. Die Zahlen werden im Tagebuch notiert, wie auch eventuelle Entleerungen.

Biofeedback bei Obstipation

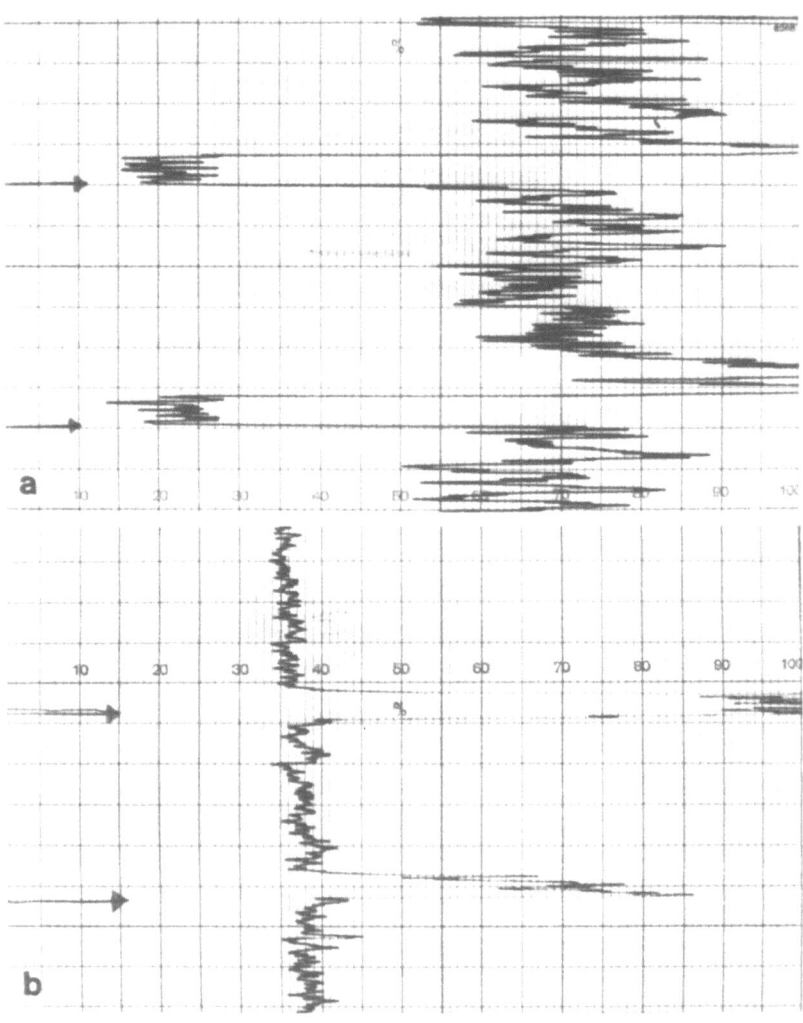

Abb. 22.2 a, b. Beispiel von richtigem (**a**) und falschem (**b**) Pressen, wiedergegeben anhand der EMG-Aktivität. Die Zeit läuft von unten nach oben. Die *Pfeile* markieren den Beginn des Pressens, das über 12 s durchgeführt wird. Beim richtigen Pressen fällt die EMG-Aktivität ab, beim falschen Pressen nimmt sie zu

Mittels des Feedbacks, das der Patient über seine Art zu pressen bekommt, lernt er sein Preßverhalten allmählich zu verbessern. Sobald das Pressen in 80% der Fälle auf die richtige Weise geschieht, wird zur nächsten Phase übergegangen.

22.2.2 EMG-Feedback und Simulation des Defäkationsverhaltens

Um die Generalisation des Gelernten zu fördern, wird die Defäkation mit Haferflocken simuliert (Tabelle 22.2). Dazu bringt der Patient einen nicht allzusehr verdünnten Brei mittels einer Kanüle ins Rektum ein. Nach 15 min steht er auf, geht zur Toilette und preßt, um den Brei loszuwerden. Preßt der Patient nicht auf die richtige Weise, dann wird der Brei nicht herauskommen. Die Defäkationsübung mit Hilfe von Brei wird anfangs 6mal pro Tag durchgeführt. Das Üben mit EMG-Feedback wird in dieser Phase weitergeführt.

22.2.3 Generalisierung in der Situation zu Hause: die Entwicklung eines normalen Defäkationsmusters

Wenn in Phase 1 und 2 befriedigende Ergebnisse erzielt worden sind, wird die Behandlung ambulant weitergeführt. Wir gehen dann davon aus, daß der Patient genügend eigenes Gefühl entwickelt hat, um selber

Tabelle 22.2. Zum Biofeedback als simulierter Stuhl verwendeter Brei und seine Anwendung

1. Material	9 Eßlöffel Haferflocken
	300 ml Wasser
	Einmalbesteck für Bariumeinlauf (Plastikbeutel ≥ 300 ml mit Verschluß, Plastikschlauch 60–80 cm lang, 8 mm Durchmesser, Darmrohr)
2. Zubereitung:	Wasser auf Körpertemperatur erwärmen
	Haferflocken unterrühren
3. Einbringen:	Brei in Platikbeutel gießen
	Kanüle ins Rektum bringen
	Plastikbeutel zusammenrollen, um den Brei ins Rektum zu spritzen
4. Defäkation:	15 min nach dem Einbringen

zu bestimmen, ob er auf die richtige Weise preßt oder nicht. Das bedeutet, daß er dann kein EMG-Feedback mehr benötigt. Auch zu Hause soll der Patient noch längere Zeit die Defäkation mit dem Brei üben. Das ist der eigentliche Test, ob er noch richtig preßt. Dazu kommt folgende Anweisung: Nach jeder Mahlzeit maximal 5mal auf der Toilette pressen. Ziel dabei ist es, die Chance zu vergrößern, daß eine Entleerung erfolgt, weiterhin, daß der Patient wieder ein Gefühl von Stuhldrang entwickelt. Dieses Gefühl haben die meisten infolge ihrer Obstipationsbeschwerden verloren. Durch Pressen nach jeder Mahlzeit, wenn die Chance auf Entleerung am größten ist, wird nach kürzerer oder längerer Zeit auch eine Entleerung erzielt. Das dieser vorangehende Gefühl kann auf Dauer immer besser als Stuhldrang erkannt werden. Bedingung ist aber ein entsprechendes Pressen. Wenn die Frequenz der Entleerung abnimmt, die Bauchschmerzen wiederkommen, der Stuhlgang wieder schmerzhaft wird oder der Brei nicht herauskommt, finden ambulante Wiederholungssitzungen mit EMG-Feedback statt, mit denen das gewünschte Preßverhalten aufs Neue einstudiert wird. Sobald mit einiger Regelmäßigkeit eine Entleerung erfolgt, wird mit den Breiübungen aufgehört. Auch in dieser Phase erhält der Patient ein Tagebuch und hat regelmäßig Kontakt mit dem Psychologen.

22.3 Ergebnisse

Bis jetzt wurden 22 Patienten, 20 Frauen und 2 Männer, mit dieser Biofeedbackmethode behandelt. Das Alter variierte von 17 bis 57 Jahren (Mittelwert 31 Jahre). Die Beschwerden waren bei 9 Patienten vorhanden, solange sie sich erinnern konnten; der Mittelwert der Beschwerdedauer bei den übrigen Patienten betrug 9 Jahre. Die Defäkationsfrequenz war eine pro 3–15 Tage bei 20 Patienten und tägliche unvollständige Entleerung bei 2 Patienten. Zwei Patienten hatten ein solitäres Rektumulkus.
Bei 15 der 22 Patienten war die Behandlung erfolgreich. Die Defäkation ist nicht mehr schmerzhaft, und die Frequenz hat von einmal alle 3–15 Tage auf täglich oder jeden zweiten Tag zugenommen. Klysmen oder Laxanzien waren nicht mehr notwendig. Auch die Bauchschmerzen waren verschwunden. Diese Ergebnisse blieben über eine Nachbeobachtungszeit von 3–42 Monaten erhalten (Tabelle 22.3). Das solitäre Rektumulkus heilte bei beiden Patienten ab.
Die zwei Patienten mit Anismus und einer gleichzeitig in allen Segmenten verzögerten Kolonpassage lernten zwar den Beckenboden während

Tabelle 22.3. Ergebnisse der Biofeedbackbehandlung bei 22 Patienten mit Anismus (Nachbeobachtungszeit 3–42 Monate)

		n
Erfolgreich	Unmittelbar und anhaltend	15
	Nach subtotaler Kolektomie	2
	Nach Psychotherapie und 2. Training	2
Mißerfolg	Bei Nachkontrolle (6 Monate)	1
	Nach Psychotherapie und 2. Training	1
Abbruch		1

des Pressens zu entspannen, aber die Obstipation blieb bestehen. Eine subtotale Kolektomie führte bei diesen Patienten letztendlich zu einem positiven Resultat, während eine alleinige subtotale Kolektomie bei Patienten mit Anismus nicht zur Beschwerdeabnahme führt [7]. Es ist deshalb wahrscheinlich, daß bei diesen Patienten außer der funktionellen Ausgangsobstruktion eine verzögerte segmentale Kolonpassage Ursache der Obstipation war.

Ein Patient, der sich dem Biofeedbacktraining unterzog, war nicht imstande, ein anderes Preßverhalten während der klinischen Phase zu lernen, 3 andere konnten das Gelernte in ihrer eigenen Umgebung nicht beibehalten. Wir halten dafür psychische Faktoren für verantwortlich. Nach der Psychotherapie (Verhaltenstherapie), die darauf gerichtet war, (durch u. a. Entspannungsübungen) eine bessere Gefühlsempfindung im analen Bereich zu bewirken, und die den Umgang mit Konfliktsituationen oder Streß lehrte, konnten 2 der 3 psychotherapeutisch behandelten Patienten doch noch von der Biofeedbackbehandlung profitieren. Das heißt, daß die Erfolgsrate der Biofeedbackbehandlung wesentlich gesteigert werden kann, wenn sie je nach Indikation durch chirurgische Behandlung oder Psychotherapie ergänzt wird.

22.4 Schwierigkeiten bei der Biofeedbackbehandlung

22.4.1 Unvermögen zum adäquaten Empfinden

Der Patient weiß nicht, was er machen soll, um richtig zu pressen. Der Patient wird dann nochmals angewiesen, während seiner Preßübungen auf Sensationsunterschiede im analen Bereich zu achten. Die Ballonübungen werden jedesmal vor den Preßübungen wiederholt. Weiter wird der Patient ermutigt, mit verschiedenen Methoden des Pressens zu experimentieren.

22.4.2 Mißlingen der Nachbildung des Defäkationsverhaltens

Im großen und ganzen gibt es 2 Möglichkeiten: der Brei kommt nicht heraus, oder der Brei kann nicht drinnen gehalten werden. Im ersten Fall ist es sehr wahrscheinlich, daß der Patient noch nicht gut genug preßt. Es wird dann empfohlen, zunächst die EMG-Feedbackübungen auf der Toilette sitzend auszuführen und gleich danach den Brei einzubringen. Wenn der Brei nicht gehalten werden kann, bedeutet das meistens, daß er zu dünn ist.

22.4.3 Unzulängliche Generalisierung des Gelernten

Wichtig ist, daß der Patient zu Hause der Defäkation genügend Zeit, Aufmerksamkeit und Konzentration schenkt. Für viele Patienten, die ja nur ab und zu eine Entleerung hatten, bedeutet das eine Veränderung ihrer täglichen Lebensweise. Manche Patienten lernen zu Hause schnell, ihren Stuhldrang zu erkennen, bei anderen kann es einige Monate dauern. Auch Streß kann eine vollständige Generalisierung behindern.

22.5 Indikationen und Kontraindikationen

Weil die Behandlung intensiv und kostspielig ist, ist psychologisches Screening sinnvoll. Die wichtigste Kontraindikation ist die Anwesenheit einer aktuellen psychischen Problematik (z. B. Eheproblematik, unbewältigte Kriegstraumata, Erziehungsschwierigkeiten). Die Chance, daß Patienten mit solch einer Problematik imstande sind, das neue Preßverhalten zu lernen und beizubehalten, ist sehr gering. Dem Patienten wird dann geraten, erst für seine psychische Problematik eine Behandlung zu suchen, wonach aufs Neue untersucht werden kann, ob Biofeedbackbehandlung einen Sinn hat. Bedingungen sind weiter, daß der Patient die Anweisungen begreift und die Bereitschaft zeigt, selber aktiv und länger an seinen Defäkationsproblemen zu arbeiten. Besonders wenn das Bio-

feedback als ambulante Behandlung durchgeführt wird, ist eine starke Motivation erwünscht. Jüngere Patienten haben normalerweise eine kürzere Behandlungsdauer als ältere.
Zuletzt noch eine Bemerkung über Anismus und Reizdarmsyndrom. Ein Teil der Patienten mit Bauchschmerzen und Obstipation, die bisher als Reizdarmpatienten betrachtet wurden, könnten ihre Beschwerden auch aufgrund einer funktionellen anorektalen Obstruktion haben, für die eine Biofeedbackbehandlung indiziert sein kann.

Literatur

1. Baal JG van, Leguit P, Brummelkamp WH (1984) Relaxation biofeedback conditioning as treatment of a disturbed defecation reflex. Report of a case. Dis Colon Rectum 27:187–189
2. Bleijenberg G, Kuijpers JHC (1987) Treatment of the spastic pelvic floor syndrome with biofeedback. Dis Colon Rectum 30:108–111
3. Bleijenberg G, Kuijpers JHC (1987) Biofeedback treatment of constipation. In: Dauwalder JP, Perrez M, Hobbi V (eds) Controversial issues in behavior modification. Swets & Zeitlinger BV, Amsterdam, p 301
4. Denis Ph, Cayron G, Galmiche JP (1981) Biofeedback: the light at the end of the tunnel? Maybe for constipation. Gastroenterology 80:1089
5. Devroede G, Dugua-Perron C (1981) Reply on biofeedback: the light at the end of the tunnel? Maybe for constipation. Gastroenterology 80:1089–1090
6. Kuijpers JHC, Bleijenberg G (1985) The spastic pelvic floor syndrome: a cause of constipation. Dis Colon Rectum 28:669–672
7. Kuijpers JHC, Bleijenberg G, De Morree H (1986) The spastic pelvic floor syndrome. Large bowel outlet obstruction caused by pelvic floor dysfuncton: a radiological study. Int J Colorectal Dis 1:44–48
8. Kuijpers JHC, Schreve RH, Ten Cate-Hoedemakers H (1986) Diagnosis of functional disorders of defecation causing solitary rectal ulcer syndrome. Dis Colon Rectum 29:126–129
9. Schuster MM (1981) Reply on biofeedback: the light at the end of the tunnel? Maybe for constipation. Gastroenterology 80:1090
10. Weber J, Ducrottte Ph, Touchais JY, Roussignol RN, Denis Ph (1987) Biofeedback training for constipation in adults and children. Dis Colon Rectum 30:844–846

23 Konservative Therapie der Inkontinenz *

P. ENCK und M. WIENBECK

23.1 Einleitung

Patienten mit Stuhlinkontinenz werden an vielen Stellen therapeutisch betreut: beim Allgemeinarzt, in der internistischen oder proktologischen Praxis oder in der Spezialklinik. Entsprechend ihrer Ausstattung und Orientierung variiert demzufolge sowohl das diagnostische wie das therapeutische Repertoire erheblich. Allgemein jedoch überwog bislang die Auffassung, daß Inkontinenz ein Leiden sei, bei dem die konservativen therapeutischen Möglichkeiten beschränkt sind. Häufig wurden die Patienten damit vertröstet, daß sich ihre Symptome mit der Zeit vielleicht bessern würden, oder daß sie lernen müßten, mit ihnen zu leben.
Demgegenüber bieten sich eine Reihe von konservativen Therapiemöglichkeiten an, die von pflegerischen Maßnahmen bis zu speziellen Behandlungsverfahren reichen, welche die Inkontinenz mit großer Wahrscheinlichkeit bessern. Dabei ist es wichtig, sich nicht auf eine der Maßnahmen allein zu stützen, sondern bei der Behandlung möglichst allgemeine und spezielle Behandlungsverfahren zu kombinieren. Es muß allerdings davon ausgegangen werden, daß nicht in jedem Fall vollständige Kontinenz erreicht werden kann; vielfach ist jedoch den Patienten mit einer symptomatischen Besserung und dem Erreichen einer partiellen Kontinenz bereits geholfen.

23.2 Therapeutische Strategien

23.2.1 Pflegerische Maßnahmen

Zu den allgemeinen Maßnahmen gehören vor allem pflegerische Empfehlungen: Verwendung von Einlagen und Windeln mit guten Saugei-

---

* Unterstützt mit Mitteln der Deutschen Forschungsgemeinschaft (Er 142/1).

genschaften, um den Kontakt der perianalen Haut mit Feuchtigkeit zu reduzieren; keine Verwendung von Toilettenpapier wegen der damit verbundenen lokalen Reizung, sondern Waschungen, ggf. mit milden Zusätzen; Benutzung von Cremes und Salben, wenn lokale Entzündungen vorliegen oder die Haut zu trocken ist [23].

23.2.2 Verhaltensmodifikation

Auch Maßnahmen zur Änderung des Toilettenverhaltens werden seit vielen Jahren bei Stuhlinkontinenz empfohlen [23]. Dabei handelt es sich zum einen um pflegerische Maßnahmen [8], um den mit der Inkontinenz verbundenen lokalen Nebenerscheinungen zu begegnen. Jedoch sind solche Verhaltensempfehlungen nicht auf solche pflegenden Maßnahmen zu beschränken; sie können darüber hinaus auch die psychischen und sozialen Folgen langdauernder Inkontinenz umfassen, z. B. Hilfen zur beruflichen Wiedereingliederung und psychotherapeutische Maßnahmen [12].

Die wichtigste Verhaltensmaßnahme ist jedoch das Wiedererlernen regelrechter und regelmäßiger Darmentleerungen, die dem unkontrollierten Stuhlverlust entgegenwirken. Tagebuchaufzeichnungen von Patienten mit Inkontinenz zeigen nämlich, daß sowohl bei Inkontinenz infolge von durchfälligen Stühlen als auch bei Obstipation (Überlaufinkontinenz) die Patienten dazu tendieren, die Kontrolle über die Darmentleerung aufzugeben. Wenn zum Beispiel ein Patient 8–10 Stühle am Tag absetzt, die sich durch unregelmäßig auftretenden Stuhldrang ankündigen, so besteht die Tendenz, den nächsten Toilettengang erst dann zu machen, wenn wieder Stuhldrang auftritt, statt – wie es normalerweise sein sollte – den Darm zu festen Tageszeiten, z. B. nach dem Frühstück selbst ohne starken Stuhldrang zu entleeren.

Daher gehört zu einer Verhaltensänderung der Stuhlgangsgewohnheiten, den Patienten anzuhalten, sich regelmäßig und zu festen Tageszeiten um Stuhlgang zu bemühen. Die Unterwäsche soll regelmäßig auf Zeichen von Inkontinenz kontrolliert werden. Gegebenenfalls wird der Gebrauch von Klysmen (z. B. Pfrimmer-Klistier) und Suppositorien (CO_2-Zäpfchen), die die Auslösung einer Defäkation im Falle von Obstipation unterstützen können, empfohlen. Jedoch sollte auf den Gebrauch von Laxanzien möglichst verzichtet werden, da diese die Inkontinenz verschlimmern können (Abb. 23.1).

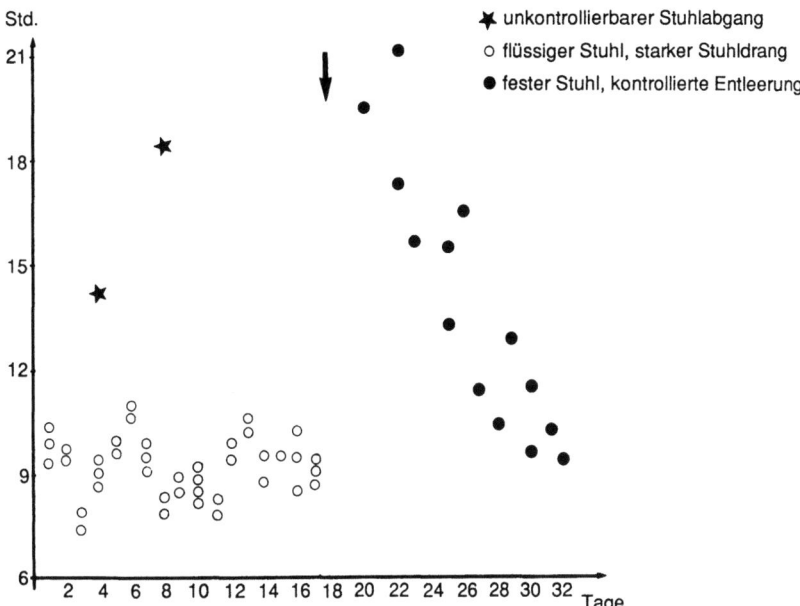

Abb. 23.1. Stuhltagebuch einer 39jährigen Patientin mit Durchfall und Inkontinenz 2 Jahre nach einer traumatischen Verletzung der Beckenbodenmuskulatur während einer Geburt. Eine ausführliche Anamnese ergab, daß die Patientin regelmäßig morgens einen Abführtee trank. Nach vollständigem Absetzen dieses Abführmittels (*Pfeil*) regulierte sich die Darmentleerung in den folgenden Tagen wieder, und Inkontinenzereignisse traten nicht mehr auf

23.2.3 Medikamente und Diäten

Steht die Inkontinenz im Zusammenhang mit veränderter Stuhlfrequenz, also entweder Obstipation oder Diarrhö, besteht die Möglichkeit, durch medikamentöses Einwirken auf die Konsistenz der Fäzes die Inkontinenz indirekt zu bessern. So kann mit Hilfe von Opiaten die Inkontinenz bei Diarrhö verbessert werden [17]. Nur wenige Substanzen wirken direkt im Anorektum.

Opiate, z. B. *Diphenoxylat* oder *Loperamid,* reduzieren die Stuhlfrequenz und das Stuhlgewicht bei Patienten mit Durchfällen und Inkontinenz [1, 13, 17] in erster Linie vermutlich über Motilitätswirkungen im Kolon. Aber nur Loperamid erhöht gleichzeitig den Basaldruck des inneren Analsphinkters und das rektale Dehnungsvolumen [13].
Anticholinergika und Spasmolytika, z. B. *Buscopan* und *Papaverin,* zeigen unterschiedliche Wirkungen: Buscopan reduziert signifikant den Ruhetonus des inneren

Analsphinkters, hat aber keine Wirkung auf die quergestreifte Muskulatur des externen Analsphinkters, während Papaverin an beiden Muskeln keine Wirkung hat. Benzodiazepine (Diazepam) senken den Ruhetonus sowie die maximale Willkürkontraktion des externen Sphinkters [10].
Adrenergika haben ebenfalls Effekte auf das Kontinenzorgan über eine Beeinflussung der rektalen Motilität: α_2-Agonisten steigern die rektale Motilität; dies kann durch Clonidin vollständig gehemmt werden. Phentolamin senkt den Ruhedruck des inneren Analsphinters. Hormone zeigen nur eine Wirkung in pharmakologischen Dosen: Pentagastrin erhöht den Druck im inneren Sphinkter, Glukagon senkt ihn vorübergehend.

Von den verschiedenen Medikamenten kommen daher nur die Opiatabkömmlinge für eine Behandlung der Inkontinenz in Frage, da sie in physiologischen Dosen eine Erhöhung des Ruhedrucks des inneren Analsphinkters zur Folge haben. Daneben sind auch Wirkungen auf die Dehnbarkeit der Darmwand [13] beschrieben worden, die dem Rektum die Aufnahme und Lagerung von größeren Stuhlmengen gestattet.

Steht die Inkontinenz im Zusammenhang mit Obstipation, so können auch diätetische Maßnahmen wie die Zugabe von Ballaststoffen zur Nahrung indirekt zur Besserung der Inkontinenz beitragen. Prokinetische Substanzen, die bei chronischer Obstipation eingesetzt werden können, z. B. Cisaprid, haben auch eine Wirkung auf die Sensibilität des Anorektums und führen zur besseren Wahrnehmung rektaler Dehnungsreize bei Patienten mit Obstipation [15]. Ihr Einsatz könnte daher bei der Überlaufinkontinenz [14] sinnvoll sein, jedoch fehlen dazu noch systematische Untersuchungen.

23.2.4 Sphinktertraining

Seit vielen Jahren raten Proktologen, die bei ihren inkontinenten Patienten eine „Sphinkterinsuffizienz" aufgrund digitaler Untersuchung festgestellt haben, zu bis zu 100 Kneifübungen pro Tag, um den Sphinktermuskel zu kräftigen; eine Überprüfung dieser Therapie findet in der Regel nicht statt, es kann aber davon ausgegangen werden, daß damit in begrenztem Umfang Erfolg erzielt wird.

Effektiver [21] wird dieses Sphinktertraining, wenn der Patient dazu systematisch angeleitet wird. Dies bedeutet, daß er lernen soll, die richtigen Muskeln bei diesen Übungen zu benutzen und den falschen Einsatz z. B. der Abdominalmuskulatur („Bauchpresse") zu vermeiden. Dieses Lernen ist dann erfolgreich, wenn die richtigen und falschen Trainingsstrategien sich nicht erst nach einer langdauernden Behandlung niederschlagen, sondern für die Patienten unmittelbar einsichtig sind.

Insbesondere das Biofeedbacktraining hat sich in der Behandlung der Stuhlinkontinenz als effektiv erwiesen: dabei wird dem Patienten die physiologische Funktion, die geändert werden soll, also z. B. die Kontraktionskraft des externen Analsphinkters, „zurückgefüttert", indem er den Schreiber einer manometrischen Meßeinheit, ein angeschlossenes Oszilloskop oder eine spezielle Registrierapparatur beobachtet und so kontrolliert, wie er seine Übungen ausführt. Dies erhöht gleichzeitig seine Motivation, die Übungen auch zwischen den Trainingssitzungen zu Hause fortzuführen.

Mittels Biofeedbacktraining sind eine Vielzahl von verschiedenen Übungsaufgaben möglich, je nach zugrundeliegender Funktionsstörung des Anorektums: es kann neben dem Training der maximalen Kontraktionskraft des Externus ohne oder nach Dehnungsreizen im Rektum [6, 11] das Ziel der Therapie sein, die Sensibilität des Anorektums zu erhöhen [2], die Sphinkterrelaxation des Internus zu vertiefen [7], die Reaktionszeit des Externus bzw. Internus auf Dehnungsreize zu reduzieren [2], Internus- und Externusreaktion auf Dehnungsstimuli zu koordinieren [3] oder die Rückhaltekapazität des Anorektums zu erhöhen [16]. Prinzipiell ist das Biofeedback-Training nicht auf willkürlich kontrollierbare Funktionen beschränkt, sondern es können auch autonome Funktionen verändert werden [4]. Voraussetzung für seine Effizienz ist allerdings, daß der Patient in der Lage ist, Dehnungsreize im Rektum wahrzunehmen [19, 20].

In der Regel wird das Biofeedbacktraining in Kombination mit anderen Maßnahmen (Medikamente, Verhaltensmodifikation) durchgeführt [22]. Es fehlt bislang an Studien, die einzelne solcher Maßnahmen kontrolliert haben.

23.3 Ein Kombinationsprogramm zur Behandlung der Inkontinenz

Im Folgenden soll ein kombiniertes Diagnose- und Behandlungsprogramm beschrieben werden, das wir [6] erfolgreich bei der Behandlung von Patienten mit Inkontinenz unterschiedlicher Ursache eingesetzt haben.

23.3.1 Eingangsuntersuchung

Zur Bestimmung der Funktionsfähigkeit des Anorektums wird zunächst nach der Anamnese eine Druckmessung im Anorektum durchgeführt, bei der mindestens folgende Meßwerte bestimmt werden: Ruhedruck des inneren Analsphinkters, maximaler Willkürdruck des äußeren Analsphinkters, Sphinkterrelaxation nach Dehnungsreizen im Rektum und die Perzeption solcher Dehnungsreize (Wahrnehmungsschwelle, Schwelle zur Auslösung eines Defäkationsdrangs, Schmerzschwelle). Sind Ruhedruck und Willkürkontraktion verringert, so sind die besten Voraussetzungen für ein Sphinktertraining gegeben; bei Patienten mit idiopathischer Inkontinenz, bei denen häufig diese Druckwerte im Normbereich liegen, ist demgegenüber das Training wenig effizient [6]. Ein Fehlen der Sphinkterrelaxation deutet auf eine nervale Ursache der Inkontinenz hin, z. B. im Zusammenhang mit einer autonomen Neuropathie bei Diabetes mellitus. Fehlt die Wahrnehmungsfähigkeit für rektale Dehnungsreize, ist ein Training nicht indiziert [19, 20]. Eine vollständige Relaxation des inneren Analsphinkters bei nur geringem Dehnungsvolumen findet sich demgegenüber häufig bei Entzündungen der Darmwand, zum Beispiel nach Strahlentherapie eines Rektum- oder Analkarzinoms. In diesen Fällen sollte das Training erst nach Abklingen der Entzündung oder zumindest parallel zu einer medikamentösen Therapie der Entzündung durchgeführt werden.

23.3.2 Tagebücher

Nach Abschluß der Diagnostik erhält der Patient für mindestens 2 Wochen, meistens jedoch für einen Zeitraum von 4 Wochen, ein Tagebuch, in dem er täglich die Zeiten von Stuhlgang und Inkontinenzereignissen, die Stuhlkonsistenz, die Art der Inkontinenz, Medikamenteneinnahme, mögliche körperliche und psychische Belastungen, die die Inkontinenz ausgelöst haben können, und die allgemeine Beeinträchtigung, die er an dem Tag durch die Inkontinenz erfahren hat, eintragen muß. Dieses Tagebuch dient als Grundlage für die in der Therapie zu vermittelnde individuelle Strategie der Änderung des Stuhlgangsverhaltens (Abb. 23.2).

23.3.3 Verhaltensmodifikation

Basierend auf den Informationen aus dem Tagebuch über bisherige Stuhlgangsgewohnheiten wird für jeden Patienten ein individuelles Verhaltensprogramm zur Stuhlgangsmodifikation entwickelt, das das primäre Ziel hat, die Patienten zur regelmäßigen und selbstkontrollierten Darmentleerung anzuhalten. Dazu werden die Patienten angehalten,

> Inkontinenz-Tagebuch
>
> Name: Datum:
>
> Hatten Sie heute
>
> ( ) kontrollierten Stuhlgang; um: Uhr
> ( ) unbemerkten Stuhlabgang;   Uhr
> ( ) unkontrollierbaren Stuhldrang;   Uhr
> ( ) Stuhlschmieren;   Uhr
>
> Wie war der Stuhl beschaffen ?
>
> ( ) hart; um   Uhr   ( ) weich; um: Uhr
> ( ) geformt;   Uhr   ( ) flüssig;   Uhr
>
> Welche Medikamente haben Sie heute eingenommen?
>
> Stand die Inkontinenz in einem Zusammenhang mit besonderem Essen, Aufregung, körperlicher Belastung u.a.m. ?
>
> Wie würden Sie Ihre heutige Beeinträchtigung durch die Inkontinenz bewerten, wenn "0" keine Einschränkungen und "10" die größtmögliche Beeinträchtigung meint ?
>
> |----|----|----|----|----|
> 0   2   4   6   8   10

Abb. 23.2. Tagebuchblatt bei Stuhlinkontinenz

sich täglich zu festen Tageszeiten, insbesondere nach den Mahlzeiten um Stuhlgang zu bemühen. Bei Patienten mit unkontrollierbaren Darmentleerungen, deren soziales Verhalten durch befürchtete Inkontinenzereignisse bereits erheblich eingeschränkt ist, hilft vielfach eine selbstinitiierte Defäkation vor Verlassen des Hauses, um die Angst vor „Unfällen" zu mindern. In schweren Fällen von sozialer Behinderung kann auch über eine psychotherapeutische Behandlung die Angst vor Inkontinenz und damit auch die Häufigkeit von Inkontinenzereignissen vermindert werden; dabei werden in stufenweiser Form Situationen, die Angst vor Inkontinenzereignissen auslösen, eingeübt. Das Einhalten solcher Verhaltensmaßregeln wird durch Führen des Tagebuches regelmäßig überprüft.

23.3.4 Biofeedbacktraining

Ausstattung

Für das Training stehen unterschiedliche Sondentypen zur Verfügung, so z. B. ein Mehrballonsystem, das von Schuster et al. entwickelt wurde [7], das Druck und Druckänderungen des inneren und äußeren Sphinkters getrennt registriert und auf einem Schreiber oder einem Oszilloskop wiedergibt, die der Patient beobachten kann. Die von uns favorisierte Sonde (Perineometer, Farrall Instruments, Milwaukee, USA) [6, 11] registriert die myoelektrische Aktivität des quergestreiften Anteils der Beckenbodenmuskulatur, vornehmlich also des äußeren Sphinkters, über in die Sonde integrierte Kontaktelektroden und übersetzt diese linear in Lichtsignale auf einer Skala, die der Patient während der Übungen beobachten kann (Abb. 23.3). Grundsätzlich sind auch andere Sonden verwendbar, jedoch sollten sie die Positionierung eines rektalen Dehnungsballons durch die Meßsonde hindurch erlauben. Das Gerät registriert die myoelektrische Aktivität bis 60 µV (auf einer zweistufigen

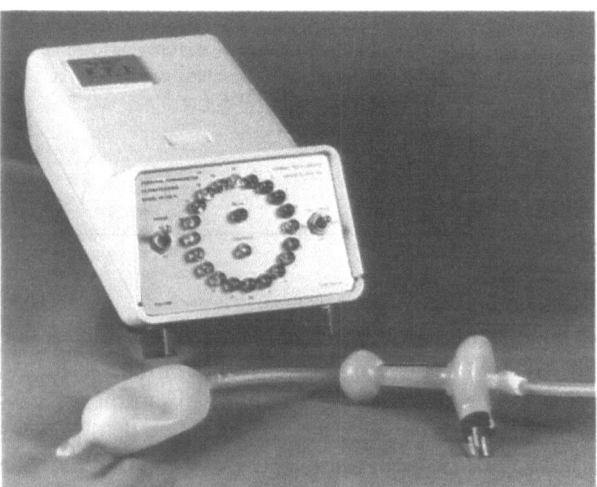

Abb. 23.3. Biofeedbackeinheit für das Sphinktertraining: Die Meßsonde (*unten*) besteht aus einer Registriereinheit mit integrierten Kontaktelektroden, die in den Analkanal zu liegen kommt, und einem PVC-Katheter mit einem Ballon an der Spitze, der durch die Sonde hindurch ins Rektum vorgeschoben wird. Der Anzeigenteil des Instruments weist kreisförmig angeordnete Lämpchen auf, die bei Kontraktion der quergestreiften Analmuskulatur linear entsprechend der Muskelaktivierung aufleuchten

Verstärkerskala); jede Lichteinheit entspricht daher einer Summenleistung der quergestreiften Analmuskulatur.
Durch die Sonde wird ein an einem Katheter befestigter Ballon ca. 10 cm in das Anorektum vorgeschoben. Dieser Ballon wird bei einigen der Übungen mit dem Volumen gebläht, das der Patient gerade noch wahrnehmen kann (in der Regel zwischen 20 und 40 ml). Der Druck im Ballon kann ggf. über einen Druckverstärker mit einem Oszilloskop verbunden werden, so daß der Patient bei einem Teil der Übungen den Druck im Ballon ebenfalls als Rückmeldesignal sehen und kontrollieren kann.

Vorbereitung

Wie bei der Rektummanometrie sollen die Patienten vor jeder Biofeedbacksitzung spontan abgeführt haben; ist dies nicht möglich, wird zunächst ein Klistier gegeben. Während des Trainings liegen die Patienten in linker Seitenlage.
Die zu verwendende Sonde und der Rektumballon werden mit Sondenschleim lubriziert und blind eingeführt. Nach einer Adaptationszeit von 10 min wird ein Standardübungsprotokoll durchgeführt.

Durchführung der Übungen

Unser Standardprotokoll sieht folgende einzelne Schritte vor:
Übung 1: Die Patienten sollen nach jeder wahrgenommenen rektalen Dehnung den Analsphinkter und den Beckenboden kurzfristig (bis 5 s) maximal kontrahieren. Diese Aufgabe wird 10mal wiederholt.
Übung 2: Die Patienten sollen 50% der maximalen Kontraktionskraft für mindestens 1 min aufrechterhalten. Diese Übung wird 5mal wiederholt.
Übung 3: Die Patienten sollen nach jeder rektalen Dehnung möglichst schnell den Analsphinkter maximal kontrahieren und den Druck für mindestens 10 s aufrechterhalten. Die Übung wird 10mal wiederholt.
Übung 4: Die Übung 1 wird nochmals 10mal durchgeführt.

Zwischen den einzelnen Übungsschritten werden jeweils Pausen von 5 min eingelegt. Jede Trainingssitzung dauert 30–40 min. Das Sphinktertraining soll sich über 5 bis maximal 10 Sitzungen in wöchentlichem Abstand erstrecken.
Um zu kontrollieren, ob die Patienten während der Kontraktionsübungen, insbesondere bei Übung 2, fälschlicherweise die Abdominalmuskulatur mitbenutzen, kann der Druck im Dehnungsballon während der

Übungen ebenfalls rückgemeldet werden. Die Patienten erhalten die Anweisung, den Druck im Ballon möglichst konstant niedrig zu halten. Die erreichte maximale Aktivität des äußeren Sphinkters bei jeder Kontraktion sowie die Zeit, die der Patient 50% dieses Maximums aufrechterhalten kann, und die Wahrnehmungsschwelle für Dehnungsreize im Rektum werden für jede Trainingssitzung protokolliert.

23.3.5 Heimtraining

Die Patienten werden angewiesen, die im Training in der Klinik gelernten Übungen, insbesondere die Übungen zur maximalen und anhaltenden Kontraktion des Sphinkters, 50mal/Tag in der Zeit zwischen den einzelnen Übungssitzungen sowie nach Ende der Therapie zu Hause durchzuführen. Dabei sollen diese Übungen über den ganzen Tag verteilt und in verschiedenen Körperpositionen (Sitzen, Stehen, Liegen) durchgeführt werden.
Alternativ zu diesem Training ohne Biofeedback können auch Biofeedbackgeräte für das Heimtraining verwandt werden; jedoch ist sicherzustellen, daß die Patienten die damit durchzuführenden Übungen auch korrekt ausführen können.

23.3.6 Nachuntersuchung

Nach Abschluß der Therapie sowie etwa 6 Monate nach Ende der Therapie werden eine anorektale Druckmessung und eine Überprüfung der klinischen Symptomatik durchgeführt; gleichzeitig sollte für etwa 14 Tage nochmals Tagebuch geführt werden. Falls auf dieser Grundlage der Eindruck besteht, daß ein erneutes Training Besserung noch bestehender Inkontinenz bringen könnte, sollte sich eine weitere Folge von 5 Trainingssitzungen anschließen.

23.4 Ergebnisse der Biofeedbackbehandlung bei Inkontinenz

23.4.1 Symptomatische Besserung

Wir haben bislang bei 19 Patienten mit Inkontinenz unterschiedlicher Schwere und Pathogenese ein solches Behandlungsprogramm durchge-

Tabelle 23.1. Studien zur Behandlung Inkontinenter mittels Biofeedback

Autor	Jahr	n	Alter	Diagnose	Erfolg
Kohlenberg	1973	1	13	M. Hirschsprung	1
Engel	1974	7	6–54	Verschiedene	4
Cerulli	1979	50	6–97	Verschiedene	36
Schiller	1979	1	31	Unklare Diarrhö	1 [a]
Olnes	1980	50	4–18	Atresie/Obstipation	45
Goldenberg	1980	12	12–78	Verschiedene	10
Whitehead	1981	8	5–15	Meningozele	6
Wald	1981	17	10–79	Verschiedene	12
Wald	1981	8	5–17	Meningozele	4
Wald	1983	15	5–33	Meningozele	7
Wald	1984	11	25–75	Diabetes	8
Whitehead	1985	18	62–95	Verschiedene	14
Buser	1986	13	13–70	Verschiedene	12 [b]
Whitehead	1986	33	6–16	Meningozele	21
MacLeod	1987	113	25–88	Verschiedene	71
Enck	1988	19	10–80	Verschiedene	12
Gesamt		376	4–97		264

[a] Retentionstraining.
[b] Sensibilisierungstraining.
Genaue Referenzangaben vom Autor erhältlich.

führt [6] und bei 63% der Patienten Kontinenz erzielt bzw. eine wesentliche Besserung erreicht. Ähnliche Ergebnisse sind aus anderen Studien mit teilweise anderen Patientenpopulationen berichtet worden (Tabelle 23.1.). Basierend auf den Tagebuchaufzeichnungen und Nachuntersuchungen ergaben sich bei unseren 19 Patienten folgende Veränderungen der Häufigkeit von Inkontinenzereignissen: die durchschnittliche Anzahl der Inkontinenzereignisse lag vor Therapiebeginn bei 1/Tag und nach der Therapie bei 0,4/Tag. Die Anzahl der Stuhlgänge/Tag blieb konstant bei durchschnittlich 2,5 Stühlen.

Als häufigstes Kriterium zur Überprüfung von Therapiemaßnahmen bei Inkontinenz wird ein 70- bis 90%iger Rückgang der Inkontinenzereignisse genannt. Alternativ oder als Korrektur dazu können die Angaben der Patienten über eine subjektiv empfundene Besserung oder Verschlechterung dienen: Auffällig ist, daß die Patienten, die den Therapieeffekt als positiv beschreiben, manchmal nur geringfügige bzw. keine Veränderung der Anzahl der Inkontinenzereignisse im Tagebuch notierten. Bei solchen Patienten kann es infolge der Therapie zu einer Veränderung der Art der Inkontinenz gekommen sein: Während vor der Therapie unkontrollierte Darmentleerungen und Stuhlschmieren die Symptome waren, war die Inkontinenz nach der Therapie vor allem Stuhlschmieren.

23.4.2 Veränderung der Druckwerte des Sphinkterapparats

Nur einzelne der bisher durchgeführten Biofeedbackbehandlungsprogramme (s. Tabelle 23.1) haben den Erfolg der Therapie anhand von Druckmessungen vor und nach der Therapie überprüft. Dabei zeigt sich, daß die Veränderungen der Inkontinenzereignisse nur beschränkt mit Veränderungen der Druckwerte korrelieren [6, 7]. Abbildung 23.4 gibt die individuellen Druckwerte (Ruhedruck, Kontraktionsdruck) vor und unmittelbar nach der Therapie sowie zum Zeitpunkt der Nachuntersuchung für die in der hiesigen Klinik behandelten Patienten wieder. Zwar steigt der mittlere Kontraktionsdruck signifikant um etwa 35 mmHg, während der Ruhedruck konstant bleibt, jedoch korreliert dieser Anstieg nicht mit der Veränderung der Frequenz der Inkontinenzereignisse.

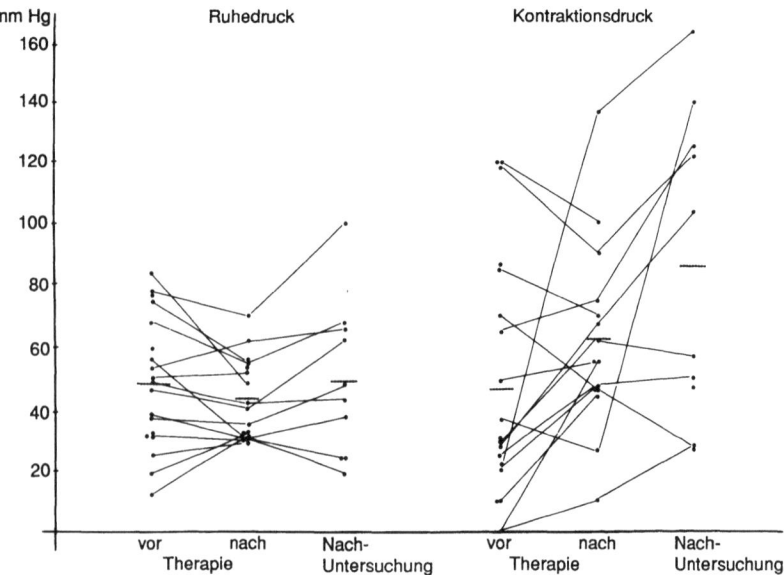

Abb. 23.4. Ruhedruck und Willkürdruck bei Patienten mit Inkontinenz vor und nach Therapie sowie 3–6 Monate nach Abschluß der Therapie. Die jeweiligen Mittelwerte sind durch horizontale Linien angegeben

Dies bedeutet, daß neben der unmittelbaren Wirkung des Biofeedbacktrainings auf die Analmuskulatur eine weitere, nicht kontrollierte Wirkung auf die Inkontinenz von den anderen Maßnahmen, die in das Programm integriert waren, ausging.

23.5 Aufwand und Kosten

Die Kosten einer medikamentösen Therapie und für lokale Behandlungen zur Stuhlgangsregulierung durch Klistiere und Suppositorien sind eher gering (ca. 10 DM/Tag). Pflegerische Maßnahmen (Salben, Binden etc.) verlangen insbesondere vom Patienten viel Mühe, und die Kosten werden nur teilweise von den Krankenkassen übernommen. Sie können sich auf bis zu 10 DM/Tag belaufen. Die diskutierten konservativen Maßnahmen zur Behandlung der Stuhlinkontinenz sind insbesondere personalaufwendig. Für jeden Patienten muß gegenwärtig mit etwa 3mal 1 h für notwendige Spezialuntersuchungen (Rektummanometrie) sowie mit 5- bis 10mal 1,5 h für das Sphinktertraining und die Verhaltenstherapie gerechnet werden. Diese Personalkosten können wesentlich gesenkt werden, wenn das Training von den Patienten zu Hause durchgeführt wird und nur gelegentlich Kontrollen in der Klinik oder Praxis erfolgen. Insbesondere am Anfang bedarf es dazu einer versierten Fachkraft (Arzt, Psychologe), jedoch kann dem Prinzip nach das Training auch unter Aufsicht von medizinischem Hilfspersonal (MTA, Physiotherapeut) durchgeführt werden.

Die Gerätekosten sind demgegenüber gering, sofern eine Manometriemeßeinheit vorhanden ist, die etwa 20 000 DM kostet. Biofeedbackgeräte kosten je nach Hersteller zwischen etwa 1 000 DM und 3 000 DM (Farrall-Instruments). Die Kosten für Sonden belaufen sich auf 50–1 000 DM; diese sind jedoch mehrfach verwendbar. Die Kosten dieser Geräte werden in der Regel von den Krankenkassen getragen.

Tabelle 23.2. Selbsthilfegruppen zur Stuhl- und Urininkontinenz

Hilfe für inkontinente Personen e. V. (HFI) Blanckertzstr. 12, 4000 Düsseldorf 12	Tel.: 0211/29 71 76
Deutsche Inkontinenz-Liga e. V. (DIL) Bahnstr. 32, 6072 Dreieich	Tel.: 06103/8 67 63
Gesellschaft für Inkontinenzhilfe e. V. Städtische Kliniken Kassel Möncheberstr. 41/43, 3500 Kassel	Tel.: 0561/8 03 26 03

Insbesondere wegen der hohen Kosten und den notwendigen Informationen über Diagnose- und Behandlungsmöglichkeiten sind in den vergangenen Jahren einige Selbsthilfevereine und Informationszentren entstanden, deren Adressen in Tabelle 23.2 wiedergegeben sind.

23.6 Einschätzung und Kritik

Gegenüber der weit verbreiteten Einschätzung, daß die konservativen Möglichkeiten bei Stuhlinkontinenz eher beschränkt sind und die Patienten lernen müßten, mit ihrer Behinderung zu leben, haben Evaluationsstudien gezeigt, daß in vielen Fällen von Stuhlinkontinenz eine wirksame konservative Behandlung möglich ist. Insbesondere Trainingsverfahren mittels Biofeedback in Kombination mit Modifikationen des Stuhlgangsverhaltens bessern oder beseitigen die Inkontinenz vor allem bei Patienten mit organischer Ursache der Inkontinenz in etwa 70% aller

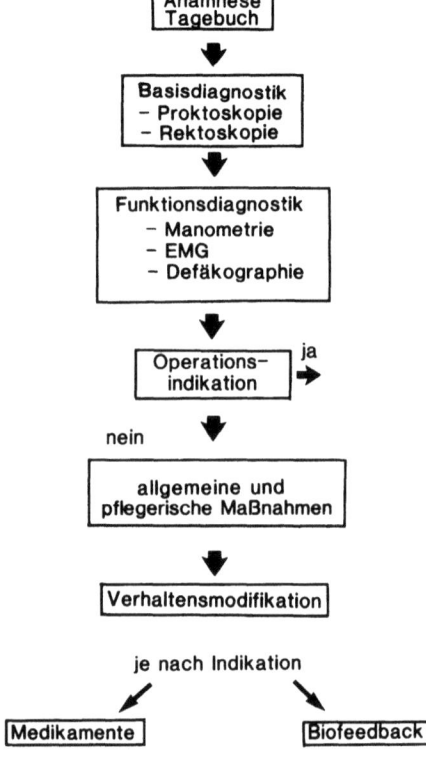

Abb. 23.5. Verlaufsdiagramm zur Behandlung Inkontinenter

Fälle (Tabelle 23.1). Diese Trainingsverfahren sind jedoch wenig effektiv bei idiopathischer Inkontinenz. Voraussetzung sind die Wahrnehmung rektaler Dehnungsreize und die Kooperationsbereitschaft und -fähigkeit des Patienten [19, 20].
Abbildung 23.5 illustriert das praktische Vorgehen bei der Betreuung von Inkontinenten. Biofeedback-Behandlungsprogramme sind bislang zumeist für Patienten mit partiellem oder totalem Kontrollverlust über die Darmentleerung eingesetzt worden. Es gibt gegenwärtig keine Behandlungsprogramme für Inkontinenz infolge von Obstipation (Überlaufinkontinenz), etwa bei Anismus oder bei anderen Formen der funktionellen Obstruktion. Es bietet sich allerdings an, die zur Behandlung der chronischen Obstipation entwickelten Trainingsverfahren (s. Kap. 22) auf diese Gruppe anzuwenden.

Literatur

1. Burleigh DE, D'Mello A (1983) Neural and pharmacological factors affecting motility of the internal anal sphincter. Gastroenterology 84:409–417
2. Buser WD, Miner PB (1986) Delayed rectal sensation with fecal incontinence. Gastroenterology 91:1186–1191
3. Cerulli MA, Nikoomanesh P, Schuster MM (1979) Progress in biofeedback conditioning for fecal incontinence. Gastroenterology 76:742–746
4. Enck P (1987) Verhaltensmedizin in der Gastroenterologie: Biofeedback in der Behandlung der Analinkontinenz. Z Gastroenterol 25:340–343
5. Enck P, Wienbeck M (1988) Diagnostik und Therapie der Analinkontinenz (AI). Int Welt 11:26–34
6. Enck P, Kränzle U, Schwiese J, Dietz M, Lübke HJ, Erckenbrecht JF, Wienbeck M, Strohmeyer G (1988) Biofeedback-Behandlung bei Stuhlinkontinenz. Dtsch Med Wochenschr 113:1789–1794
7. Engel BT, Nikoomanesh P, Schuster MM (1974) Operant conditioning of rectosphincteric responses in the treatment of fecal incontinence. N Engl J Med 290:646–649
8. Füsgen I, Barth W (1987) Inkontinenzmanual. Springer, Berlin Heidelberg New York Tokyo
10. Holschneider AM (1983) Elektromanometrie des Enddarms. Diagnostik der Inkontinenz und chronischen Obstipation, 2. Aufl. Urban & Schwarzenberg, München
11. MacLeod JH (1987) Management of anal incontinence by biofeedback. Gastroenterology 93:291–294
12. Mandelstam DA (1984) Faecal incontinence. A. Social and economic factors. In: Henry MM, Swash M (eds) Coloproctology and the pelvic floor. Pathophysiology and management. Butterworth, London, pp 217–222
13. Read MG, Read NW, Barber DC, Duthie HL (1982) Effects of loperamide on anal sphincter function in patients complaining of chronic diarrhea with fecal incontinence and urgency. Dig Dis Sci 27:807–814

14. Read NW, Abouzekry L (1986) Why do patients with faecal impaction have faecal incontinence. Gut 27:283–287
15. Reboa G, Arnulfo G, Frascio M, Di Somma C, Pitto G, Berti-Riboli E (1986) Colon motility and colo-anal reflexes in chronic idiopathic constipation. Effects of a novel enterokinetic agent Cisapride. Eur J Clin Pharmacol 26:745–748
16. Schiller LR, Santa Ana C, Davis GR, Fordtran JS (1979) Fecal incontinence in chronic diarrhea. Gastroenterology 77:751–753
17. Schiller LR, Davis GR, Santa Ana C, Morawski SG, Fordtran JS (1982) Studies on the mechanism of the antidiarrheal effects of codein. J Clin Invest 70:999–1008
18. Wald A (1981) Biofeedback therapy for fecal incontinence. Ann Int Med 95:146–149
19. Wald A (1983) Biofeedback for neurogenic fecal incontinence: rectal sensation is a determinant of outcome. J Pediatr Gastroenterol Nutr 2:302–306
20. Whitehead WE, Engel BT, Schuster MM (1980) Perception of rectal distension is necessary to prevent fecal incontinence. Adv Physiol Sci 17:203–209
21. Whitehead WE, Parker L, Bosmajian L, Morrill-Corbin ED, Middaugh S, Garwood M, Cataldo MF, Freeman J (1986) Treatment of fecal incontinence in children with spina bifida: comparison of biofeedback and behavior modification. Arch Phys Med Rehabil 67:218–224
22. Whitehead WE, Schuster MM (1985) Gastrointestinal disorders. Behavioral and physiological basis for treatment. Academic Press, New York
23. Wienbeck M (1984) Stuhlinkontinenz – konservative Therapie. In: Wienbeck M, Siewert JR (Hrsg) Therapie gastrointestinaler Motilitätsstörungen. Edition Medizin, Weinheim, S 103–121

24 Chirurgische Therapie der chronischen Obstipation

L. W. M. Janssen und T. J. M. V. van Vroonhoven

24.1 Einleitung

Die durch angeborene oder erworbene anatomisch faßbare Veränderungen bedingte Obstipation ist einer chirurgischen Therapie zugänglich [5, 18, 39]. Aber auch bei Obstipationsformen, die mit normaler Anatomie, jedoch gestörter Funktion einhergehen, können operative Maßnahmen teilweise erfolgreich sein. Für die Wahl des Therapieverfahrens ist eine gezielte Diagnostik mittels Transitzeitmessung, Defäkographie, analer Manometrie und evtl. EMG Voraussetzung. Die Entscheidung zu einem verantwortungsvollen operativen Vorgehen muß heute von allen diesen Untersuchungsbefunden abhängig gemacht werden [37].

24.2 Indikation zur chirurgischen Therapie

Es gibt bisher keine unumstrittenen Indikationen für die chirurgische Behandlung, jedoch ist es mit den vorhandenen chirurgischen Techniken möglich, bei einer Mehrheit von streng selektionierten Patienten mit schwerer Obstipation einen befriedigenden oder guten Erfolg zu erzielen [5, 8, 16, 23, 24, 29, 30, 36, 46, 47].

24.2.1 Indikation bei Funktionsstörungen

Kolektomie bei verzögertem Kolontransit

Im Jahre 1908 empfahl Sir William Arbuthnot Lane die Behandlung der chronischen Obstipation durch Kolektomie mit ileorektaler Anastomose, weil er glaubte, daß das Resultat im allgemeinen befriedigend sei. Seitdem hat sich die Kolektomie als die wichtigste chirurgische Behandlung dieser Obstipationsform bewährt [2]. Allerdings bedeutet die Wirksamkeit dieser Operation auf das Symptom Obstipation nicht, daß der

Tabelle 24.1. Ergebnisse der subtotalen Kolektomie bei „therapierefraktärer" Obstipation

Referenz	Belliveau et al. [5]	Akervall et al. [15]	Leon et al. [26]	Kamm et al. [21]	Vasilevsky et al. [50]
Patienten	39	12	13	44	52
Weiter Obstipation	8 (21)	4 (33)	2 (15)	5 (11)	6 (11)
Diarrhö	8 (21)	2 (17)	7 (54)	17 (39)	?
Inkontinenz	?	?	5 (38)	6 (14)	?
Reoperationen	4 (10)	7 (58)	4 (31)	17 (39)	39 (75)
Weiter Schmerz	?	1 (9)	9 (69)	30 (71)	?
Gebessert[a]	24 (83)	8 (67)	10 (77)	?	41 (79)

Prozentangaben in Klammern.
[a] Gebessert bezieht sich auf die globale Beurteilung des Operationsergebnisses durch die Patienten.

Patient postoperativ insgesamt symptomfrei ist. Sehr oft nämlich bleiben andere Begleitsymptome wie Schmerzen, die Notwendigkeit zu pressen oder aufgetriebener Bauch bestehen oder es treten neue Symptome wie Diarrhö oder Inkontinenz auf (Tabelle 24.1). Das Ausmaß der Kolektomie und die Entscheidung, auf welcher Ebene die Anastomose zwischen Dünndarm bzw. Zökum und Sigma, Rektum bzw. Anus gemacht werden soll (Abb. 24.1), ist präoperativ nicht sicher zu bestimmen. Kein Autor ist bisher aufgrund der unterschiedlichen Ergebnisse der partiellen oder totalen Kolektomie in der Lage, eine Korrelation zwischen Funktionsstörung und dem erforderlichen Umfang der Kolektomie anzugeben [5, 22, 24, 44, 49]. Aus einer Nachuntersuchung an 22 unterschiedlich operierten Patienten schließen Roe et al. [41], daß für Patienten mit langsamem Transit eine Kolektomie indiziert sei, selbst wenn eine funktionelle Störung der Beckenmuskulatur nachweisbar ist. Sie glauben, daß bei diesen Patienten halbflüssiger oder flüssiger Stuhl leichter den funktionsgestörten Beckenboden passieren kann als normal konsistenter Stuhl [41]. So läßt sich auch der gute Erfolg 14 Jahre nach extensiver Kolektomie bei 18 Patienten mit Morbus Hirschsprung erklären, da der flüssige Stuhl das aganglionäre Segment passieren kann [45].
Es ist unklar, wie häufig eine Inkontinenz als Spätkomplikation nach Kolektomie auftritt, wenn der Sphinktermechanismus zu einem späteren

Zeitpunkt geschwächt wird [31]. Wenn man bei einer therapierefraktären chronischen Obstipation mit stark verzögertem Transit die Indikation zur (sub)totalen Kolektomie gestellt hat, muß daher zunächst durch Manometrie und ggf. EMG die regelrechte Funktion des Kontinenzorgans sichergestellt werden [21, 41].

Morbus Hirschsprung mit kurzem Segment und Anismus

Durch bessere Kenntnis des Defäkationsmechanismus sind in den letzten Jahrzehnten neben der Kolektomie neue chirurgische Techniken populär geworden. So wurden die Myektomie des Sphinkter ani internus und die interne Sphinkterotomie zur Behandlung der chronischen Obstipation angewandt [11], nachdem diese Verfahren beim Morbus Hirschsprung mit kurzem Segment sich als erfolgreich erwiesen hatten [3, 8, 44, 48]. Erstaunlicherweise soll die anorektale Myektomie auch bei Patienten mit Obstipation gute Erfolge zeigen, wenn nachweislich kein Morbus Hirschsprung zugrunde lag.

Die Ergebnisse und Komplikationen der Sphinktermyotomie und Myektomie unterscheiden sich. Bei der Myektomie wurde in 34% eine Inkontinenz und in 10% eine Diarrhö gefunden [29]. Bennet und Golligher zeigten, daß 3 Jahre nach medioposteriorer Sphinktermyektomie noch in 30% der Fälle mit Inkontinenzerscheinungen in Form von Stuhlschmieren zu rechnen ist [6]. Für die unbefriedigenden Resultate bei der Myektomie wurde die postoperative schlüssellochartige Verziehung des Analkanals verantwortlich gemacht [34]. Weiterhin ist das Operationsergebnis abhängig von der Länge der Sphinkterdurchtrennung [7]. Bei Durchtrennung der gesamten Muskelfasern des inneren Sphinkters wird eine Reduktion des anorektalen Ruhedrucks um 50% beobachtet.

Bei der lateralen subkutanen Sphinktermyotomie ist nach Spaltung von $^2/_3$ des inneren Schließmuskels nur in den ersten postoperativen Monaten mit Störungen der Feinkontinenz zu rechnen [27]. Bei Kindern soll der anorektale Ruhedruck gut mit dem klinischen Kontinenzergebnis korrelieren [17]. In denjenigen Fällen, in denen das anorektale Ruhedruckprofil postoperativ erhöht blieb, wurde auch keine befriedigende Besserung der Defäkation erzielt. In diesen Fällen ist eine zweite Myotomie indiziert. Zwar wurden bei 96 myotomierten kindlichen Patienten in über 90% gute klinische Ergebnisse erzielt, die Indikationen zur Operation sind aber bisher noch nicht eindeutig geklärt [8, 44]. Auch wenn die Myektomie und Myotomie erfolgreich sind, bleiben Fragen über Indikation und Wirkungsmechanismus des Eingriffs offen [29, 41]. Auch hier ist zur Feststellung der Indikation und zur Vermeidung postoperativer Inkontinenz eine manometrische Voruntersuchung zu empfehlen [17].

Myotomie des Musculus puborectalis bei Anismus

Man hat versucht, die durch paradoxe Kontraktion der Beckenbodenmuskulatur hervorgerufene funktionelle anorektale Obstruktion durch partielle Myotomie des Musculus puborectalis zu behandeln [4, 22, 58]. Der Effekt dieser Behandlung auf die Obstipation ist nach zwei früheren Studien sehr gut [51]. In der letzten Zeit sind jedoch dem widersprechende Daten publiziert worden. Es fand sich nämlich, daß der anfängliche Erfolg über einen längeren Nachuntersuchungszeitraum nicht anhielt [4, 22]. Da dieses Operationsverfahren auch noch eine wenn auch meist geringfügige postoperative Inkontinenz hervorrufen kann, scheint es zur Behandlung des Anismus nicht indiziert zu sein [4].

24.2.2 Indikation bei morphologisch faßbaren Störungen

Wenn beim Vorliegen des Symptoms chronische Obstipation eine morphologisch nachweisbare Abnormität wie innerer Prolaps, Rektozele, Morbus Hirschsprung oder Analstenose feststellbar ist, kann man versuchen, durch ein rekonstruktives chirurgisches Verfahren das Symptom Obstipation zu beseitigen.

Prolaps

Durch rekonstruktive Verfahren wie transabdominelle Rektopexie, Plastik der Rektumvorderwand oder Mukosektomie wird bei der Mehrzahl der Patienten der Prolaps beseitigt. Zusätzlich werden die prolapsbedingten Symptome wie Proktitis, solitäres Rektumulkus, Tenesmen und Blutverlust behoben [13, 16, 20, 25, 40, 42]. Die funktionellen Resultate sind jedoch bei weitem nicht immer befriedigend, wenn die Operation wegen Obstipation oder Inkontinenz durchgeführt wurde [13, 19, 25]. Bisweilen wird überhaupt keine Funktionsbesserung, unter Umständen sogar eine Verschlechterung erzielt. Daraus kann geschlossen werden, daß der Prolaps oft nur ein sekundäres Phänomen ist und daß die eigentliche Ursache des Prolaps und der Funktionsstörung durch die Operation nicht behoben wird.
Die operative Behandlung eines Prolapses ist daher in der Regel nicht hinsichtlich der Beseitigung von Obstipation oder Inkontinenz indiziert,

sondern nur in Hinblick auf die prolapsbedingten Symptome. Die wegen Obstipation durchgeführten Korrektureingriffe (Rektopexie für äußeren und inneren Rektumprolaps, Plastik der Rektumvorderwand bei Rektozele oder Vorderwandvorfall) haben neben einer Reihe von guten und befriedigenden Resultaten in 15–40% Mißerfolge zu verzeichnen [16, 20, 42]. Da die Ursachen des Prolaps, der Obstipation bzw. Inkontinenz durch die Operation nicht behoben werden und somit das Pressen nicht ausgeschaltet wird, ist ein genügend langer Nachuntersuchungszeitraum zur Evaluation des Operationserfolgs notwendig.

Rektozele

Eine ventrale Rektozele ist eine häufige Ursache chronischer Obstipationsbeschwerden der Frau. Wahrscheinlich trägt aber auch chronisches Pressen zur Genese der Rektozele bei. Der Effekt der posterioren vaginalen Colpoperineorhaphie genügt oft nicht zur Beseitigung der Obstipation [28, 43, 46]. Die vaginale Plastik kann, wenn zur Beseitigung der Rektozele große Nähte eingebracht werden müssen, auch noch zu einer vaginalen Funktionsstörung (Dyspareunie) führen [38].
Die Resultate der transanalen Plastik der Rektumvorderwand dagegen sind sowohl bezüglich der Beseitigung der Rektozele als auch der chronischen Obstipation mit 80–90% guten und befriedigenden Resultaten sehr ermutigend [10, 23, 28, 43, 46].

Morbus Hirschsprung

Die Erkrankung wurde von Hirschsprung im Jahre 1886 beschrieben. 1901 wurde von Tittel histologisch die Aganglionie erkannt. 1948 wurde durch Swenson die Resektion des engen Segments kombiniert mit einer abdominoperinealen Durchzugstechik propagiert [9, 14, 15, 47]. Die Aganglionie führt zu einem völligen Fehlen der intramuralen Regulation der Darmmotilität [17]. Das aganglionäre Segment wirkt wie eine Stenose und hat eine Arbeitshypertrophie und Dilatation der vorgeschalteten Darmabschnitte zur Folge [9]. Eine schlüssige Erklärung für das unterschiedliche Ausmaß der Obstruktion steht aus. Bei den zur Verfügung stehenden operativen Verfahren wird ein Großteil des dilatierten Darmabschnitts ebenso wie der größte Teil des aganglionären Segments entfernt, während ein kurzes aganglionäres Segment mit dem Sphincter internus in situ verbleibt [17]. Daher ist auch postoperativ eine Dilatation oder Myektomie des Sphinkters bei der Hälfte der Patienten notwendig [17, 48]. Bezüglich der Obstipation sind die Operationsergebnisse ausgezeichnet [17]. Die Operationsindikation wird aufgrund der Manometrie, der Rektumbiopsie und der Röntgenuntersuchung gestellt [9, 17, 48].

Analstenose

Durch eine chronische Entzündung des Analkanals in Folge von Analprolaps, Fisteln, Abszessen, Fissuren oder nach extensiver Hämorrhoidektomie kann eine Fibrose des inneren Sphinkters auftreten [11, 17, 18, 34]. Bei diesen Patienten finden sich teilweise auch Charakteristika des Anismus [18]. Bei symptomatischer Analstenose besteht die Indikation zur Myotomie des inneren Sphinkters [6, 7, 11, 29, 34].

24.3 Operationsverfahren

24.3.1 Kolektomie

Die Technik der Kolektomie ist im Prinzip jedem Chirurgen vertraut. Besondere Beachtung verdienen mögliche Beeinträchtigungen der Funktionen der Nachbarorgane (Harnblase und Genitalorgane) sowie der Funktion des Kontinenzmechanismus [16]. Eine Harninkontinenz sowie sexuelle Störungen bei beiden Geschlechtern sollen durch eine sorgfältige Operationstechnik mit Schonung des autonomen Nervensystems im kleinen Becken vermieden werden [12]. Inwiefern unbefriedigende Ergebnisse bei einer totalen Kolektomie auf technische Fehler bei der Präparation im sakralen Operationsgebiet zurückzuführen sind, ist noch unbekannt. In Abb. 24.1 sind die verschiedenen Anastomosierungsverfahren dargestellt.

24.3.2 Myektomie und innere Sphinkterotomie

Das zur Myektomie am häufigsten angewandte Operationsverfahren wurde 1951 von Eisenhammer beschrieben (Abb. 24.2a, b) [11]. 1971 wurde von Notaras die laterale submuköse Sphinkteromyotomie propagiert (Abb. 24.2c, d) [34]. Im Zeitraum von 1983–1988 wurde von einem von uns (T.J.M.V.v.V.) bei 30 Patienten eine anorektale Myektomie durchgeführt. 22 der Patienten waren älter als 16 Jahre. Der Nachuntersuchungszeitraum betrug 5 Monate bis 5 Jahre. Die Operationsindikation war bei 13 Patienten ein Morbus Hirschsprung mit kurzem Segment,

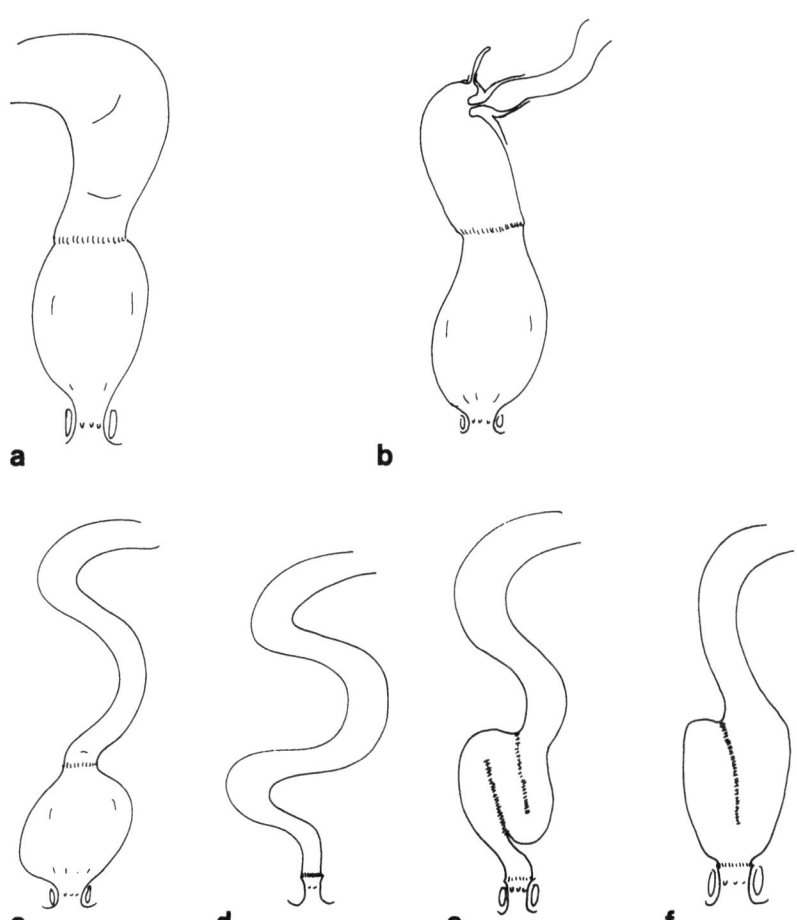

Abb. 24.1 a–f. Darstellung der verschiedenen Anastomosierungsverfahren in Abhängigkeit vom Ausmaß der Kolonresektion. **a** Partielle Kolektomie mit kolorektaler Anastomose, **b** subtotale Kolektomie mit zökorektaler Anastomose, **c** subtotale Kolektomie mit ileorektaler Anastomose, **d–f** totale Kolektomie mit ileoanaler Anastomose ohne Pouch, mit S-Pouch bzw. mit J-Pouch

bei 8 Patienten ein stark erhöhter Ruhedruck, bei 9 Patienten ein Megarektum. Bei 27 Patienten betrug die Defäkationsfrequenz präoperativ einmal in 10 Tagen, postoperativ einmal jeden zweiten Tag. Bei 20 Patienten war die Obstipation postoperativ behoben, bei 7 gebessert, bei 3 unverändert. Zwei dieser letzten Patienten wurden nochmals myekto-

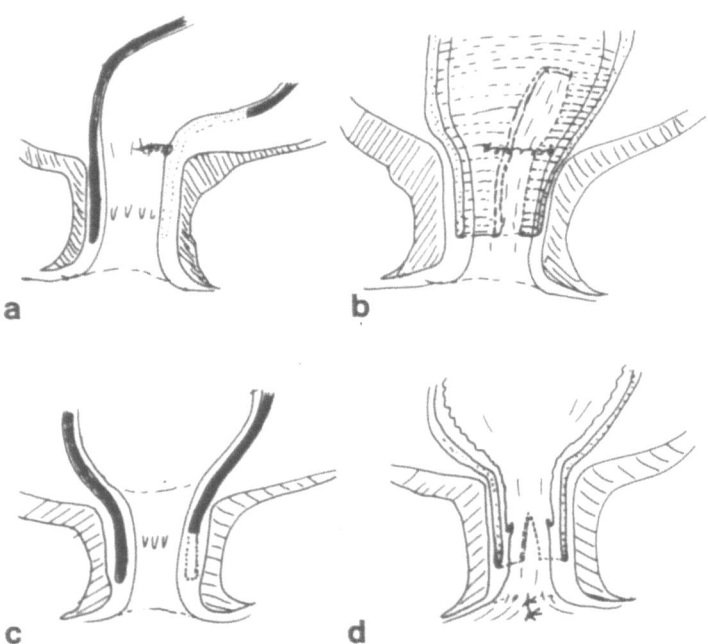

Abb. 24.2 a–d. Operative Schwächung des inneren Analsphinkters. **a, b** Myektomie: Exzision eines Muskelstreifens, der den inneren Sphinkter umfaßt und sich bis ins untere Rektum fortsetzt, **c, d** Sphinkterotomie: Teilweise Durchtrennung des inneren Sphinkters

miert und waren anschließend beschwerdefrei. In einer größeren Serie wurde in 77% der Fälle ein gutes oder befriedigendes Ergebnis beobachtet, aber auch eine hohe postoperative Inkontinenzrate von 16% [29]. Diese befriedigenden Resultate stehen im Widerspruch zu den Ergebnissen anderer Autoren [35].

24.3.3 Rektopexie

Die transabdominelle Rektopexie hat sich in den letzten Jahrzehnten als die angemessene Antwort auf jede Form des Rektumprolaps bewährt [25, 32, 33]. Das Prinzip besteht in der Aufhebung der Insuffizienz des Halteapparates des Rektums durch dessen Fixierung am Promontorium, die allein mit Nähten oder mit einer Schlinge oder Manschette aus Kunststoffmaterial durchgeführt wird [13, 16, 33, 40, 42, 52]. Bei der

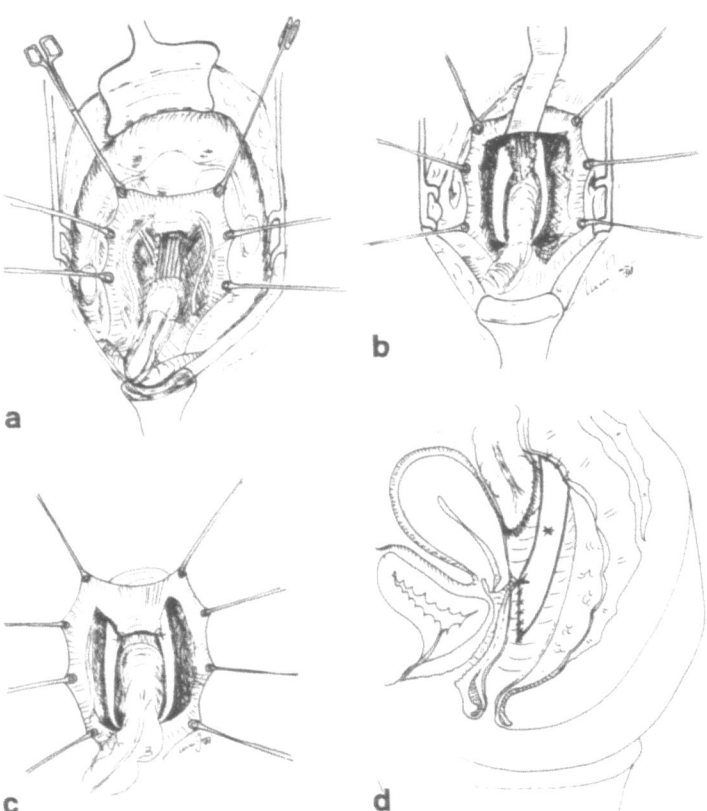

Abb. 24.3 a–d. Technik der transabdominellen Rektopexie. **a** Präparation des Rektums (oben = ventral), **b** Fixation der Kunststoffschlinge beidseits des Rektums, **c** Verschluß des Douglas'schen Raumes mit Faszie, durch den eine evtl. Enterozele beseitigt wird, **d** Transversalschnitt, der die Lage der Gore-Tex-Schlinge zeigt *

Rektopexie nach Welsch oder Ripstein wird das Rektum rundum freipräpariert. Dadurch wird eine sehr gute Streckung erreicht [40, 42, 52]. Der Nachteil dieser extensiven Präparation ist das Risiko einer Schädigung des autonomen Nervensystems [12, 16]. Bei der von uns angewandten Technik wird das Peritoneum des Beckenbodens bis zum Beckenrand freipräpariert, das Rektum jedoch nicht in seiner ganzen Zirkumferenz, sondern nur an der Vorderseite, wo keine Nerven und Gefäße verlaufen, freipräpariert (Abb. 24.3 a).

Tabelle 24.2. Ergebnisse der Rektopexie wegen äußerem Prolaps, innerem Prolaps oder Rektozele bei 23 Patienten

Parameter	Anzahl	[%]
Normale Stuhlkonsistenz	17	74
Kein Pressen mehr	15	65
Defäkation		
Völlig normal	13	57
Gebessert	8	35
Unverändert	2	8

Wir fixieren das Rektum mittels einer Kunststoffschlinge aus Gore-Tex, die mit 3 nicht-resorbierbaren Nähten an die Fascia praesacralis unmittelbar unter dem Promontorium fixiert wird [16, 20, 33]. Die kaudalen Enden der Schlinge werden dann mit nicht-resorbierbaren Nähten an der linken und rechten Seite der Rektumvorderwand fixiert. Damit wird eine Invagination 5–8 cm oberhalb des Anus verhindert (Abb. 24.3 b) [19]. Durch Fixation des Ansatzes des Ligamentum sacrouterinum bei der Frau bzw. des Blasenbodens beim Mann auf dem Vorderrand des neuen „Aufhängebandes" wird auch ein tiefer Douglas'scher Raum oder eine Enterozele aufgehoben (Abb. 24.3 c).

Im eigenen Patientengut (L.W.M.J.) wurden 23 Patienten mit Obstipation und äußerem Rektumprolaps ($n=4$), innerem Rektumprolaps ($n=14$) oder mit einer großen Enterozele ($n=5$) einer Rektopexie unterzogen. Über einen Nachuntersuchungszeitraum von 1–4 Jahren war bei allen Patienten der Prolaps bzw. die Enterozele behoben. Die klinischen Ergebnisse finden sich in Tabelle 24.2. Die Ergebnisse zeigen, daß die Rektopexie bei korrekter Indikationsstellung die Obstipation bei rund 90% der Patienten günstig beeinflußt, daß der quantitative Effekt jedoch nicht vorausgesagt werden kann.

24.3.4 Plastik der Rektumvorderwand

Das operative Verfahren zur Korrektur einer Ausbuchtung oder Einstülpung der Rektumvorderwand ist im Prinzip eine longitudinale Raffung oder Faltung (sozusagen eine semizirkuläre Operation nach Delorme) [49]. Die komplette Operation nach Delorme, bei der eine zirkuläre Faltung des distalen Rektumrandes durchgeführt wird, hat sich bei Rektumprolapsen unterschiedlichen Ausmaßes, insbesondere bei älteren Pa-

Operationsverfahren

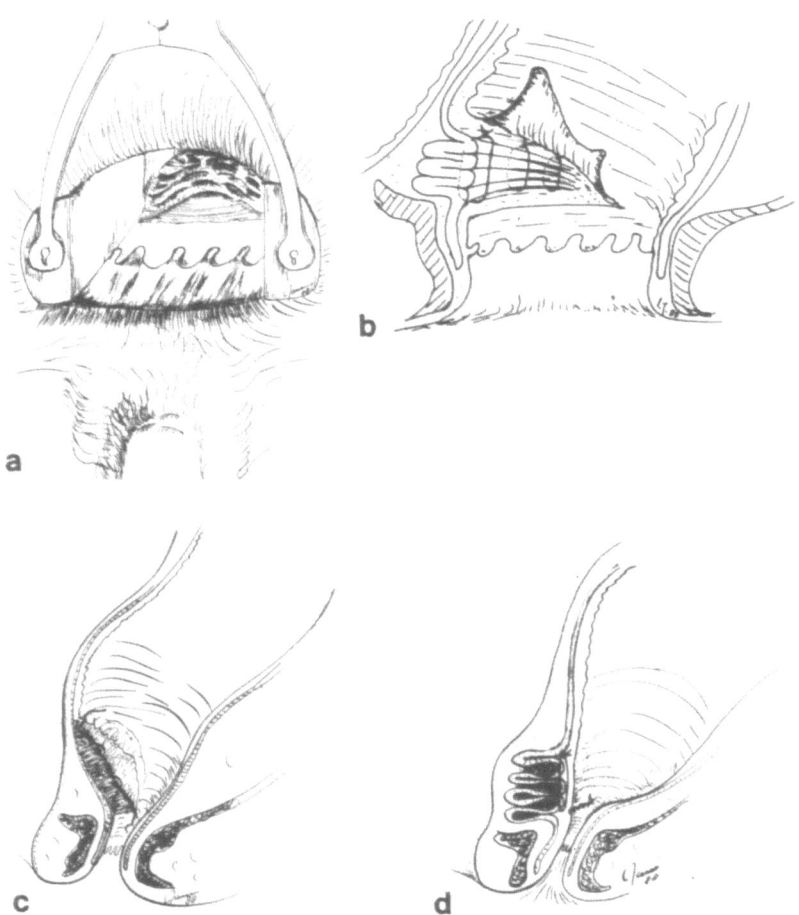

Abb. 24.4a–d. Plastik der Rektumvorderwand. **a** Die ventrale Rektummukosa wird abpräpariert, **b** die ventrale Rektumwand wird gefaltet und durch longitudinal durchgreifende Nähte fixiert, **c** Verschluß der Mukosa über der plissierten Rektumwand, **d** schematischer Situs nach Abschluß der Operation

tienten, bewährt. Dabei wurde auch eine Obstipation günstig beeinflußt [49]. Auch transversale Raffungen oder Kombinationen von transversaler und longitudinaler Raffung haben ausgezeichnete Erfolge [10, 23, 28, 43]. Die von uns angewandte Technik ist in Abb. 24.4 skizziert.
Die Operationsergebnisse sind bei 80–95% der Patienten gut oder befriedigend bei einer Nachbeobachtungszeit von ca. 18 Monaten [10, 23, 28,

Tabelle 24.3. Ergebnisse der Rektumvorderwandplastik bei 19 Patienten

Parameter	Anzahl	[%]
Defäkation		
Normalisiert	16	80
Unverändert	3	20
Normale Stuhlkonsistenz	16	80
Kein Pressen mehr	14	73
Manometrische Befunde		
Früherer Inhibitionsreflex	14	73
Verbesserte Sensibilität	16	84

43]. Vor 2 Jahren haben wir begonnen, die Operation in unserer Klinik durchzuführen. Die Ergebnisse bei 19 Patientinnen mit Vorderwandvorfall oder großer Rektozele und Obstipation sind in Tabelle 24.3 wiedergegeben. Besonders erwähnenswert scheint uns, daß sich die Besserung der Obstipation in einer Erniedrigung der manometrisch definierten Reizschwellen widerspiegelt.

24.4 Schlußfolgerungen

Seit Sir Willian Arbuthnot Lane die totale Kolektomie mit ileorektaler Anastomose zur Behandlung der chronischen Obstipation eingeführt hat, sind wir nicht wesentlich weiter gekommen und befinden uns immer noch im Stadium des "Trial and Error". Die übrigen chirurgischen Techniken haben sich zur Behandlung der Obstipation bei korrekter Indikationsstellung bewährt. Das präoperative Ausmaß der Funktionsstörung erlaubt jedoch keine zuverlässige Aussage über den Operationserfolg. Auch das Ausmaß der durch die Operation erzielten Verbesserung läßt sich nicht voraussagen. Zur korrekten Indikationsstellung ist eine ausführliche funktionelle Untersuchung erforderlich, die Aussagekraft der einzelnen Untersuchungsmethoden ist jedoch noch nicht in allen Punkten ganz klar. Durch intensive Zusammenarbeit zwischen Chirurgen und Gastroenterologen ist es vielleicht möglich, auf längere Sicht genaue Selektionskriterien für die konservative oder chirurgische Behandlung der chronischen Obstipation zu entwickeln.

Literatur

1. Akervall S, Fasth S, Nordgren S, Öresland T, Hultén L (1988) The functional results after colectomy for severe constipation (Arbuthnot Lane's disease) as related to rectal sensory function. Int J Colorect Dis 3:96–101
2. Arbuthnot Lane W (1908) The results of the operative treatment of chronic constipation. Br Med J 1:126–130
3. Bachwinkel KD, Oahley DW, Tuffi GA (1979) Rectal myectomy for short segment aganglionic megacolon. Surg Gynecol Obstet 132:109–113
4. Barnes PRH, Hawley PR, Preston DM, Lennard-Jones JE (1985) Experience with posterior division of the puborectalis muscle in the management of chronic constipation. Br J Surg 72:475–477
5. Belliveau P, Goldberg SM, Rothenberger DA, Nivatvongs S (1982) Idiopatic acquired Megacolon; the value of subtotal colectomy. Dis Colon Rectum 25:118–127
6. Bennet RC, Goligher JC (1964) Results of internal sphincterotomy for anal fissures. Br Med J 38:1500–1504
7. Bennet RC, Dutty HL (1964) The functional importance of the internal anal spincter. Br J Surg 51:355–361
8. Bentley JFR (1966) Posterior excisional anorectal myotomy in management of chronic faecal accumulation. Arch Dis Child 41:144–147
9. Bodian M, Carter CO (1963) A family study of Hirschsprungs' disease. Ann Hum Genet 26:261–277
10. Capps WF (1975) Rectoplasty and perineoplasty for the symptomatic rectocele. A report of fifty cases. Dis Colon Rectum 18:237–243
11. Eisenhammer S (1951) The surgical correction of chronic internal anal sphincter contraction. South Afr Med J 25:486–489
12. Entman SS, Coleman JL, Wilson G (1982) Conservative coloproctectomy for the sexually active woman. Surg Gyn Obstet 155:77–80
13. Goligher J (1984) Prolapse of the rectum. In: Surgery of the anus rectum and colon, 5th edn. Ballière Tindall, London, pp 246–284
14. Hata Y, Duhamel B, Pages A (1979) Megarectum de l'enfant. Etude anatomique-clinique. Ann Chir Infant 15:65–76
15. Hirschsprung H (1888) Stuhlträgheit Neugeborener infolge von Dilatation und Hypertrophie des Kolons. Kinderheilkd 27:1
16. Hoffman MJ, Kodner JJ, Fry RD (1984) Internal intussusception of the rectum: diagnosis and surgical management. Dis Colon Rectum 7:435–444
17. Holschneider AM (1976) Kinderchirurgische Aspekte der chronischen Obstipation. Monatsschr Kinderheilkd 124:351–355
18. Holschneider (1983) Elektromanometrie des Enddarms. Urban & Schwarzenberg, München
19. Ihre T (1972) Internal procidentia of the rectum: treatment and results. Scand J Gastroenterol 7:643–646
20. Johansson C, Ihre T, Ahback SO (1985) Disturbances in the defaecation mechanism with special reference to intussusception of the rectum (internal procidentia) Dis Colon Rectum 28:920–924
21. Kamm MA, Hawley PR, Lennard-Jones JE (1988) Outcome of colectomy for severe idiopathic constipation. Gut 29:969–973
22. Keighley MRS, Shouler PJ (1984) Anorectal outlet syndrome: is there a surgical option? Soc Med 77:559–563

23. Khubchandani ET, Hakki AR, Sheets JR, Statik JJ (1983) Endorectal repair of rectocele. Dis Colon Rectum 26:792–796
24. Klatt GR (1983) Role of subtotal colectomy in the treatment of incapacitating constipation. Am J Surg 145:623–675
25. Kuypers JCH, de Moree H (1986) Intussusceptie van het rectum: fantasie of werkelijkheid. Ned Tijdschr Geneeskd 13:590–592
26. Leon SH, Krishnamurthy S, Shuffler MD (1987) Subtotal colectomy for severe idiopathic constipation. A follow-up study of 13 patients. Dis Dig Sci 32:1249–1254
27. Mannhart H (1978) Sphinkterfunktion und Kontinenz nach $^2/_3$ Spaltung des Sphinkter ani internus. Helv Chir Acta 45:107–110
28. Marks MM (1967) The rectal side of the rectocele. Dis Colon Rectum 10:387–388
29. Martelli H, Devroede G, Arhan P, Duguay C (1978) Mechanisms of idiopathic constipation: outlet obstruction. Gastroenterology 75:623–631
30. McCready RA, Beart RW (1979) The surgical treatment of incapacitating constipation associated with idiopathic megacolon. Mayo Clin Proc 54:779–783
31. McHugh SM, Diamont NE (1987) Effect of age, gender and parity on anal canal pressures. Contribution of impaired anal sphincter function to feacal incontinence. Dig Dis Sci 32:726–736
32. McMahan JD, Ripstein CB (1987) Rectal prolapse. An update on the rectal sling procedure. Am Surg 53:37–53
33. Morgan B (1980) The teflon sling operation for repair of complete rectal prolapse. Aust NZ J Surg 50:121
34. Notaras MJ (1971) The treatment of anal fissure by lateral subcutaneous internal sphincterotomy. A technique and results. Br J Surg 58:96
35. Poisson J, Devroede G (1983) Severe chronic constipation as a surgical problem. Surg Clin North Am 63:193–217
36. Preston DM, Hawley PR, Lennard-Jones JE, Todd IP (1984) Results of colectomy for severe idiopathic constipation in women (Arbuthnot Lane's disease). Br J Surg 71:352–547
37. Raguse T (1987) Chirurgische Aspekte der chronischen hartnäckigen Obstipation. In: Hotz J, Rösch W (Hrsg) Funktionelle Störungen des Verdauungstrakts. Springer, Berlin Heidelberg New York, S 210–215
38. Ranney B (1981) Enterocele, vaginal prolapse, pelvic hernia: recognition and treatment. Am J Obstet Gynecol 140:53–57
39. Rex DK, Pound DC (1987) Clinical utility of anorectal function testing. Indiana Med 6:549–551
40. Ripstein CB (1952) Treatment of massive rectal prolapse. Am J Surg 83:68–71
41. Roe AM, Bartolo DCC, Mortensen NJ Mc (1986) Diagnosis and surgical management of intractable constipation. Br J Surg 73:854–861
42. Rutter KR, Riddell RH (1975) The solitary ulcer syndrome of the rectum. Am J Gastroenterol 4:505–530
43. Sehapayak S (1985) Transrectal repair of rectocele: an extended armamentarium of colorectal surgeons. Dis Colon Rectum 28:422–433
44. Shandling B, Desjardins JG (1969) Anal myomectomy for constipation. J Pediatr Surg 4:115–118
45. State D (1963) Segmental colon resection in the treatment of congenital megacolon (Hirschsprung's disease). Am J Surg 105:93–101

46. Sullivan ES, Leaverton GH, Handwich CE (1968) Transrectal perineal repair; an adjunct to improved function after anorectal surgery. Dis Colon Rectum 11:106–114
47. Swenson A, Bill AH (1948) Resection of rectum and rectosigmoid with preservation of the sphincter for benign spastic lesions producing megacolon. An experimental study. Surgery 24:212–223
48. Thomas CC, Bream CA, de Conninck P (1970) Posterior sphincterotomy and rectal myotomy in the management of Hirschsprung's disease. Ann Surg 171:796–810
49. Uhlig BE, Sullivan ES (1979) The modified Delorme operation. Dis Colon Rectum 22:513–521
50. Vasilevsky CA, Nemer FD, Balcos EG, Christenson CE, Goldberg SM (1988) Is subtotal colectomy a viable option in the management of chronic constipation? Dis Colon Rectum 31:679–681
51. Wallace WC, Madden WM (1969) Experience with partial resection of the puborectalis muscle. Dis Colon Rectum 12:196–200
52. Wells C (1959) New operation for rectal prolaps. Proc R Soc Med 52:602–603

25 Chirurgische Therapie der Inkontinenz

H. MÜLLER-LOBECK und F. RAULF

25.1 Einleitung

Die Therapie der Inkontinenz erfordert als Voraussetzung eines möglichst kausalen Vorgehens die Differenzierung des Schadens, der die Inkontinenz bedingt. Hierzu ist die Kenntnis der Zusammenhänge zwischen Darmfunktion und Kontinenzorgan unter normalen und pathologischen Bedingungen erforderlich [19]. Neben den Funktionsstörungen,

Tabelle 25.1. Teile des Kontinenzorgans

Statisches System
  M. sphincter ani internus
  S-förmige Lage des Rektums (mit groben Schleimhautfalten)
  Anorektaler Winkel
  Klappenmechanismus
  Corpus cavernosum recti [a]

Motorisches System
  M. sphincter ani externus [a]
  M. levator ani/M. puborectalis [a]
  Rektummuskelschlauch

Nervale Verknüpfung
  N. pudendus (sensibel, motorisch)
  Plexus pelvicus (parasympathisch)
  Plexus hypogastricus (sympathisch)

Rezeptoren in
  Rektum
  Beckenboden
  Anoderm [a]

Übergeordnete Schaltzentren
  Kortex, Sakralmark, Grenzstrang

---

[a] Chirurgischer Therapieansatz möglich.

die eine Inkontinenz bedingen, lassen sich anatomisch korrigier- oder rekonstruierbare Kontinenzschäden abgrenzen. Diese lassen sich durch eine Unterteilung des Kontinenzorgans in Funktionseinheiten, die wir nach Winkler [37] modifiziert haben, leichter differenzieren (Tabelle 25.1).

25.2 Differenzierung der Inkontinenzformen

Eine einfache, nach verschiedenen Ursachen differenzierende Systematik (Tabelle 25.2) erleichtert die Klärung des Kontinenzschadens und damit das Therapiekonzept.

Neben der Anamnese kommt der klinischen Untersuchung große Bedeutung bei der Differenzierung eines Kontinenzschadens zu, wobei vor allem auf Narben, tumoröse Veränderungen, Tonus und aktive Kon-

Tabelle 25.2. Ätiologie der Inkontinenz

Sensorisch
– Verlust sensibler Rezeptoren (z. B. Whitehead-Schaden)
– Irritation sensibler Rezeptoren (z. B. intraanales Fibrom)

Muskulär
– lokaler, direkter Schaden
  Dammriß (geburtstraumatisch)
  Pfählung
  Iatrogen
– Entzündlicher Schaden
  Abszeß/Fistel
  Myositis

Neurogen
– Peripher (Plexus pudendalis u. Äste)
– Proximal (spinale und Caudaschädigung)

Mischformen
– Mißbildung (Agenesie, Atresie)
– Idiopathisch
– Deformität des Analkanals
– Tiefe Rektumanastomose (Reflexstörung, Reservoirverlust, lokaler Nervenschaden)
– Reservoirverlust (entzündlich, radiogen, Diarrhö, Überlaufinkontinenz)
– Psychoorganisch
– Rektumprolaps
– Tumoren

Tabelle 25.3. Inkontinenzursachen beim Rektumprolaps

N.-pudendus-Überdehnung
 Levatordegeneration u. Sphinkterinsuffizienz
Lockere Bandfixierung
Vergrößerung des anorektalen Winkels
Zirkuläre Invagination
 „Irreführung" des Anoderms
Reservoirverlust und nervale Koordinationsstörung

---

traktionsfähigkeit der willkürlichen Sphinkter- und Beckenbodenmuskulatur zu achten ist. Zusätzliche Hinweise geben Druckmessung, EMG und radiologische Untersuchungen, insbesondere die Defäkographie. Besonders bei älteren Menschen finden wir häufiger kombinierte Schädigungen, wie ja gerade die früher als „idiopathisch" bezeichnete Inkontinenz vorwiegend neurogenen Ursprungs ist und erst sekundär zu einem muskulären Defizit führt. Beim Rektumprolaps ist die Inkontinenz eine häufige Begleiterscheinung (60–70%). Dabei handelt es sich um einen sehr komplexen Schaden, bei dem anatomische Veränderungen und funktionelle Störungen der Darmfunktion sich gegenseitig beeinflussen und verschlimmern. Die Inkontinenz wird dabei durch Veränderung nahezu aller Komponenten des Kontinenzorgans (Sensorik, Muskulatur und Nerven) verursacht (Tabelle 25.3).

25.3 Therapie der Inkontinenz

Entsprechend der Differenzierung der Inkontinenzform kann eine Strategie zur Wiederherstellung der Kontinenz erstellt werden, die zumeist konservative und operative Möglichkeiten kombiniert (Tabelle 25.4). Dies ist auch für die chirurgische Therapie zu bedenken.

25.3.1 Die operative Wiederherstellung der Kontinenz

Benigne und maligne Tumoren im Anorektalbereich, die das Kontinenzorgan durch Verdrängung oder Infiltration in seiner Funktion beeinträchtigen, werden nach den üblichen chirurgischen Grundsätzen therapiert, wobei die Beseitigung maligner Tumoren durchaus ihrerseits die

Tabelle 25.4. Differenzierte Therapie der Inkontinenzformen

1. Ursachen beseitigen
   - Behandlung der Diarrhö oder Obstipation (Beratung!)
   - Behandlung der Entzündung
   - Chirurgische Therapie der Prolapsformen
2. Rekonstruktive Chirurgie
   - Plastische Wiederherstellung des sensiblen Analkanals
   - Muskuläre Wiederherstellung
     Sphinkterrekonstruktion
     "Post-anal repair"
     Ersatzplastik (z. B. nach Schmidt)
3. Umwandlung in kontrollierte Inkontinenz (Anus praeter naturalis)
4. Biofeedback – Training

Kontinenz gefährden kann, wenn dabei Sphinktermuskulatur oder das untere Rektum entfernt werden müssen. Die Beseitigung des „irritierenden" Tumors stellt meist die Kontinenz wieder her.

Entzündliche Prozesse können alle Teile des Systems in ihrer Funktion beeinträchtigen. Die korrekte operative Behandlung eines Abszesses oder einer Fistel beseitigt in der Regel die Inkontinenz, obwohl nicht selten große Teile des Sphinkterapparats durchtrennt werden müssen. So ist auch das bisher restriktive Verhalten bei anorektalen Läsionen beim Morbus Crohn [1] nach unserer Erfahrung [27] nicht gerechtfertigt und begünstigt durch Einschmelzung von Muskulatur wegen der mangelhaften Abszeßentlastung eher eine Inkontinenz; andere Autoren bestätigen dies [9, 38].

Bei *degenerativen Prozessen* wie dem Hämorrhoidalprolaps wurde früher nicht selten durch die Whitehead-Operation das gesamte sensible Anoderm entfernt. Die Folge war eine Stenose des Anus, das Schleimhautektropium und die daraus resultierende Inkontinenz (sog. Whitehead-Trias). Die Schädigung der Muskulatur bei der Hämorrhoidektomie ist bei übersichtlicher Präparation immer vermeidbar.

Möglichkeiten zur operativen Wiederherstellung der Kontinenz bestehen
- nach Verlust des sensiblen Anoderms durch dessen Rekonstruktion mit der Lappenplastik nach Ferguson [4] oder Fansler [5],
- bei den verschiedenen Prolapsformen durch deren Beseitigung,
- nach lokalen Sphinkterschäden durch die muskuläre Wiederherstellung mit Sphinkternaht [23], Levator- und Sphinkterraffung (post-anal repair) nach Parks [24], oder Ersatzplastik nach Schmidt [30],

- bei Versagen dieser Maßnahmen in der Anlage eines enteralen Stomas.

25.3.2 Transanale Verfahren

Prolapse von Anteilen des Analkanals und der Rektumschleimhaut können ebenso durch anale und transanale Verfahren operiert werden wie das Schleimhautektropium nach der Whitehead-Operation: beim isolierten Anal- und Hämorrhoidalprolaps erfolgt dies üblicherweise durch eine segmentäre Hämorrhoidektomie (nach Milligan-Morgan) oder submukös mit plastischer Rekonstruktion (nach Parks). Uns hat sich beim zirkulären Vorfall eine nach Fansler [5] modifizierte Operation mit plastischer Rekonstruktion des Analkanals (Abb. 25.1) bewährt, die uns praktikabler erscheint als das sehr aufwendige Verfahren nach Parks. Das nach Exzision des daruntergelegenen Gefäß-/Bindegewebes in mehreren Läppchen erhaltene Anoderm wird zur Auskleidung des Analkanals wieder nach innen verbracht und mit dem Schleimhautrand des oberen Analkanals vernäht. Auch beim Whitehead-Schaden wenden wir diese Methode zur Restaurierung des sensiblen unteren Analkanals an.

25.3.3 Abdominelle Operationen

Prinzipien

Es hat in den vergangenen 100 Jahren nicht an Versuchen gefehlt, geeignete Methoden zur Behebung des Rektumprolapses mit geringem Risiko

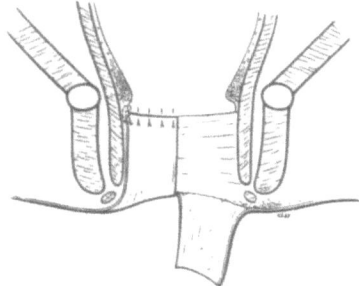

Abb. 25.1. Hämorrhoidektomie mit Anoderm-Haut-Plastik nach Fansler. *Rechts* im Bild präpariertes Läppchen nach Resektion mit subanodermaler Entfernung des Hämorrhoidalplexus, *links* nach innen mit der Schleimhaut anastomosiertes Läppchen; Analkanal in der unteren Hälfte somit wieder mit trockenem, sensiblem Plattenepithel ausgekleidet

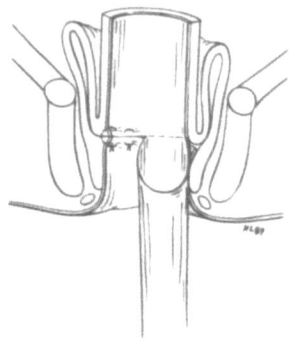

Abb. 25.2. Modifizierte Prolapsoperation nach Rehn-Delorme. *Rechts* im Bild von der Muskulatur abpräparierter Schleimhautzylinder, *links* nach Resektion der Schleimhaut Doppelung des Muskelschlauchs und Reanastomosierung der Schleimhaut mit dem Anoderm

und niedriger Rezidivrate zu entwickeln. Sowohl die analen Verfahren mit einengender Drahtschlinge nach Thiersch (1891), vorderer Levatornaht nach McCann (1928), perianalem Narbenring nach Sarafoff (1937) oder transanaler Schleimhautresektion mit muffartiger Muskelraffung nach Rehn-Delorme (1900), die von verschiedenen Autoren (z. B. [10], Abb. 25.2) in jüngster Zeit wieder propagiert wurde, als auch die zahlreichen abdominellen Fixationsmethoden des Rektosigmoids im Becken können nicht befriedigen (ausführliche Literatur bei [7]).
Erst die tiefe Rektumauslösung und anschließende Fixation (1922 Sudeck; 1942 Roscoe Graham; 1947 Orr; 1952 Ripstein; 1955 Wells) brachten eine Wende, wobei das Verfahren von Wells wohl die weiteste Verbreitung gefunden hat. Dabei wird nach Auslösung des Rektums aus der Sakralhöhle der Darm mit einem dünnen Polyvinylalkoholschwamm (Ivalon), der ihn zu etwa $^2/_3$ von hinten umscheidet, an der Sakralfaszie fixiert (s. Abb. 24.3, S. 323). Dieses Verfahren bringt eine sichere Entlastung des Beckenbodens und die Verhinderung des Prolapses und damit in 70% eine Wiederherstellung der Kontinenz, berücksichtigt aber nicht die postoperativ in vielen Fällen verstärkte Obstipation. Langanhaltendes Pressen, Wegbereiter eines Rektumprolapses durch Überdehnung des Beckenbodens, Pudendusschädigung oder erneute Intussuszeption begünstigen so ein Prolapsrezidiv.
Resezierende Operationen wurden von Mikulicz 1889 als perineale Maßnahme, von Huber et al. 1984 [13] über einen Mason-Zugang (parasakral) empfohlen. Dunphy propagierte 1948 die tiefe Auslösung des

Tabelle 25.5. Ergebnisse der Rektopexie bei Rektumprolaps

Autor	n	Follow-up	Rezidive [%]	Mukosaprolaps n	Kontinenz praeop.-postop. [%]
Rektopexie ohne Resektion					
Küpfer et al. (1970)	91	6 Mo.–14 J.	6,6	11	39–62
Penfold et al. (1972)	101	94% 2–12 J.	3,0	31	38–59[a]
Keighley et al. (1983)	100	86% <2 J.	0	4	33–76[b]
Holmström et al. (1986) [12]	108	90% ~6,9 J.	4,1		33–72
Mann u. Hoffman (1988) [18]	59	2 Mo.–14,6 J.	0		33–43
Eigene Fälle	52	92% 4–10 J.	1,6	3	30–77[c]
Rektopexie mit Resektion					
Watts et al. (1985) [31]	179	75% 6 Mo.–30 J.	1,9		60–77[d]
Schlinkert et al. (1985)	113	82% 7 J.	9,0		46–69
Eigene Fälle	86	93% 2–10 J.	0	2	34–73[e]

[a] Kontinenzzunahme für flüssige Stühle, bei festem Stuhl Zunahme von 58–88%.
[b] 10 PAR erfolgreich.
[c] 3 PAR.
[d] Betrifft nur abdominell operierte Pat. mit Resektion u. Rektopexie.
[e] 12 PAR.

Rektums mit abdomineller Rektosigmoidektomie; während Resektionen wegen der gleichzeitigen Fremdkörperimplantation (Faszienstreifen, Dura, Ivalon-Schwamm, Marlex-Netz o. ä.) mit erhöhter Infektionsgefahr und hohem Risiko einer Anastomoseninsuffizienz vielfach abgelehnt werden, fanden wir in unserem eigenen Krankengut (Tabelle 25.5.) häufig schlechte Ergebnisse bei alleiniger Fixation. Hauptgrund für die auch von Watts et al. [35] vorgezogene Kombination der Rektopexie mit der Resektion ist die konservativ nicht zu beherrschende Obstipation.

Indikation

Wegen drohender oder bereits bestehender Inkontinenz ist nicht nur der manifeste, sondern auch der latente Rektumprolaps eine Indikation für die abdominelle Operation, wenn gleichzeitig gravierende oder mehrere andere, den Prolaps begünstigende Erkrankungen oder Störungen vorliegen. Als solche sehen wir eine ausgeprägte Divertikelkrankheit des Sigmas, eine konservativ nicht beherrschbare Obstipation, bei Frauen eine Harninkontinenz (bei Descensus oder Prolaps der Genitalorgane) und ein Prolapssyndrom (Ulcus recti) an.

Ergebnisse

Die Inkontinenz bildet sich meist innerhalb von ca. 6 Monaten postoperativ zurück, bleibt jedoch in ca. 20% bestehen. Sie kann durch eine hintere Schließmuskel- und Levatornaht (sog. "post-anal repair" nach Parks [24]) gebessert werden.

25.3.4 Sphinkterrekonstruktion

Unter einer erworbenen muskulären Inkontinenz verstehen wir eine „Schließmuskelinsuffizienz" aufgrund einer Kontinuitätsunterbrechung in der quergestreiften analen Verschlußmuskulatur (M. puborectalis, M. sphincter ani externus). Der zumeist gleichzeitig bestehende Defekt in der glatten Muskulatur (M. sphincter ani internus) ist unerheblich und dementsprechend nicht Gegenstand der operativen Therapie. Weibliche Patienten überwiegen mit 6:1. Dies ist bedingt durch die Häufigkeit geburtstraumatischer Defekte (Tabelle 25.6).
Zur Operationsplanung halten wir den elektromyographischen Nachweis des Defekts für zwingend erforderlich. Das EMG legt die Ausdehnung des Defekts fest. Entscheidend ist daneben eine Mitbeteiligung des M. puborectalis und eine gleichzeitig bestehende neurogene Störung in den erhaltenen Muskelanteilen. Die komplette Durchtrennung des M. puborectalis stellt für uns eine Indikation zur temporären Stuhlablei-

Tabelle 25.6. Ursachen muskulärer Sphinkterdefekte (in %)

	n	Geburtstrauma	Fisteloperation	Sonstiges Trauma
Blaisdell (1940) [2]	133	?	51	?
Slade et al. (1977) [27]	30	40	46,7	13,3
Motson (1985) [20]	83	15,5	53	31,5
Eigenes Kollektiv	155	50,3	38	11,7

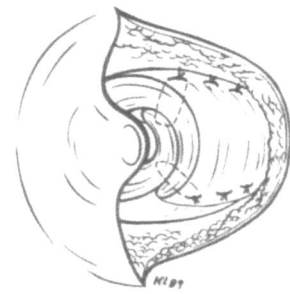

Abb. 25.3. Sphinkterrekonstruktion: Doppelung der freipräparierten Muskelstümpfe. Auf einen primären Hautverschluß kann verzichtet werden. Sofern gleichzeitig die Naht der inneren Auskleidung des Analkanals (Schleimhaut oder Anoderm) erforderlich ist, sollte eine Schutzkolostomie angelegt werden

tung dar. Eine ausgeprägte neurogene Störung kann die Rekonstruktion aussichtslos machen und die primäre Stomaanlage indiziert erscheinen lassen. Im Fall der erworbenen muskulären Inkontinenz des Erwachsenen sollten vor jeder Sphinkterersatzplastik alle Möglichkeiten einer Wiederherstellung der autochthonen Muskulatur erwogen werden.

Prinzip

Zur Sphinkterrekonstruktion werden die Muskelenden gedoppelt und im Sinne einer Mayo-Naht vereinigt (Abb. 25.3). Um die Muskelnaht zu schützen, kann die temporäre Anlage einer Kolostomie sinnvoll sein. Limitierend für den Erfolg der Naht ist insbesondere die Größe des Defekts [34], da es durch die massive Dehnung der Muskulatur zu zusätzlichen Traktionsschäden der zuführenden Nervenäste kommen kann. Ein gleichzeitig bestehender neurogener Schaden der Muskulatur kann ebenfalls das Ergebnis negativ beeinflussen. Dennoch sehen wir hierin keine Kontraindikation zur Rekonstruktion. Unter Umständen ergibt sich daran anschließend die Indikation zur zusätzlichen hinteren Schließmuskelraffung ("post-anal repair").

Ergebnisse

Die Beurteilung des Operationsergebnisses ist nur bedingt mittels objektiver Meßmethoden möglich. Wenn auch manometrisch bewiesen werden kann, daß eine neue Hochdruckzone aufgebaut worden ist, so ist doch die subjektive Beurteilung durch den Patienten ausschlaggebend.

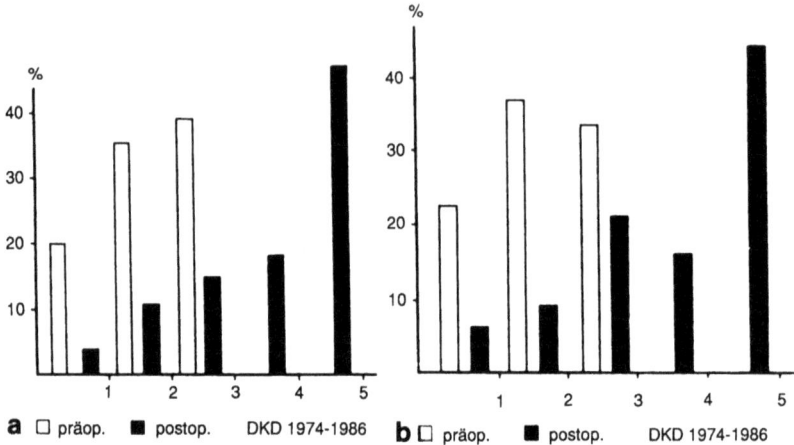

Abb. 25.4 a, b. Kontinenzleistung prä- und postoperativ. *Kontinenzscore* nach Kirwan et al. [16]: *5* kontinent, *4* inkontinent für Winde, *3* inkontinent für flüssig, *2* fester Stuhl kann kurz gehalten werden, *1* fester Stuhl kann nicht gehalten werden. **a** Defektgröße bis zu einem Viertel der Zirkumferenz (n = 80); **b** Defektgröße ein Viertel bis zur Hälfte der Zirkumferenz (n = 68)

Die Ergebnisse von 155 im Jahre 1986 mittels Fragebogen nachverfolgten Patienten [25], bei denen die Operation mindestens 6 Monate zurücklag, zeigt Abb. 25.4.

Postoperativ hatten etwa 60% entweder eine volle Kontinenzleistung erreicht oder waren lediglich noch inkontinent für Winde. Eine persistierende Inkontinenz Grad 3 muß nicht als Mißerfolg der Operation interpretiert werden, da dies subjektiv eine deutliche Verbesserung gegenüber dem Ausgangsbefund sein kann. Bei anhaltender Kontinenzschwäche Grad 1 oder 2 bieten sich Ersatzplastiken oder die definitive Versorgung mit einer Kolostomie an. Eine Übersicht über die Operationsergebnisse findet sich in Tabelle 25.7.

Schlußfolgerung

Die Sphinkterrekonstruktion ist das Verfahren der Wahl zur Behandlung der muskulär bedingten Inkontinenz beim Erwachsenen. Wenn der Befund aufgrund seiner Ausdehnung chirurgisch angehbar ist, sind konservative Therapieverfahren (Biofeedback, Muskelstimulation) sicher unterlegen. In etwa 50% der Fälle ist eine komplette Wiederherstellung der Kontinenzleistung zu erreichen. In etwa 10% der Fälle bleiben die

Tabelle 25.7. Ergebnisse der Sphinkterrekonstruktion (in %)

	n	Kontinent für		Nicht gebessert
		Fest+flüssig	Fest	
Blaisdell (1940) [2]	133[a]	42	33	25
Parks u. McPartlin (1971) [21]	97			
Geburtstraumatisch	36	92		8
Postoperativ	44	66	25	9
Keighley (1987) [14]	195[a]	70	21	9
Eigene Fälle	155	50[b]	40	10

[a] Sammelstatistik.
[b] Diese Gruppe umfaßt nur die Patienten mit voller Kontinenzleistung entsprechend unserer Einteilung in Gruppe 5 nach Kirwan et al. [16], s. Abb. 25.4.

Ergebnisse sowohl subjektiv als auch objektiv so schlecht, daß die Kolostomieanlage als bessere Alternative zu werten ist.

25.3.5 Post-anal repair (PAR)

Die "post-anal repair" nach Parks [24] kann die neurogene Inkontinenz, die auf einer Traktionsschädigung der im Beckenbodenniveau verlaufenden Pudendusäste beruht [25], partiell kompensieren.

Prinzip

Über eine retroanale V- oder bogenförmige Hautinzision wird der intersphinkterische Spalt aufgesucht. In dieser gefäßfreien Dissektionsebene kann man den M. sphincter ani externus weitgehend stumpf vom M. sphincter ani internus lösen (Abb. 25.5a). Im intersphinkterischen Raum gelangt man durch Abdrängen des M. puborectalis nach dorsal auf die Beckenbodenmuskulatur (M. pubococcygeus und M. iliococcygeus). Anschließend werden die beiden seitlichen Schenkel aller erwähnten Muskeln in Schichten durch Nähte einander angenähert bzw. miteinander vereinigt (Abb. 25.5b).
Parks [24] hat 3 Ergebnisse dieses Eingriffs postuliert:
1) eine Verkleinerung des anorektalen Winkels und somit eine Verstärkung des Klappenmechanismus durch die Ventralisation des Analkanals.

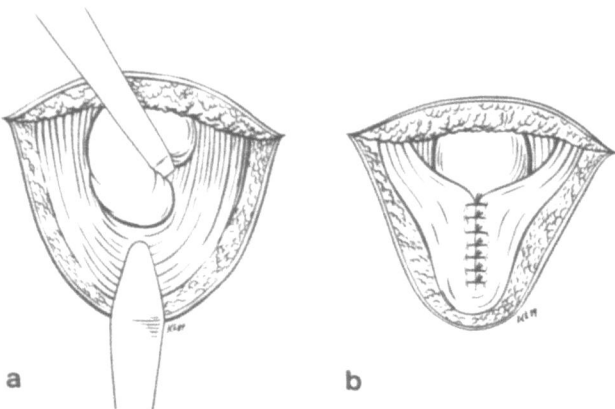

Abb. 25.5. a Post-anal repair nach Parks: retroanal im intersphinkterischen Spalt freipräpariertes Rektum; Sphincter externus und Levatorplatte mit Spatel nach dorsal weggehalten. **b** Hinter dem Rektum und Analkanal vereinigte Levatoren- und Sphinkterschenkel

2. eine Verlängerung des Analkanals und somit der Kontaktzeit des Stuhles mit der Wand des Analkanals,
3. eine größere „Vorspannung" der Muskulatur, aus der trotz der partiellen Denervation eine verbesserte Aktivität resultiert. Dieses Phänomen kann auch über eine Verbesserung der tonischen Aktivität der Internusmuskulatur erklärt werden, die in einer verfestigten Puborectalisschlinge vor einer neuerlichen Überdehnung geschützt wird.

Wenngleich die PAR in zahlreichen Fällen eine Kontinenzverbesserung bewirkt, so konnten doch die postulierten Effekte nicht sicher nachgewiesen werden. Die Verkleinerung des anorektalen Winkels war röntgenologisch nicht zu beweisen. Trotz postoperativ zufriedenstellender Kontinenz konnten Williams und Womack [36] bei 14 Patienten keine signifikante Änderung feststellen. Die besten Ergebnisse erreichten die Patienten, die schon präoperativ einen normalen Winkel zeigten. Die Größe des anorektalen Winkels kann somit kein Parameter zur Indikationsstellung sein.

Einzelne Autoren konnten eine postoperative Zunahme der funktionellen Länge des Analkanals bei der Durchzugsmanometrie nachweisen [3, 6, 39]. Eine signifikante Erhöhung von Ruhedruck und Maximaldruck konnte nur von einigen Autoren [6, 21] nachgewiesen werden. Klinisch ist aber am Ende des Eingriffs oft gut erkennbar, daß der Analkanal durch die PAR ventralisiert wird. Zumeist kann nämlich die V-förmige Hautinzision spannungsfrei nur Y-förmig wieder verschlossen werden.

Indikation

Die drei wesentlichen Indikationen zur PAR sind
- die sog. idiopathische Inkontinenz ohne Prolaps,
- die postoperativ anhaltende Inkontinenz beim Rektumprolaps,
- die Mischformen von neurogenen Schäden und umschriebenen Muskeldefekten.

Nicht bewährt hat sich die PAR bei noch gering ausgeprägtem Prolaps. Der beginnende Prolaps am Analrand ("prolapse at the anal verge") sowie der extreme Descensus perinei erfordern vor der Behandlung der Inkontinenz eine Entlastung des Beckenbodens, die nach unserer Erfahrung nur über einen abdominellen Zugang erfolgen kann. Nur die typische Auslösung des Rektums bis zum Beckenboden kann eine adäquate Entlastung gewährleisten; ohne sie wird jede perineale muskuläre Raffung aufgrund des anhaltenden Drucks auf den Beckenboden nach kurzer Zeit wieder ineffizient.

Mischformen neurogener und muskulärer Schäden erfordern im Regelfall zunächst die Rekonstruktion des Defekts und danach bei anhaltendem Kontinenzdefizit die zweizeitige PAR.

Das operative Risiko der PAR ist zu vernachlässigen. Wir stellen die Indikation aufgrund des EMG, in Zweifelsfällen nach Defäkogramm mit Ausschluß eines Prolapssyndroms.

Ergebnisse

Zur Beurteilung des Operationserfolgs gilt wie bei den Muskelrekonstruktionen, daß die subjektive Beurteilung des erreichten Kontinenzstatus ausschlaggebend ist. Eine partielle Verbesserung der Kontinenz kann dabei im Einzelfall subjektiv als erheblicher Fortschritt empfunden werden.

In der Literatur nach 1980 finden sich zunehmend kritische Wertungen der Ergebnisse (Tabelle 25.8). Bei anhaltender Schädigung der Pudendusäste kann sich die Kontinenzleistung mit zunehmendem Abstand zur Operation selbstverständlich auch wieder verschlechtern. Wir konnten bei einer katamnestischen Untersuchung nach einem medianen Follow-up von 38 Monaten in 18% der Fälle eine subjektive Verschlechterung

Tabelle 25.8. Ergebnisse der "post-anal repair" (in %)

	Fälle n	Kontinenzgrad[a]			
		A	B	C	D
Browning/Parks (1983) [3]	42[b]	19,0	61,9	16,6	2,5
Henry/Simson (1985) [11]	242	24,0	34,3	11,8	29,9
Williams/Womack (1987) [32]	17[b]	≫	82,4	≪	17,6
Keighley (1987) [14]	114	32,5		58,7	11,1
Girona et al. (1984) [6]	69		50	20	30
Eigene Fälle	135	17,7	51,9	16,8	13,6

[a] Beurteilung erfolgte entsprechend den 4 Kontinenzkriterien von Parks [22]: *A* volle Kontinenz, *B* inkontinent für Winde und akzidentell für flüssigen Stuhl, *C* dauernd inkontinent für flüssigen Stuhl, *D* inkontinent für festen Stuhl. Soweit die Autoren eine andere Einteilung vorgenommen haben, wurde auf die Parks-Klassifikation umgerechnet. Zum Vergleich sind die angegebenen Zahlen in %-Werte umgerechnet.
[b] Nur idiopathische Inkontinenzen.

im Vergleich zum Zeitpunkt unmittelbar postoperativ feststellen. Trotz ausgeprägter neurogener Schädigung erscheint der Versuch einer Kontinenzverbesserung mittels PAR dennoch indiziert, da die Alternative u. E. lediglich in einer Kolostomie bestehen kann. Es mag im Einzelfall durchaus als vorteilhaft gelten, wenn die Stomaanlage noch eine gewisse Zeit aufgeschoben werden kann. Keighley faßt die Ergebnisse dahingehend zusammen, daß zweifellos die Mehrzahl der Patienten durch die PAR eine Verbesserung ihrer Kontinenzprobleme erfährt, daß aber nur bei etwa einem Drittel ein perfektes Ergebnis zu erwarten ist.

25.3.6 Sphinkterersatz

Von den zahlreich in der Literatur beschriebenen Modifikationen eines Sphinkterersatzes aus quergestreifter Muskulatur hat bisher eigentlich nur die *Gracilisplastik nach Pickrell* eine gewisse Bedeutung erlangt. Sie fand vorwiegend zur Kontinenzverbesserung bei angeborenen Sphinkterdefekten bei Kindern Anwendung. Dabei wird der von der Innenseite des Kniegelenks gelöste und mobilisierte M. gracilis um den Analkanal geschlungen. Die Methode hat in der Inkontinenztherapie bei Erwachsenen keine große Bedeutung erlangt, da offenbar die Adaptationsvorgänge nicht vergleichbar sind zu denen der Kinder.

Sphinkterersatzplastik nach Schmidt: 1985 berichtete E. Schmidt [26] über 26 perineale Sphinkterplastiken im Rahmen einer abdominosakroperinealen Durchzugsoperation mit autologer glatter Muskulatur. Hierbei wird analog zu einer „kontinenten Kolostomie" eine von Schleimhaut und Fettgewebe befreite Darmmuskelmanschette unter Spannung um das distale Rektum genäht. Die Ergebnisse sind in 12 Fällen als sehr gut, in 7 als gut und in weiteren 7 als schlecht mitgeteilt worden. Als weitere Möglichkeit zur Vermeidung einer Kolostomie ist das Verfahren sicher interessant. Die Stuhlentleerung muß häufig durch ein Klysma oder ein CO_2-Laxans provoziert werden. Ob sich durch ein begleitendes Biofeedback-Training bei Erwachsenen eine ausreichende Kontinenz erreichen läßt, ist abzuwarten.

25.4 Zusammenfassung

Die verschiedenen Inkontinenzformen müssen nach ihrer Ursache differenziert werden. Therapeutisch sind auch für die chirurgische Behandlung Kenntnisse konservativer Einflußmöglichkeiten erforderlich und nicht selten mit den operativen Maßnahmen zu kombinieren.

Nach unseren Erfahrungen müssen bei der Inkontinenz durch die verschiedenen Prolapsformen diese nach den üblichen Therapieprinzipien behoben werden. Die Therapie muß vor allem bei den Frühstadien einsetzen, dann ist noch mit einer Restitutio ad integrum bezüglich der Kontinenz zu rechnen!

Bei isolierten Muskelschäden sind in 50% sehr gute und in weiteren 40% befriedigende Ergebnisse zu erreichen, sofern nicht gleichzeitig eine neurogene Läsion besteht. Letztere ist durch eine "post-anal repair" nach Parks zu bessern, wobei allerdings zu einem befriedigenden Ergebnis auch die weitgehende Normalisierung der Stuhlkonsistenz erforderlich ist.

Literatur

1. Alexander-Williams J, Buchmann P (1980) Perianal Crohn's disease. World J Surg 4:203–208
2. Blaisdell PC (1940) Repair of the incontinent sphincter ani. Surg Gynec Obstet 70:692–697
3. Browning GGP, Parks AG (1983) Postanal repair for neuropathic faecal incontinence: correlation of clinical result and anal canal pressures. Br J Surg 70:101–104

4. Ferguson JA (1959) Repair or Whitehead deformity of the anus. Surg Gynecol Obstet 108:115–116
5. Fansler WA, Anderson JK (1933) A plastic operation for certain types of hemorrhoids. JAMA 101:1064–1065
6. Girona J, Serena A, Athanasiadis (1984) Der Stellenwert des "post-anal repair" in der chirurgischen Behandlung der analen Inkontinenz. In: Farthmann E, Fiedler L (Hrsg) Die anale Inkontinenz und ihre Wiederherstellung. Urban & Schwarzenberg, München, S 112–117
7. Goligher JC (1984) Surgery of the anus, rectum and colon, 5th edn. Bailliere & Tindall, London
8. Gross E, Beersiek F, Eigler FW (1984) Funktionelle Ergebnisse bei chirurgischer Therapie der erworbenen analen Inkontinenz. In: Farthmann E, Fiedler L (Hrsg) Die anale Inkontinenz und ihre Wiederherstellung, Urban & Schwarzenberg, München, S 108–111
9. Gruwez JA, Christiaens MR, Claes P (1985) Chirurgische Behandlung des Morbus Crohn. In: Arnold K, Kirsch JJ, Wienert V (Hrsg) Aktuelle Koloproktologie, Bd 2. Edition Nymphenburg, München, S 36–41
10. Gundersen AL, Cogbill TH, Landercasper J (1985) Reappraisal of Delorme's procedure for rectal prolapse. Dis Colon Rectum 28:721–724
11. Henry MM, Simson JNL (1985) Results of postanal repair: a retrospective study. Br J Surg 72 [Suppl]:17–19
12. Holmström B, Broden G, Dolk A (1986) results of the Ripstein operation in the treatment of rectal prolapse and internal rectal procidentia. Dis Colon Rectum 29:845–848
13. Huber A, v. Hochstetter AHC, Allgöwer M (1983) Transsphinktere Rektumchirurgie. Topographische Anatomie und Operationstechnik. Springer, Berlin Heidelberg New York
14. Keighley MRB (1987) Sphincter reconstruction. In: Gooszen HG, ten Cate Hoedemaker HO, Weterman IT, Keighley MRB (eds) Disordered defaecation. Martinus Nijhoff, Dordrecht, pp 187–193
15. Keighley MRB (1987) How I do it: postanal repair. Int J Colorect Dis 2:236–239
16. Keighley MRB, Fielding JWL, Alexander-Williams J (1983) Results of Marlex mesh abdominal rectopexy for rectal prolapse in 100 consecutive patients. Br J Surg 70:229–232
17. Kirwan WO, Fazio VW, Turnbull RB Jr (unveröffentl.) Zit nach Rudd WWH (1979) The transanal anastomosis. Dis Colon Rectum 22:102–105
18. Küpfer CA, Goligher JC (1970) One hundred consecutive cases of complete prolapse of the rectum treated by operation. Br J Surg 57:34–39
19. Leigh RJ, Turnberg LA (1982) Faecal incontinence: the unvoiced symptom. Lancet I:1349–1351
20. Mann CV, Hoffman C (1988) Complete rectal prolapse: the anatomical and functional results of treatment by an extended abdominal rectopexy. Br J Surg 75:34–37
21. Miller R, Bartolo DCC, Locke-Edmunds JC, Mortensen NJ McC (1988) Prospective study of operative treatment for faecal incontinence. Br J Surg 75:101–105
22. Motson RW (1985) Sphincter injuries: indications for, and results of sphincter repair. Br J Surg 72 [Suppl]:19–21
23. Parks AG, McPartlin JF (1971) Late repair of injuries of the anal sphincter. Proc Roy Soc Med 64:1187–1189

24. Parks AG (1975) Anorectal incontinence. Proc Roy Soc Med 68:681–690
25. Parks AG, Swash M, Urich H (1977) Sphincter denervation in anorectal incontinence and rectal prolapse. Gut 18:656–665
26. Penfold JCB, Hawley PR (1972) Experience of Ivalon sponge implant for complete rectal prolapse at St Mark's Hospital, 1960–1970. Br J Surg 59:846–848
27. Raulf F, Müller-Lobeck H, Arnold K (1985) Operative Indikationen der Crohn-Fisteln. In: Knoch H-G, Hager Th, Frank WL (Hrsg) Aktuelle Koloproktologie, Bd 1. Edition Nymphenburg, München, S 201–204
28. Raulf F, Arnold K, Müller-Lobeck H, Neumann S (1987) Ergebnisse der Sphinkterrekonstruktion. In: Forstmann P, Schüler H, Alpers R (Hrsg) Aktuelle Koloproktologie. Bd 4. Edition Nymphenburg, München, S 105–114
29. Schlinkert RT, Beart RW, Wolff BG, Pemberton JH (1985) Anterior resection for complete rectal prolapse. Dis Colon Rectum 28:409–412
30. Schmidt E (1985) Spätergebnisse nach glattmuskulärem Sphinkterersatz. Chirurg 56:305–310
31. Slade MS, Goldberg SM, Schottler JL, Balcos EG, Christenson CE (1977) Sphincteroplasty for acquired anal incontinence. Dis Colon Rectum 20:33–35
32. Snooks SJ, Setchell M, Swash M, Henry MM (1984) Injury to innervation of pelvic floor sphincter musculature in childbirth. Lancet II:546–550
33. Spernol R, Bernaschek G, Schaller A (1983) Entstehungsursachen des Deszensus. Geburtshilfe Frauenheilkd 43:33–36
34. Stelzner F (1981) Die anorektalen Fisteln, 3. Aufl. Springer, Berlin Heidelberg New York
35. Watts JD, Rothenberger DA, Goldberg S (1985) The management of procidentia – 30 years experience. Dis Colon Rectum 28:96–102
36. Williams NS, Womack NR (1987) Post-anal repair. In: Gooszen HG, ten Cate Hoedemaker HO, Weterman IT, Keighley MRB (eds) Disordered Defaecation. Martinus Nijhoff, Dordrecht, pp 173–185
37. Winkler R (1982) Proktologie. In: Müller-Wieland K (Hrsg) Handbuch der Inneren Medizin, Bd III/4. Springer, Berlin Heidelberg New York
38. Winkler R (1986) Kontroverses in der Therapie analer Läsionen des Morbus Crohn. Chir Gastroenterol 2 (3):57–64
39. Womack NR, Morrison JFB, Williams NS (1988) Prospective study of the effects of postanal repair in neurogenic faecal incontinence. Br J Surg 75:48–52

26 Inkontinenz bei ileoanaler Anastomose

J. STERN und CH. HERFARTH

26.1 Einleitung

Bei einer Reihe von Erkrankungen und Präkanzerosen wird heute zur chirurgischen Behandlung eine ileoanale Pouchoperation durchgeführt (Tabelle 26.1). Es handelt sich überwiegend um Patienten mit Colitis ulcerosa (80–90%) und an zweiter Stelle um Patienten mit familiärer Polyposis (ca. 10%) [8]. Die früher übliche Proktokolektomie mit terminalem Ileostoma nach Brooke ist hier nur noch in Ausnahmefällen primär indiziert. Ziel moderner Operationstechnik ist es, trotz der Notwendigkeit einer Proktokolektomie dem Patienten einen endgültigen künstli-

Tabelle 26.1. Indikationen und Kontraindikationen für den ileoanalen Pouch. (Aus [8])

Indikationen:
- Colitis ulcerosa (schwere Erkrankung, Komplikationen, Präcancerose)
- Colitis indeterminata
- Familiäre Polyposis (Präcancerose, Komplikationen)
- Gardner-Syndrom
- Multiple Kolonkarzinome (außerhalb des Rectums)
- Morbus Hirschsprung
- Angiomatose
- Blutung

Kontraindikationen:
Absolut
- Morbus Crohn
- Rektumkarzinom
- Sphinkterinsuffizienz
- Perianale Sepsis

Relativ
- Geringfügige Inkontinenz
- Alter > 55 Jahre
- Psychische Probleme

chen Ausgang zu ersparen und ihm die natürliche Stuhlkontinenz bei wiederhergestellter Darmkontinuität zu erhalten. Das kontinente Ileostoma (Kock-Reservoir) stellte hier einen wesentlichen Entwicklungsschritt dar und hat in speziellen Situationen auch heute noch seine Berechtigung.

Das Prinzip der direkten ileoanalen Anastomose, wie es erstmals von Nissen [18] bei einem jungen Polyposispatienten 1933 beschrieben und ab 1947 von Ravitch und Sabiston [21] systematisch untersucht und durchgeführt wurde, ist heute verlassen worden. Dieses Verfahren ist zwar grundsätzlich möglich und insbesondere bei Kindern mit noch außergewöhnlich hoher Adaptationsfähigkeit des Darms erfolgreich anwendbar [14], doch resultiert beim Erwachsenen häufig nur ein unbefriedigendes Ergebnis. Durch systematische Dehnung des anastomosierten terminalen Ileums mittels peranal eingeführter Ballonsonden ist eine zusätzliche Verbesserung des funktionellen Erfolgs möglich [22].

Als Regeleingriff gilt heute jedoch seit der ersten Beschreibung 1978 durch Parks [19] die ileoanale Pouchoperation. Hierbei wird aus dem terminalen Ileum eine Dünndarmtasche geformt, die als Substitut für das verlorengegangene Rektum dient. Die ileoanale Anstomose wird dann im Sinne einer pouchanalen Anastomose durchgeführt.

Dieses Vorgehen ist einleuchtend, da für eine optimale Kontinenzfunktion ein vorgeschaltetes Stuhlreservoir notwendig ist [5].

Funktionelle Probleme nach ileoanaler bzw. pouchanaler Anstomose stellen sich nun vor allem in zweifacher Hinsicht:
a) bei hoher Stuhlfrequenz mit der unausbleiblichen Folge der perianalen Hautreizung ohne eigentliche Sphinkterinkontinenz und
b) bei echter Inkontinenz wegen unzureichender Schließmuskelfunktion.

Unter bestimmten Bedingungen kommt es zur Überkontinenz, die sich als eine Obstipation manifestiert bzw. einem stenosierenden Prozeß vergleichbar ist.

Alle drei Situationen sind für den Patienten gleichermaßen beeinträchtigend. Zum besseren Verständnis der entstehenden Probleme müssen einige chirurgisch-technische Erläuterungen vorangestellt werden.

26.2 Prinzip der ileoanalen Pouchoperation

Die Operation beginnt mit der totalen Kolektomie und Teilproktektomie (Abb. 26.1).

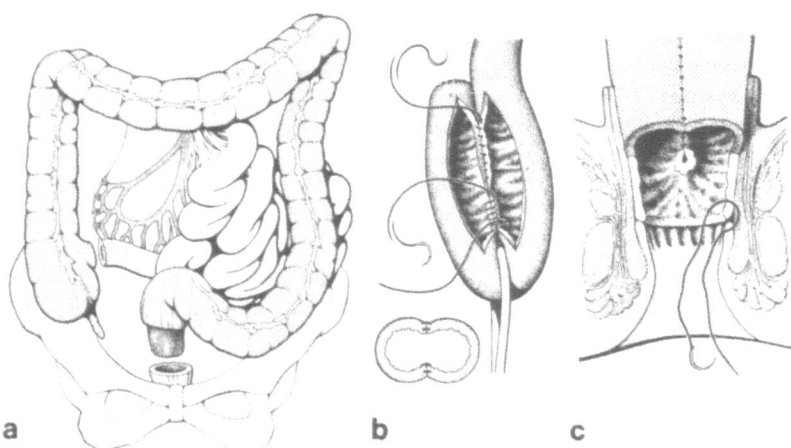

Abb. 26.1 a–c. Wesentliche Schritte der ileoanalen Pouchoperation. **a** Kolektomie und Teilproktektomie mit Proktomukosektomie. Die Kolektomie kann in aller Regel ohne Einhaltung onkologischer Regeln kolonnah erfolgen. Es wird darauf geachtet, die A. ileocolica zu erhalten, um nach der extensiven Mobilisierung des terminalen Ileums mit Durchtrennen verschiedener Gefäßarkaden eine suffiziente Durchblutung des Pouches zu bekommen. **b** Pouchbildung. Durch Plikatur des terminalen Ileums entsteht ein ca. 15 cm langer doppellumiger Dünndarmbeutel. **c** Pouchanale Anastomose. Die Verbindung zwischen Dünndarmbeutel und Rektumcuff geschieht nach Einziehen des Pouches in den Cuff an der Linea dentata

Im Gegensatz zur Operation beim Karzinom wird hierbei möglichst die A. ileocolica erhalten, um später eine optimale Blutversorgung des terminalen Ileums zu gewährleisten [7, 8].

Um einen möglichst guten funktionellen Erfolg zu erreichen, wird am unteren Mastdarm nur die befallene Schleimhaut ab der Linea dentata durch Proktomukosektomie herausgelöst und so der gesamte muskuläre Sphinkterapparat von Internus und Externus im wesentlichen unbeschädigt erhalten. Hierbei ist eine Dehnung des Afters beim Einbringen der Spreizer für die Proktomukosektomie wie auch später bei der transanalen Anastomose unvermeidbar. Manche Autoren vertreten heute die Meinung, daß für den funktionellen Erfolg auch eine direkte pouchanale Anastomose möglich ist [5, 16, 20].

Im weiteren wird dann aus dem terminalen Ileum durch einfache oder mehrfache Faltung ein Reservoir gebildet, das zuletzt Seit-zu-End (z. B. J-Pouch) oder End-zu-End ileoanal anastomosiert wird (z. B. S-Pouch). Wir bevorzugen derzeit weiterhin den bisher weltweit meist verwendeten J-Pouch nach Utsunomiya [8, 23]. Regelmäßig legen wir für 2–3 Monate

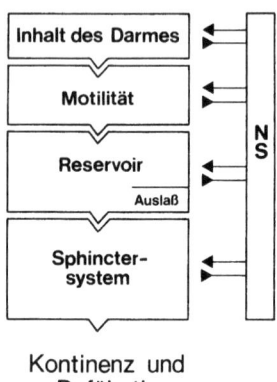

Abb. 26.2. Schematische Darstellung der wesentlichen Parameter, die auf Kontinenz und Defäkation Einfluß nehmen und damit in besonderer Weise nach ileoanaler Pouchoperation eine Rolle spielen (*NS* Nervensystem). (Aus [8])

ein protektives Ileostoma an. Erst nach dessen Rückverlagerung kann die Funktion beurteilt werden.

Für die Funktion bedeutsam ist einmal die Stuhlkonsistenz (Abb. 26.2). Sie wird durch den Verlust des Kolons als Wasserresorptionsorgan vor allem in der ersten Zeit deutlich beeinflußt. Dies entspricht ganz der Situation nach klassischem Ileostoma. Des weiteren ist zu bedenken, daß die gegenüber dem Kolon völlig andere Dünndarmmotilität nach der Operation deutlich zum Tragen kommt. Die Reservoirfunktion des Rektums wird durch den neugebildeten Pouch im wesentlichen übernommen. Im Bereich des Analsphinkters wird der M. sphincter ani internus alteriert, behält aber ausreichende Funktion. Der Sphincter ani externus wird nur wenig beeinflußt. Die motorische nervale Versorgung ausgehend vom Nervenplexus des kleinen Beckens bzw. die Sensibilität des Beckenbodens und des Analkanals (wichtig für die Diskriminierung des Stuhlinhalts), bleiben erhalten. Verloren gehen vom Rektum abhängige Informationen (Tabelle 26.2).

Die Entleerung des Pouches bei der Defäkation wird heute im wesentlichen als passiver Vorgang durch Bauchpresse angesehen. Dafür spricht, daß bei einigen Patienten im Laufe der Jahre verstärkter Kraftaufwand notwendig ist, um eine gute Entleerung zu gewährleisten. Ob deswegen ein kleines Reservoir – wie von Martin [15] wegen der besseren Entleerung empfohlen – oder ein großvolumiger Beutel, wie es der W-Pouch von Nicholls [17] darstellt, auf Dauer die bessere Lösung verspricht, ist derzeit noch Gegenstand der Diskussion. Einerseits ist eine möglichst niedrige Stuhlfrequenz (2- bis 3mal täglich) für den Patienten angenehm. Zieht man jedoch die Probleme der Stase wie übermäßige Dilatation des Beutels und Förderung entzündlicher Veränderungen („Pouchitis") in

Tabelle 26.2. Faktoren, die Kontinenz und Defäkation vor und nach ileoanaler Pouchoperation beeinflussen. Es wird darauf hingewiesen, welche chirurgischen Ersatz- bzw. therapeutischen Einflußmöglichkeiten bestehen. (Aus [8])

Faktoren	Präoperativ	Postoperativ
Darminhalt	Eindicken im Kolon	Adaptation der Dünndarmresorption (Diät)
Motilität	Kolon < Dünndarm	Adaptation/Rhythmik Chirurgische Anastomosenbildung Medikation (Diät)
Reservoir	Rektum	Ileum-Pouch: – Design – Volumenadaptation Auslaß: *Cave* Stenose – Abknicken
Sphinktersystem	Sphincter ani internus	Alteriert, aber ausreichende Funktion
	Sphincter ani externus	Wenig alteriert (Training)
Nervale Versorgung	Nervenplexus des kleinen Beckens	Erhalten
	Nervenplexus des Rektums	Fehlt
	Sensibilität des Beckenbodens	Erhalten
	Sensibilität des Analkanals (Diskriminierung)	Erhalten

Betracht, können andererseits mehrfache Entleerungen über den Tag (4- bis 6mal) durchaus als sinnvoll gelten und sind in aller Regel von den Patienten auch ohne größere Probleme in den Tagesablauf einzuplanen.

26.3 Stuhlfrequenz bei der ileoanalen Pouchoperation

Als zufriedenstellendes Ergebnis gelten heute Stuhlfrequenzen zwischen 3- und 6mal täglich. Eine Beeinflussung ist auf unterschiedliche Weise möglich. Die wesentlichste betrifft das Ersatzstuhlreservoir.

26.3.1 Ileumpouch

Die funktionelle Wirkung des ileoanalen Pouches ist abhängig vom Fassungsvermögen (Abb. 26.3a). Dies ist zunächst konstruktionsbedingt.

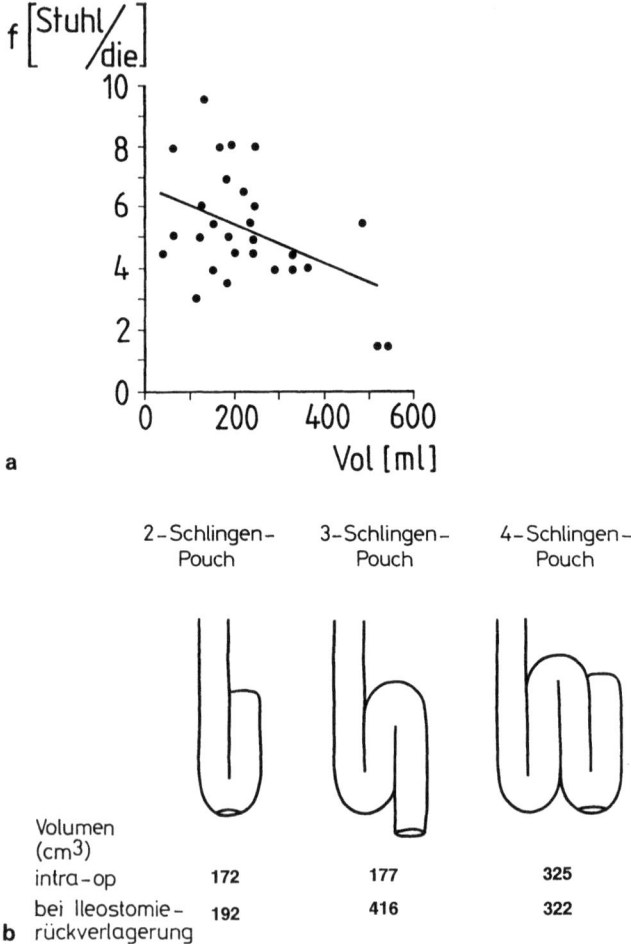

Abb. 26.3 a, b. Pouchvolumen. **a** Korrelation zwischen Pouchvolumen und Stuhlfrequenz beim J-Pouch 1 Jahr nach pouchanaler Anastomose ($n = 29$; $R = -0{,}406$; $p < 0{,}01$). Statistisch signifikant unterschiedlich bezüglich der Stuhlfrequenz war bei mehreren geprüften Parametern (Alter, Geschlecht, Antidiarrhoikaeinnahme, Aktivität der Erkrankung) außer dem Volumen nur die Diagnose des Grundleidens (Colitis ulcerosa gegenüber familiärer Polyposis = $5{,}8 \pm 0{,}4 : 4{,}4 \pm 0{,}2$) (Modifiziert nach Bekker u. Raymond [1]). **b** Pouchkonstruktion und -volumen nach Nicholls u. Pezim (17). Die Autoren zeigen, daß die Konstruktion das Volumen mitbestimmt und nach ihrer Meinung der sog. W-Pouch bei optimalem Konstruktionsvolumen und günstigen Voraussetzungen zur spontanen Entleerung durch Seit-zu-End-pouchanale Anastomose gute Bedingungen für den funktionellen Erfolg bietet. Die deutliche Volumenzunahme beim S-Pouch zum Zeitpunkt der Ileostoma-Rückverlagerung ist durch Pouchauslaßobstruktion bedingt

Besonders eindringlich wird das bei den Erfahrungen von Nicholls et al. deutlich (Abb. 26.3 b). Durch mehrfache Faltung des Ileums kann ein mehr oder weniger großes Reservoir gebildet werden. Hier sind allerdings weitere Punkte, wie spannungsfreie spätere pouchanale Anastomose, ausreichend erhaltene Blutversorgung, Komplexität der Operation, mit von Bedeutung. Die meisten Autoren verwenden z. Z. immer noch den einfach gefalteten J-Pouch. Im Laufe der Zeit kommt es nach Ileostomarückverlagerung durch Adaptation zu einer zusätzlichen Volumenzunahme des Pouches, die in gewissem Rahmen erwünscht ist [1].

Daß das neugebildete Reservoir durchaus funktionelle Ähnlichkeit mit dem verlorengegangenen Rektum hat, zeigen auch die Complianceuntersuchungen von Hultén et al. [9], wenngleich deutliche Unterschiede bestehen.

26.3.2 Additive Maßnahmen bei hoher Stuhlfrequenz

Diese sind vor allem in der postoperativen Zeit nützlich. Es gibt Nahrungsmittel, die ähnlich wie beim Ileostomaträger zu höherer bzw. niedrigerer Stuhlfrequenz führen [24]. Des weiteren können Antidiarrhoika wie Loperamid hilfreich sein. Einige Patienten benötigen zunächst bis zu 6 oder mehr Kapseln pro Tag, doch kann mit der Zeit die Dosis deutlich reduziert werden, und die meisten Patienten können zuletzt ganz auf eine medikamentöse Zusatzbehandlung verzichten.

26.3.3 Adaptationsverlauf

Nach Ileostomarückverlagerung kommt es zu einem langsamen Rückgang der Stuhlfrequenz von bis zu 12mal auf 3- bis 6mal täglich nach 1 Jahr (Abb. 26.4). Hierbei ist vor allen Dingen die Adaptation des Dünndarms ausschlaggebend, der zunehmend resorptive Funktionen übernimmt. In seltenen Fällen können Patienten mit ileoanalem Pouch sogar regelrecht geformten Stuhl entleeren. Eine Rolle spielt auch die Zunahme der Reservoirkapazität im Laufe der Zeit. Bei Stuhldrang können die Patienten in aller Regel problemlos – auch in der Anfangszeit – den Stuhl für mindestens eine Viertelstunde zurückhalten, bevor sie willentlich entleeren. Im Laufe der Adaptation nimmt diese Zeitspanne zu.

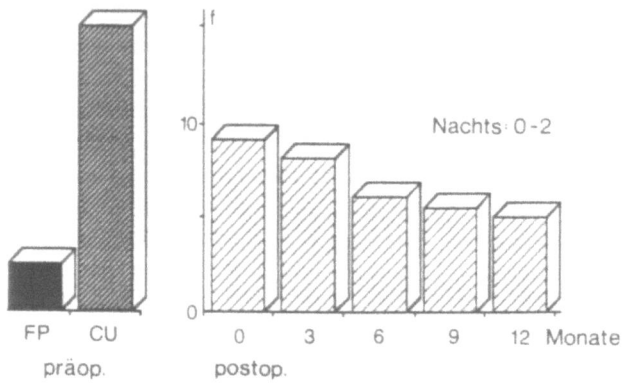

Abb. 26.4. Stuhlfrequenz vor und nach ileoanaler Pouchoperation. Die Adaptation dauert viele Monate bis Jahre. Nachts müssen viele der Patienten wenigstens gelegentlich einmal entleeren. (Aus [8])

26.3.4 Unterschiedliche Situation bei Colitis ulcerosa und familiärer Polyposis

Die Akzeptanz und das Einschätzen des funktionellen Ergebnisses ist mit abhängig von der Grunderkrankung. Ein Colitis-ulcerosa-Patient, der während des floriden Stadiums seiner Erkrankung bis zu 20mal oder mehr pro Tag die Toilette aufsuchen muß, gleichzeitig geplagt von ständigen Bauchschmerzen, wird eine durchschnittliche Stuhlfrequenz von 6/Tag anders einordnen als ein Patient mit familiärer Polyposis, der praktisch aus völliger Gesundheit heraus, in der Regel mit normalem Stuhlverhalten, sich der Operation unterziehen mußte (Abb. 26.4). Allerdings besteht bei den Patienten mit familiärer Polyposis gegenüber denen mit Colitis ulcerosa bei gleichem Operationsverfahren eher die Tendenz zur niedrigeren Stuhlfrequenz [1].

26.4 Kontinenz bei ileoanaler Anastomose

26.4.1 Prä- und postoperative Sphinkterfunktion

Durch den Erhalt der Sphinkterfunktion sind echte Inkontinenzerscheinungen im Rahmen der ileoanalen Pouchoperation eher die Ausnahme.

Tabelle 26.3. Postoperative Inkontinenz nach ileoanalem Pouch. Postoperativ tragen nur 2 von 29 nachuntersuchten Patienten regelmäßig Einlagen. Tagsüber ist die Kontinenz für die meisten sehr gut kontrollierbar. Nachts dagegen tritt bei einem Drittel bis der Hälfte der Patienten gelegentliches Stuhlschmieren auf

	Gesamt	Colitis ulcerosa ($n=20$)	Familiäre Polyposis ($n=9$)
Tags	2	2	0
Nachts (gelegentl. Stuhlschmieren)	9	7	2

Bei den von uns nachuntersuchten Patienten (29 von 45 operierten) war nur bei zweien eine Inkontinenz während des Tages zu bemerken. Nur sie mußten auch tagsüber regelmäßig Vorlagen tragen. Hingegen fällt auf, daß fast die Hälfte der Patienten wenigstens gelegentlich über unwillkürlichen Abgang von Schleim während der Nacht berichtet (Tabelle 26.3).

Ursächlich für eine verminderte Sphinkterfunktion können verschiedene Faktoren sein:
a) Es kann eine primäre Sphinkterläsion z. B. durch vorangegangene Fistelbehandlung bestehen, wie sie bei der Colitis ulcerosa in etwa 4% der Fälle notwendig wird [2].
b) Beim Abpräparieren der Mukosa vom Sphincter internus kann es zu dessen Schädigung kommen. Allerdings sind die funktionellen Folgen in der Regel eher vernachlässigbar, wie die guten Erfahrungen mit der direkten analen Anastomose bezeugen [20].
c) Das Ausmaß der intraoperativen Sphinkterdehnung hat Einfluß auf die Sphinkterfunktion [11]. Daher soll die Zeit der Analspreizung möglichst kurz gehalten werden.
d) Der auffällige Unterschied zwischen dem Verhalten tagsüber und nachts läßt sich durch eine allgemeine Dämpfung der nervalen Überwachung während des Schlafs erklären.
e) Im höheren Alter nimmt die Kraft des Analsphinkters ab, und die allgemeine Adaptationsfähigkeit ist vermindert. Es wird deswegen generell empfohlen, eine ileoanale Pouchoperation oberhalb des 50. Lebensjahrs nur in Ausnahmefällen durchzuführen.

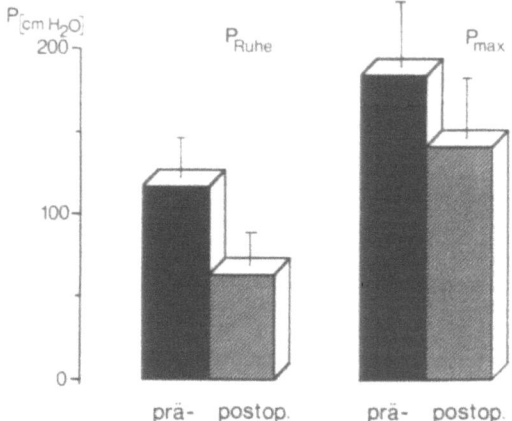

Abb. 26.5. Sphinkterruhedruck und maximaler Willkürdruck prä- und postoperativ. Postoperativ kommt es zu einer Minderung des Ruhedrucks um beinahe 50%. Der maximale Willkürdruck ist deutlich weniger tangiert. Durch das vorgeschaltete Reservoir ist jedoch in aller Regel trotzdem eine ausreichende Kontinenz gegeben. (Aus [8])

26.4.2 Diagnostisches Vorgehen bei Inkontinenz nach ileoanaler Pouchoperation

Neben den anamnestischen Angaben und der digitalen klinischen Untersuchung dient zur Objektivierung der Analsphinkterfunktion insbesondere die Manometrie. Typisch ist nach ileoanaler Pouchoperation eine Verminderung des Ruhedrucks auf etwa 50% des präoperativen Ausgangswerts (Abb. 26.5). Der maximale Willkürdruck ist dagegen nur wenig betroffen. Die Patienten mit Kontinenzschwierigkeiten haben deutlich niedriger liegende Sphinkterdrücke (Tabelle 26.4). Der rektoanale Inhibitionsreflex ist nach unserer Erfahrung postoperativ meist nicht nachweisbar (Abb. 26.6). Durch das vorgeschaltete Ileumersatzreservoir ist jedoch postoperativ in aller Regel eine ausreichende Kontinenz gegeben.

26.4.3 Therapie

Der wichtigste Ansatzpunkt zur Vermeidung postoperativer Kontinenzprobleme ist die sorgfältige präoperative Selektion der Patienten. Eine

Tabelle 26.4. Spinktermanometrie bei Inkontinenz nach ileoanaler Pouchoperation (*IAP*). Prä- und postoperative Mittelwerte sowie Beispiele zweier über dem Durchschnittsalter liegender Patienten mit Inkontinenzproblemen nach ileoanaler Pouchoperation. Während Patient 1 einen deutlich erniedrigten Ruhedruck aufweist, ist dies bei Patient 2 nicht der Fall. Neben den meßbaren absoluten Druckwerten des Sphinkters sind weitere Faktoren von Bedeutung, wie Spitzendrücke im Reservoir, die die Sphinkterbarriere überwinden

	Ruhedruck	Maximaler Willkürdruck	Rektoanaler Inhibitionsreflex
Gesamt präop.	118,5 ($\pm$23)	185 ($\pm$37)	Vorhanden
Gesamt postop.	65 ($\pm$23)	135 ($\pm$46)	Bei Λ/3 vorhanden
Patient 1 (49 J.) nach IAP	10	130	Fehlt
Patient 2 (62 J.) nach IAP	60	120	Fehlt

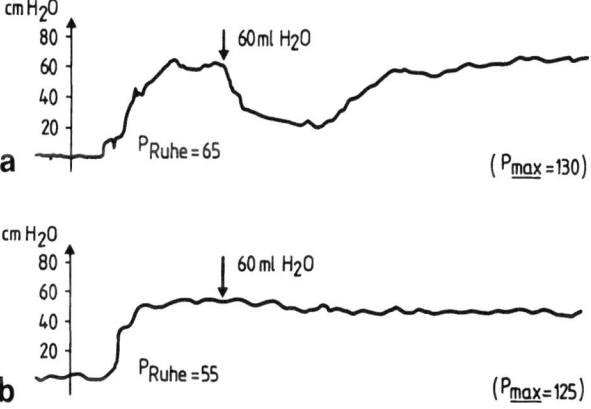

Abb. 26.6 a, b. Verlust des präoperativ nachweisbaren (**a**) rektoanalen Inhibitionsreflexes durch ileoanale Pouchoperation (**b**). Dieser Befund findet sich bei den meisten Patienten postoperativ. Er scheint jedoch ohne wesentliche funktionelle Bedeutung zu. (Aus [8])

medikamentöse Dämpfung (z. B. Loperamid) der Darmperistaltik kann hilfreich sein. Außerdem wird das Biofeedbacktraining des Analsphinkters empfohlen [4]. Ein chirurgischer Eingriff am Analsphinkter mag in Ausnahmefällen bei traumatischer Läsion gerechtfertigt sein. Bei erheblichen Problemen bleibt jedoch nur die Umwandlung der Situation durch Aufhebung der Kontinuität und Anlage eines terminalen Brook-Ileostomas bzw. einer kontinenten Ileostomie [10].

26.5 Folgen hoher Stuhlfrequenz bzw. der Inkontinenz

Die Situation nach ileoanaler Pouchoperation unterscheidet sich von einer Inkontinenz bei erhaltenem Kolon vor allem durch die Aggressivität der „Dünndarmstühle". Wie beim Ileostoma bekannt, können hierdurch erhebliche Hautmazerationen bedingt sein. Die meisten Patienten haben vor allem in der Anfangszeit nach Ileostomarückverlagerung unter solchen Problemen zu leiden. Auch nach weitgehender Adaptation des Darms kommt es gelegentlich bei Diätfehlern oder gastrointestinalen Infekten zum Auftreten von perianalen Reizerscheinungen. Gerade in der Anfangszeit ist hier eine Betreuung durch eine Stomaschwester sinnvoll, die in der Behandlung der Hautveränderungen Erfahrung hat. Penibles Säubern nach jedem Stuhlgang und Anwendung fettreicher Salben sind hilfreich.

26.6 Überkontinenz bei ileoanaler Pouchoperation

Operationsbedingt können nach ileoanaler Pouchoperation nicht nur Inkontinenzprobleme auftreten, sondern auch Überkontinenzerscheinungen. Wird bei Pouchkonstruktionen mit End-zu-End-Anastomosierung, wie es beim S-Pouch nach Parks [19] oder beim lateralen Pouch nach Fonkalsrud [3] der Fall ist, der Pouchauslaß zu lang gewählt, kann dies die spontane Entleerung des Dünndarmbeutels unmöglich machen. Ein zu langer Pouchauslaß kann zum Abknicken des Pouches führen (Abb. 26.7). Außerdem können Stenosierungen im Pouchauslaßbereich auftreten (Abb. 26.8), und zwar sowohl kurzstreckige im Sinne eigentlicher Anastomosenstrikturen als auch langstreckige, vor allem durch Schrumpfung des Rektumcuffs um den Pouchauslaß. Pouchauslaßprobleme können eine erhebliche Stase im Beutel bedingen [4, 17] und bis zum Subileus führen; außerdem fördern sie Entzündungen im Sinne einer Pouchitis, was besonders Patienten mit Colitis ulcerosa betrifft. Durch entsprechende Konstruktion des Dünndarmbeutels, indem z. B. beim J- bzw. W-Pouch durch Seit-zu-End-Anastomose auf einen eigentlichen Pouchauslaß verzichtet wird, bzw. durch gezielt kurze Anlage des Pouchauslasses (1–2 cm bei S- oder lateralem Pouch) kann das Problem von vornherein vermieden werden. Die Therapie besteht ansonsten in der chirurgischen Verkürzung des Pouchauslasses oder innerer und äußerer Strikturotomie [4, 8]. Sonst muß der Patient seinen Pouch regelmäßig mehrfach täglich durch Intubation entleeren, wie dies ja auch beim Kock-Reservoir im Rahmen der kontinenten Ileostomie der Fall ist.

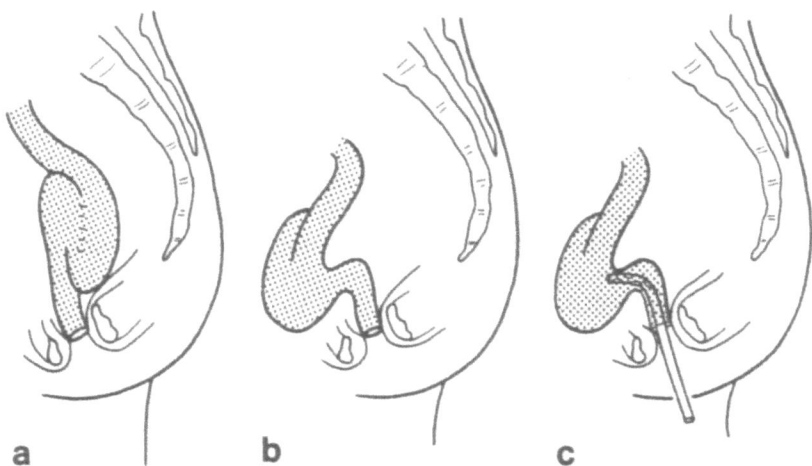

Abb. 26.7 a–c. Überkontinenz bei zu langem Pouchauslaß. Möglich bei S- und lateralem Pouch. Bei J- und W-Pouch praktisch unbekannt. **a** Normal situierter S-Pouch. **b** Abknicken des Pouches bei zu langem Pouchauslaß, was zu Überkontinenz und Dilatation des Reservoirs führt. **c** Entleerung des Reservoirs bei Überkontinenz durch Intubation

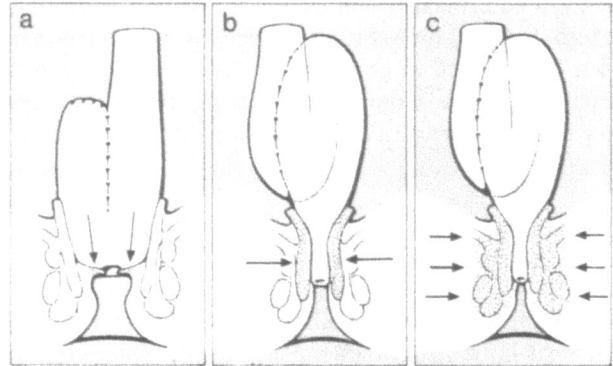

Abb. 26.8 a–c. Anastomosenstenose. **a** Einfache Anastomosenstenose durch Dilatation und eventuelle Laserstrikturotomie gut behandelbar. **b** Langstreckige Einengung des Pouchauslasses bei langem Auslaß und langem Rektumcuff durch Schrumpfen. Hier ist eventuell die Spaltung des Rektumcuffs notwendig. **c** Diffuse Vernarbung im Sphinkterbereich nach entzündlicher Komplikation. Die Therapie ist problematisch. (Aus [8])

26.7 Die Stellung der kontinenten Ileostomie gegenüber der ileoanalen Pouchoperation

Die von Kock 1969 [12] publizierte kontinente Ileostomie führte für viele Ileostomaträger zu einer deutlichen Verbesserung der Lebensqualität. Durch Vorschalten eines Stuhlreservoirs aus Dünndarm und zusätzliche operative Konstruktion eines Auslaßventils wurde es möglich, auf eine Beutelversorgung des Stomas im üblichen Sinne ganz zu verzichten. Das Reservoir wird von den Patienten zu frei gewälten Zeitpunkten etwa 3mal täglich mittels Intubation entleert. In der übrigen Zeit genügt es, das auf Hautniveau eingenähte Stoma mit einem Pflaster zu bedecken. Die Achillesferse der Operation ist das notwendige Ventil, das häufig zu Komplikationen führt und oft mehrfache Rezidiveingriffe bedingt.

Bei ähnlicher Komplikationsrate [10], aber völliger Entbehrlichkeit eines endgültigen künstlichen Ausgangs und weitgehend normaler analer Kontinenz ist die ileoanale Pouchoperation heute als Methode im Regelfall überlegen [10, 13]. Andererseits können technische Probleme oder postoperative Komplikationen die Anlage eines ileoanalen Pouches mit Kontinuitätswiederherstellung verhindern oder seine Aufhebung erfordern. In diesen Fällen ist die kontinente Ileostomie als Alternative weiterhin möglich [10].

Es ist versucht worden, beim Ileostoma wie auch beim Kolostoma „Kontinenz" durch implantierbare oder applizierbare Verschlußmechanismen zu erreichen, um so auf die Beutelversorgung mit kontinuierlichem Auffangen des Stuhls verzichten zu können. Keine dieser Methoden konnte sich in größerem Maßstab durchsetzen, da gegenüber den konventionellen Stomata erheblich häufiger Komplikationen auftraten, die insbesondere durch die eingebrachten Fremdkörper bedingt waren.

26.8 Schlußbemerkung

Insgesamt überwiegen nach ileoanaler Pouchoperation Probleme durch eher zu hohe Stuhlfrequenz eigentliche Sphinkterinkontinenzsituationen. Nach einer ausreichenden Adaptationszeit läßt sich jedoch bei fast allen Patienten ein sehr befriedigendes Ergebnis erreichen. Guter Allgemeinzustand, normales soziales Verhalten und im wesentlichen normale Laborkontrollen bestätigen dies. Eine erfolgreiche ileoanale Pouchoperation stellt für die meist jüngeren Patienten aus psychosozialen Gründen durch die Vermeidung eines endgültigen künstlichen Ausganges eine außerordentliche Verbesserung gegenüber früheren Behandlungsmöglichkeiten dar. Bei fast fehlender Letalität ist die Akzeptanz bei den betroffenen Patienten trotz eines sichtlichen Risikos, bei der umfangreichen Operation eine Komplikation zu erleiden, außerordentlich hoch. Glücklicherweise lassen sich die meisten Komplikationen zufriedenstellend beheben. Bleibende Inkontinenzprobleme sind trotz der zentralen Stellung der ileoanalen Anastomose im Rahmen der Gesamtoperation selten.

Literatur

1. Becker IM, Raymond JL (1986) Ileal pouch-anal anastomosis. Ann Surg 204:375
2. Dozois RR (1985) Alternatives to conventional ileostomy. Year Book Medical, Chicago
3. Fonkalsrud EW (1982) Endorectal ileal pull-through with ileal reservoir for ulcerative colitis and polyposis. Am J Surg 144:81
4. Fonkalsrud EW (1987) Update on clinical experience with different surgical techniques of the endorectal pull-through operation for colitis and polyposis. Surg Gynecol Obstet 165:309
5. Gaston E (1950) The physiology of fecal continence. Surg Gynecol Obstet 87:200–290
6. Heald R, Allen D (1986) Stapled ileo-anal anstomosis: a technique to avoid mucosal proctectomy in the ileal pouch operation. Br J Surg 73:571–572
7. Herfarth Ch, Stern J (1986) Die kontinenzerhaltende Proktocolektomie. Chirurg 57:263
8. Herfarth Ch, Stern J (1988) Rectumersatz durch Dünndarm – Das intrapelvine Reservoir. Chirurg 59:133–142
9. Hultén L (1985) The continent ileostomy (Kock's pouch) versus the restorative proctocolectomy (pelvic pouch) World J Surg 9:952
10. Hultén L (1988) Die kontinente Ileostomie – Kock'scher Pouch. Chirurg 59:143–149
11. Keighley MRB (1987) Abdominal mucosectomy reduces the incidence of soiling and sphincter damage after restorative proctocolectomy and J-Pouch. Dis Colon Rectum 30:386
12. Kock NG (1969) Intra-abdominal "reservoir" in patients with permanent ileostomy. Preliminary observations on a procedure resulting in fecal continence in 5 ileostomy patients. Arch Surg 99:223–231
13. Kock NG (1987) Alternativen zur herkömmlichen Ileostomie mit dem Ziel der Kontinenzerhaltung. Langenbecks Arch Chir 372 (Kongreßbericht 1987):407–409
14. Martin L, LeCoultre C, Schubert W (1977) Total colectomy and mucosal proctectomy with preservation of continence in ulcerative colitis. Ann Surg 186:477–480
15. Martin L, Sayers H, Alexander F, Fischer J, Torres M (1986) Anal continence following Soave procedure. Ann Surg 203:525–530

16. Nicholls RJ (1987) Restorative proctocolectomy with various types of reservoir. World J Surg 11:751–762
17. Nicholls RJ, Pezim ME (1985) Restorative proctocolectomy with ileal reservoir for ulcerative colitis and familial adenomatous polyposis: a comparison of three reservoir designs. Br J Surg 72:470
18. Nissen R (1932) Demonstrationen aus der operativen Chirurgie, Nr. 39. In: Sitzungsberichte aus chirurgischen Gesellschaften. Berliner Gesellschaft für Chirurgie (1933) Zentralbl Chir 60:88
19. Parks AG, Nicholls RJ (1978) Proctocolectomy without ileostomy for ulcerative colitis. Br Med J 2:85–88
20. Raguse T, Braun J (1986) Zum Kontinenzerhalt im operativen Therapiekonzept der Colitis ulcerosa und Adenomatosis coli et recti. Med Welt 37:1353
21. Ravitch MM, Sabiston DC (1947) Anal ileostomy with preservation of the sphincter. A proposed operation in patients requiring total colectomy for benign lesions. Surg Gynecol Obstet 84:1095–1099
22. Telander R, Perrault J, Hoffmann A (1981) Early development of the neorectum by balloon dilatations after ileoanal anastomosis. J Pediatr Surg 16:911–916
23. Utsunomiya J, Iwama T, Imago N (1980) Total colectomy, mucosal proctectomy, and ileoanal anastomosis. Dis Colon Rectum 23:459
24. Vasilevsky C-A, Rothenberger DA, Goldberg SM (1987) The S-ileal pouch-anal anastomosis. World J Surg 11:742

27 Konsequenzen

S. A. Müller-Lissner und L. M. A. Akkermans

27.1 Epidemiologie

Probleme mit dem Stuhlgang sind keine Errungenschaft der zeitgenössischen Zivilisation, sondern lassen sich über die Jahrhunderte und in verschiedenen Zivilisationen belegen (Kap. 12 und 13). Es ist daher unwahrscheinlich, daß eine relativ faserarme Ernährung mehr als eine Teilkomponente in der Pathogenese der Obstipation darstellt.

Die verfügbaren Daten über die Prävalenz von Obstipation und Inkontinenz sind ungenügend, im deutschen Sprachraum fehlen sie praktisch. Todesursachenstatistiken sind verständlicherweise eine schlechte Quelle für Erkenntnisse über lästige, aber quoad vitam harmlose Erkrankungen. Vor allem die Obstipation wird i. allg. als in der Praxis häufig geklagte Beschwerde genannt, aber Zahlen sind nicht faßbar und werden nur durch engagierte Mitarbeit der niedergelassenen Kollegen zu erhalten sein.

27.2 Pathogenese

Zwar ist die Aufteilung der Obstipation in kolonische Formen (langsamer Transit) (Kap. 15) und rektoanale Formen (funktionelle Obstruktion des Analkanals) (Kap. 16) ein wesentlicher Fortschritt. Doch sollte nicht übersehen werden, daß sich bei einer Reihe von Patienten beides findet. Umgekehrt gibt es Patienten, die über Obstipation klagen, bei denen sich aber weder ein verzögerter Transit noch eine funktionelle Obstruktion des Anorektums nachweisen läßt. Dies betrifft insbesondere Patienten mit schafkotartigem Stuhl. Zur Entleerung solch kleiner Stuhlvolumina muß aber auch ein gesunder Proband heftig pressen.

Die Assoziation von Defäkationsstörungen mit anatomischen Veränderungen im kleinen Becken und des Beckenbodens insbesondere der Frau ist eklatant, und man darf annehmen, daß chronisches Pressen nicht nur

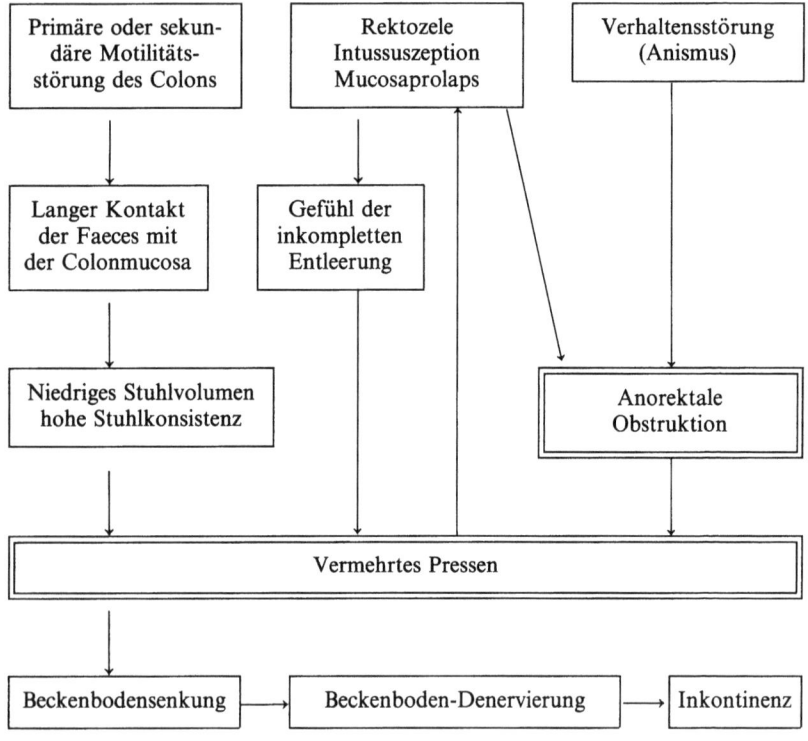

Abb. 27.1. Synopse der Pathogenese der chronischen Obstipation

Hauptsymptom, sondern auch (Mit-)Ursache dieses Formenkreises der Obstipation ist.

Die Ursachen der Motilitätsstörungen des Kolons selbst sind dagegen völlig unklar. Die Ansicht, daß der chronische Gebrauch von Laxanzien Ursache (und nicht Folge) der Darmträgheit ist, gerät immer mehr in Mißkredit (Kap. 21), wogegen Schädigungen des enterischen Nervensystems durch unbekannte Ursachen in den Vordergrund rücken (Kap. 15). Ein Versuch, unsere gegenwärtigen Vorstellungen zusammenzufassen, findet sich in Abb. 27.1.

Die Pathogenese der Inkontinenz scheint – abgesehen von der idiopathischen Form – besser erfaßt zu sein, was zumindest teilweise durch den einfacheren Zugang bedingt sein dürfte (Kap. 18).

27.3 Diagnostik

27.3.1 Praxis

Die unvollkommenen Vorstellungen zur Pathogenese rechtfertigen keine Zurückhaltung bei der Diagnostik. Im Gegenteil ist unser Wissen um wirksame Behandlungen so groß, daß bei jedem Patienten, der über Defäkationsprobleme klagt, eine detaillierte Anamnese sowie eine funktionelle Untersuchung des Anorektums mit einfachsten Mitteln (Inspektion, digitale Untersuchung und möglichst Proktoskopie) obligat ist. Eine Objektivierung der Angaben des Patienten zu Stuhlfrequenz, Inkontinenzereignissen, Medikamentenkonsum u. ä. ist durch eine Tagebuchkarte möglich (Kap. 7). Der Kolontransit kann ohne großen Aufwand gemessen werden (Kap. 8).

Es liegen keine Daten vor, die abschätzen ließen, wieviele der Patienten durch diese in der Praxis jederzeit leicht durchführbaren Untersuchungen ausreichend zu diagnostizieren wären. Es dürfte sich aber um die überragende Mehrheit handeln.

27.3.2 Speziallabor

Wenn die genannten Basisuntersuchungen eine Indikation erkennen lassen oder wenn die Basistherapie aus unklaren Gründen versagt, ist eine weiterführende Diagnostik angezeigt, die in der Regel dem Speziallabor vorbehalten ist. Noch gibt es allerdings auch in gastroenterologisch spezialisierten Zentren nicht genügend Ärzte, die sich mit dem Thema Defäkation befassen.

27.4 Therapie

27.4.1 Obstipation

Theoretisch kann die Defäkation ohne jedes Pressen ablaufen. Eine Erhöhung des Stuhlvolumens sollte daher auch oder gerade bei funktioneller Obstruktion effektiv sein, wenn das Pressen vermieden werden kann. In der Praxis ist jedoch nur ein beschränkter Erfolg zu erzielen, da ein wirklicher Verzicht aufs Pressen kaum zu erreichen ist. Schon aus sozialen Gründen ist die Defäkation nicht immer dann möglich, wenn spon-

taner Stuhldrang auftritt, so daß auch ein Gesunder zur Auslösung der Defäkation öfters pressen muß.
Von den Maßnahmen der Basistherapie ist nur die faserreiche Kost zweifelsfrei wirksam, aber selbst diese nicht bei allen Patienten (Kap. 20). Völlig klar ist, daß Patient(inn)en mit verzögertem Kolontransit unrecht getan wird, wenn man sie bei Versagen der diätetischen Therapie der Noncompliance verdächtigt und ihnen vom Gebrauch von Laxanzien abrät, ohne ihnen Alternativen bieten zu können.
Für die verschiedenen Formen der funktionellen Obstruktion des Anorektums stehen uns differenzierte Behandlungsmöglichkeiten zur Verfügung. Bei kleinen inneren Prolapsen scheint eine Reduktion der Mukosa durch Gummibandligaturen (Barron-Ligatur) effektiv zu sein, ohne daß dazu bisher Studien publiziert wären. Vor chirurgischen Maßnahmen, insbesondere vor einer transabdominellen Rektopexie, muß freilich unbedingt sichergestellt sein, daß die gefundene Abnormität wirklich die Ursache der Stuhlbeschwerden ist, da u.U. unangenehme postoperative Syndrome auftreten (Kap. 24).
Mit der medikamentösen Therapie kann man noch nicht zufrieden sein. Zwar haben die klassischen Laxanzien wohl einen zu schlechten Ruf, sie besitzen jedoch insbesondere für eine längere Behandlung zu viele unerwünschte Wirkungen. Leider sind von ärztlicher Seite bisher keine Bemühungen unternommen worden, die günstigste Form der Laxanzienbehandlung herauszuarbeiten. So ist es offen, ob eine kontinuierliche niedrig dosierte Gabe bezüglich Effekt und Nebenwirkungen besser ist als eine intermittierende, dann aber höher dosierte Gabe. Die Entwicklung potenter nebenwirkungsfreier Prokinetika für das Kolon ist daher eine wichtige Aufgabe für die pharmakologische Forschung (Kap. 21). Es ist fraglich, ob die subtotale Kolektomie als Ultima ratio bei „therapierefraktärem" langsamem Transit überhaupt eingesetzt werden sollte, da insbesondere die Langzeitergebnisse schlecht sind.
Die derzeit empfohlene abgestufte Therapie der Obstipation findet sich in Tabelle 27.1.

Tabelle 27.1. Empfohlene Stufentherapie der Obstipation

I. Aufklärung, allgemeine Maßnahmen, Ernährungsberatung
II. Intensivierte Fasertherapie, Quellmittel
III. Laxanzien, motilitätswirksames Medikament, bei funktioneller Obstruktion ggf. spezielle Maßnahmen

Pathogenese und Therapie der Inkontinenz

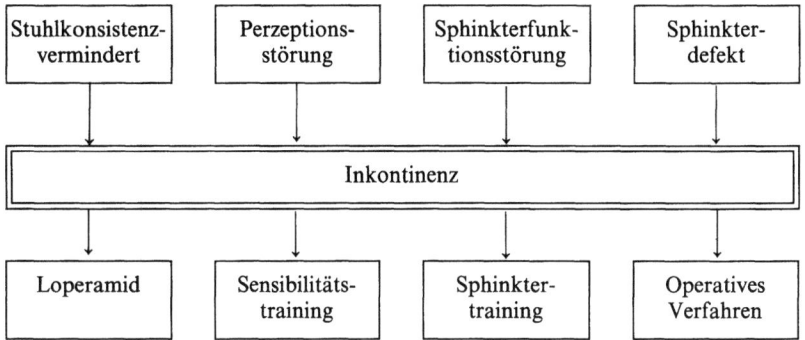

Abb. 27.2. Synopse der Pathogenese und Therapie der Stuhlinkontinenz

27.4.2 Inkontinenz

Bei der Inkontinenz zeichnet sich die Behandlungsstrategie in Abhängigkeit von der zugrundeliegenden Störung klarer ab (Abb. 27.2). Bei gegebener Voraussetzung fällt die Indikationsstellung zur Operation leichter als bei der Obstipation (Kap. 25). Eine zunehmende Verbreitung ist speziell dem Biofeedback-Training zu wünschen, da es allein oder zusätzlich zu operativen Maßnahmen sehr effektiv ist (Kap. 23).

27.5 Schlußbemerkung

Zwar steht uns für die Patienten mit Stuhlgangsproblemen eine Palette von Untersuchungsmethoden zur Verfügung, es bleiben jedoch noch eine Reihe von Fragen unbeantwortet. Verzögert wird deren Beantwortung dadurch, daß eine Tabuzone berührt wird, was sowohl grundlegende Studien an Probanden als auch die großzügigere Indikationsstellung bei Patienten erschwert.

Eine Entwicklung der konservativen Behandlungsmöglichkeiten kann nur in der Zusammenarbeit zwischen niedergelassenen Ärzten und universitären Zentren erfolgen.

Sachverzeichnis

Amyloidose, Obstipation 240
Analfissur, funktionelle Obstruktion 188
Analinkontinenz, s. Inkontinenz
Analmanometrie, s. Manometrie, anorektale
Anismus 189f
–, Biofeedbacktraining 289ff
–, Diagnostik, Synopse 244
–, Elektromyographie 124, 127, 190
–, langsamer Kolontransit 180
–, Symptome 71
Anthrachinone, s. a. Laxanzien 271

Ballaststoffe 53
–, Bezoare 256
–, Compliance 261
–, Definition 10
–, Gehalt an 256
–, intestinale Obstruktion 256
–, irritables Darmsyndrom 62
–, Kolonfunktion 60
–, Kolonkarzinom 62
–, Kolonmotilität 47
–, Nebenwirkungen 257f
–, Obstipation 60, 255
–, physikalische Eigenschaften 55
–, Stuhlgewicht 58, 59
–, Stuhlkonsistenz 58
–, Transitzeit 58, 59
–, Zivilisationskrankheiten 61, 145f
–, Zusammensetzung 55
Ballonexpulsionstest 239
Bariumkontrasteinlauf 237
Beckenbodensenkung, Defäkographie 88
Benzamide 47, 275
–, Perzeptionsvolumen 48

Bestrahlung, Inkontinenz 226
Biofeedback, Aufwand 311
–, Definition 14
–, Ergebnisse 308ff
–, Generalisierung 296
–, Inkontinenz 303, 306ff
–, Kosten 311
–, Nachuntersuchung 308, 310
–, Obstipation 289ff
–, –, Ergebnisse 294f
–, –, Indikation 296
–, –, Probleme 296
–, Standardprotokoll bei Inkontinenz 307
Bisacodyl, s. a. Laxanzien 271

Caudaschäden, Elektromyographie 123
Cisaprid 47, 275, 305
–, Überlaufinkontinenz 302
Colitis ulcerosa, Inkontinenz 227f
Colon irritabile, "learned illness behavior" 169
– –, Persönlichkeitsmerkmale 165
Compliance, rektale 11, 110
–, –, Loperamid 44
Crohn, Morbus, Inkontinenz 215, 227f

Darmflora 56f
Defäkation, obstruierte, s. a. Obstruktion 187ff
–, Simulation mit Brei 293
Defäkationstest 131ff
Defäkographie 83
–, Anismus 190
–, Kosten 95
–, Mukosaprolaps 194

371

Sachverzeichnis

Defäkographie
–, Normalbefunde 85ff
–, Obstipation 239f
–, Rektumprolaps 194
–, Risiko 95
–, Strahlenbelastung 95
–, Technik 83ff
Dehnbarkeit, rektale, s. Compliance
Descending perineum syndrome 196f
Diagnostik, Basis- 67, 75, 79
Diphenole, s. a. Laxanzien 271f
Divertikulose, Obstipation 179
Docusat-Natrium, s. a. Laxanzien 272
Dyschezie, Definition 12

Einheit, motorische 122
Elektromyographie, Ableitungsarten 121
–, Anismus 124, 127, 190
–, Artefakte 190
–, Aufwand 119
–, Aussagekraft 126
–, Caudaschäden 123
–, Einzelfaserableitung 125
–, Elektroden 121
–, Indikation 127f
–, Inkontinenz 127, 244
–, Kontraindikationen 120
–, Latenzen 122, 125
–, Obstipation 242
–, Potentiale 124, 125
–, reflektorische Aktivierung 121
–, Risiko 120
–, Untersuchungsgang 120
–, Willkürinnervierung 121
–, zentrale Stimulation 123
Enkopresis 158
Entbindung, vaginale, Pudendusschaden 218
Enterozele, Defäkographie 92f
–, Definition 10
Entleerung, unvollständige 12
Entleerungsstörungen 187ff
–, Voroperationen 69
Ernährung, Kolonfunktion 53

Faserpräparate, Wirksamkeit 4
Faserstoffe, s. a. Ballaststoffe 53
–, Definition 10

Festkörperretentionstest 136f
Flüssigkeitsretentionstest 134ff, 243ff

Gallensäuren, laxierende Wirkung 272

Hirschsprung, Morbus 10
–, –, anorektale Manometrie 115
–, –, chirurgische Therapie 317, 319
–, –, Defäkographie 95
–, –, Diagnostik, Synopse 245
–, –, Enzymhistochemie 240f
–, –, funktionelle Obstruktion 188f
–, –, Immunhistochemie 240f
Hydroxyfettsäuren, Laxans 272f

Impaktion, Stuhl- 8
Inkontinenz
–, abdominelle Operationsverfahren 335ff
–, Ätiologie 215ff
–, anorektale Manometrie 114, 304
–, Bestrahlung 226
–, Biofeedback 303
–, –, Ergebnisse 308ff
–, und Blaseninkontinenz 159
–, chirurgische Therapie 331ff
–, Definition 7f, 13
–, demographische Charakteristika 158
–, Diät 301f
–, Diagnostik 217, 242ff
–, –, Synopse 246
–, Drang- 13
–, Einteilung 215f, 218
–, Elektromyographie 126
–, entzündliche Ursache 223
–, Epidemiologie 157ff
–, Formen 332
–, gestörte Reservoirfunktion 226ff
–, gestörte Sensorik 223f
–, idiopathische 218f
–, ileoanale Anastomose 349ff
–, Kombinationsprogramm zur Behandlung 303ff
–, konservative Therapie 299ff
–, – –, Flußdiagramm 312
–, Medikamente 301f

372

Sachverzeichnis

–, multiple Sklerose 231
–, myopathische Form 220
–, neoplastische Ursache 223
–, neurologische Störungen 230f
–, Operation, Indikation 337f
– nach Operationen 221ff
–, Pathogenese 215ff
–, pflegerische Maßnahmen 299f
–, post-anal repair 341ff
–, „psychogene" 167
–, Psychotherapie 305
–, Rektumischämie 226
–, Schweregrad 72
–, Selbsthilfegruppen 311f
–, sozioökonomische Bedeutung 160
–, Sphinkterersatz 344f
–, Sphinkterrekonstruktion 338f
–, Sphinktertraining, s. a. Biofeedback 302f
–, spinale Schäden 230
–, Störungen der Kolonmotilität 228ff
–, Streß- 13
–, Symptome 72
–, Tagebücher 304
–, Therapie 369
–, Toilettenkonditionierung 300
–, transanale Operationsverfahren 335
–, traumatische Form 221
–, Überlauf- 13, 225f
–, –, Cisaprid 302
–, vaginale Entbindung 218
–, Verhaltensmodifikation 300, 304f
–, zerebrale Schäden 231
Intussuszeption, Defäkographie 91
Ischämie, Rektum-, Inkontinenz 226

J-Pouch, s. Pouch

Kleie, s. Ballaststoffe
Kolektomie, Operationsverfahren 320f
Kolon, adrenerge Nerven 38f
–, Anatomie 17ff
–, autonomes 230
–, cholinerge Nerven 37f
–, elektrische Aktivität 26f, 178
–, enterisches Nervensystem 35ff
–, extrinsisches Nervensystem 35
–, Hauptfunktionen 17

–, Innervation 18ff, 34ff
–, Massenbewegungen 23, 25
–, mechanische Aktivität 27
–, Motilität 22, 175ff
–, –, Antidiarrhoika 301f
–, –, Benzamide 47
–, –, bisacodylstimulierte 180
–, –, Elektromyographie 21
–, –, endogene Substanzen 33
–, –, funktionelle Regionen 34
–, –, Gallensäuren 41
–, –, irritables Darmsyndrom 177f
–, –, Laxanzien 45ff
–, –, Obstipation 177f
–, –, Opiate 442ff
–, –, Pelletpassage 21, 96ff
–, –, Peptide 40
–, –, Prokinetika 47
–, –, Prostaglandine 41
–, –, Radionuklidtechniken 21
–, –, Spasmolytika 41
–, –, Steuerung 28f
–, –, Untersuchungsmethoden 20ff
–, –, Variabilität 24
–, Motilitätsindex 22f, 176
–, NANC-Nerven 38
–, Reflex- 231
–, shunt fascicles 20
–, Transitzeit, s. Transitzeit
–, ungehemmtes 231
Kolonfunktion, analer Charakter 165
–, Persönlichkeitsmerkmale 165f, 168
–, psychosoziale Faktoren 163ff
–, Stress 167
Koloskopie 237
Kontinenz, Stuhl- 11
Kontinenztest 133f
Kontraktion, Sphinkter-, paradoxe 12

Latenz, Reflex- 122
Laxans, Definition 13
Laxanzien 45ff, 267ff
–, Absetzen bei Obstipation 253
–, Abusus 13, 366
–, Anthrachinone 271
–, Bewertung 368
–, CO_2 freisetzende 276
–, Diphenole 271f
–, Gleitstoffe 274

373

Laxanzien
–, intramurale Nervenplexus 180
–, Klysmen 276
–, Lubrikanzien 276
–, Nebenwirkungen 277ff
–, osmotische 273f
–, Schwangerschaft 283
–, Sekretagoga 269f
–, Suppositorien 276
–, Umsatz 2, 153, 267
–, Wirkungsprinzipien 267, 270
–, Wirksamkeit 4
Lecicarbon 276

Manometrie, anorektale, Ausrüstung 105, 106
–, Aussagekraft 114
–, chronische Obstipation 115
–, Indikation 113
–, Inkontinenz 114, 243, 304
–, Kosten 113
–, Meßgrößen 108ff
–, Normwerte 110ff
–, Obstipation 238
–, Untersuchungsgang 107
Megakolon 184
–, Definition 10
Megarektum 184
–, Definition 10
Melanosis coli 180, 240, 279
Morbus, s. Eigenname
Motilitätsindex, Kolon 22f, 176
Mukosektomie, Prolaps 318
Myektomie, Obstipation 317f
–, Operationsverfahren 320f

Naloxon 275
Natriumpikosulphat, s. a. Laxanzien 272

Obstipation 7f
–, Akupunktur 261
–, allgemeine Behandlungsmaßnahmen 251ff
– im Alter 201f
–, Altersverteilung 147ff
–, Amyloidose 240

–, anorektale Manometrie 115
–, Aufklärung als Behandlung 253
–, Ballaststoffe, s. Ballaststoffe
–, Behandlung 2
–, Biofeedback 289ff
–, chirurgische Therapie 315ff
–, – –, Operationsverfahren 320ff
–, Definition 1, 12
–, Diagnostik 235ff, 367
–, Divertikulose 179
–, elektrische Aktivität des Kolons 178
–, Epidemiologie 141ff, 365
–, Ernährungsempfehlungen 251ff
–, Ernährungsgewohnheiten 146
– bei extraintestinalen abdominellen Erkrankungen 203f
–, faserreiche Kost 2
–, Flüssigkeitszufuhr 258
– bei anderen gastrointestinalen Erkrankungen 145
– bei anderen gastrointestinalen Motilitätsstörungen 181
–, geographische Verteilung 151
–, Geschlechtsverteilung 147ff
–, historischer Überblick 143ff
–, Immobilität 201f
–, Inzidenz 146f
–, intramurale Nervenplexus 180
–, Kolektomie 315f
–, Kolon irritabile 202f
–, Komplikationen 252
–, körperliche Aktivität 151, 258
–, Laboruntersuchungen 237
–, langsamer Kolontransit 179f
–, Lebensqualität 171
–, Medikamentennebenwirkung 207ff
–, medikamentöse Behandlung 267ff
–, medikamentöse Differentialtherapie 279ff
– bei Metallvergiftungen 210, 237
–, Miktionsstörungen 180
–, Motilität 177f
–, neurologische Erkrankungen 205f
–, Östrogene 202
–, Pathogenese 365
–, Prävalenz 146f
–, Progesteron 202
–, psychiatrische Erkrankungen 207
–, Psychotherapie 261
–, Reisen 201f

–, rektoanale Motilität 176 f, 182 ff
–, Schwangerschaft 201 f, 282
–, Sensibilitäts- u. Reflexstörungen 238
–, soziale Klasse 149 ff
–, sozioökonomische Bedeutung 152 f
–, Symptome 71
–, systemische Erkrankungen 204 ff
–, Therapie 251 ff, 289 ff, 315 ff
–, Therapieerfolg 4, 6
–, Therapieziel 252
–, Toilettenkonditionierung 259
–, Transitzeit 183
Obstruktion, funktionelle 12, 187 ff
–, –, Analfissur 188
–, –, Anismus, s. a. Anismus 189 f
–, –, Rektozele 191 f
–, –, Rektumprolaps 193
Opiatabkömmlinge, Inkontinenz 302
Opiatantagonisten 275

Palpation, digitale 75
Peptisation 276
Perzeptionsschwelle 223 ff, 246
Perzeptionsvolumen 11, 108
Plastik, Rektumvorderwand, Operationsverfahren 324 f
–, –, transanale, bei Rektozele 319
–, –, vaginale, bei Rektozele 319
Plexus, myentericus (Auerbach) 34
–, submukosus (Meissner) 34
Post-anal repair 341 ff
Pouch, ileoanaler, Adaptation 355
–, –, Antidiarrhoika 355
–, –, Diagnostik bei Inkontinenz 358 f
–, –, Funktion 352 ff
–, –, Indikation 349
–, –, versus kontinentes Ileostoma 362
–, –, Operation 350 ff
–, –, Probleme 350, 360
–, –, Sphinkterfunktion 365 ff
–, –, Überkontinenz 360 f
Pouchitis 360
Pressen 11
–, Denervierung d. Beckenbodens 197
– im Elektromyogramm 292
–, N. pudendus 88
Prokinetikum 47, 275, 305
–, Definition 14
Proktoskopie, funktionelle 74 f, 78

Prolaps, chirurgische Therapie 318 f
–, innerer 10
–, – Rektum-, Symptome 71 f
–, –, Diagnostik, Synopse 245
–, kompletter innerer 10
–, Mukosa- 10, 92
–, Mukosa-, funktionelle Obstruktion 194
–, Rektum- 7 f, 336 ff, 343
–, Rektum-, Defäkographie 90, 92
–, Rektum-, funktionelle Obstruktion 193
–, Rektum-, Symptome 193
–, Vorderwand- 10
Pseudomelanosis coli, s. Melanosis coli
Pseudoobstruktion, chronisch intermittierende intestinale 182
Puborektalisschlinge 9, 74 ff, 86 ff, 120, 191, 318, 331, 341
Pudendusschaden 218

Quellstoffe 11, 55 ff, 274

Reflex, Anal-, s. kutaneo-analer Reflex
–, Bulbocavernosus- 122
–, gastrokolischer 11, 19, 40, 53, 259
–, Inhibitions-, anorektaler 11, 25
–, Inhibitions-, rektoanaler, Loperamid 44
–, kutaneo-analer 11, 122, 125, 238, 243 f
–, Latenz 125
–, peristaltischer 30, 47
–, pudendoanaler, s. kutaneo-analer
–, Schließ- 11
Reflexlatenz 122
Rektopexie, bei Prolaps 318
–, Operationsverfahren 322 ff
Rektozele, chirurgische Therapie 319
–, Defäkographie 88 ff
–, Definition 10
–, Diagnostik, Synopse 245
–, funktionelle Obstruktion 192
–, Symptome 71, 192
Rektum, Defäkation 25 f
Rektummanometrie, s. Manometrie, anorektale
Retentionskapazität 136
Rizinolsäure, s. a. Laxanzien 272 f

S-Pouch, s. Pouch
Selbsthilfegruppen, Inkontinenz 311f
Sphinkter, Altersvariabilität 164
–, Geschlechtsvariabilität 164
–, innerer, beeinflussende Substanzen 48
–, Ruheaktivität 123
–, Willküraktivität 123
Sphinktermyotomie, bei Obstipation 317
Sphinkterotomie, innere, Operationsverfahren 320f
Sphinkterrekonstruktion 338f
Stuhl, Zusammensetzung 56
Stuhldrangvolumen 11, 108
Stuhlinkontinenz, s. Inkontinenz
Syndrom des solitären Rektumulcus 13, 195
Syndrom, Beckenboden-, spastisches, s. a. Anismus 12

Tenesmus, Definition 12
Test, Defäkations- 131ff
–, Festkörperretentions- 136f
–, Flüssigkeitsretentions- 134ff
–, Kontinenz- 133f
Transit, Kolon, langsamer 7

Transitzeit 124, 127
–, Durchführung 99
–, Fehlerquellen 101
–, Marker 96f
–, Normwerte 102
–, Obstipation 183, 240
–, oroanale 96
–, segmentale 96, 100
–, –, Anismus 191
–, serielle Markergabe 98
–, –, Röntgenaufnahmen 98
–, steady state 98

Überkontinenz, Pouch 360
Ulcus, Rektum-, solitäres 13, 195

Verschlußkraft, anorektale 137
Volumen, maximal tolerables 11, 108
–, Perzeptions- 11
–, Stuhldrang- 11

W-Pouch, s. Pouch
Winkel, anorektaler 87

Zwicken 11, 108

Interdisziplinäre Gastroenterologie

Herausgeber: **J. R. Siewert, A. L. Blum**

A. L. Blum, J. R. Siewert, R. Arnold,
M. Classen, G. E. Feurle (Hrsg.)

Ulkusalmanach 1

Unter Mitarbeit zahlreicher Fachwissenschaftler

1987. XIII, 164 S. 23 Abb. Geb. DM 58,-
ISBN 3-540-16304-2

P. Bauerfeind, Lausanne; J. R. Siewert,
München; A. L. Blum, Lausanne (Hrsg.)

Ulkusalmanach 2

Unter Mitarbeit zahlreicher Fachwissenschaftler

1987. XII, 488 S. 15 Abb. 142 Tab. Geb.
DM 98,- ISBN 3-540-18084-2

H. R. Koelz, Zürich; P. Aeberhard, Aarau
(Hrsg.)

Gastroenterologische Pathophysiologie

Unter Mitarbeit zahlreicher Fachwissenschaftler

1987. XIII, 325 S. 75 Abb. Geb. DM 98,-
ISBN 3-540-17512-1

Springer-Verlag Berlin
Heidelberg New York London
Paris Tokyo Hong Kong

A. L. Blum, J. R. Siewert, R. Ottenjann,
L. Lehr, (Hrsg.)

Aktuelle gastroenterologische Diagnostik

Unter Mitarbeit zahlreicher Fachwissenschaftler

1985. XIV, 604 S. 197 Abb. 157 Tab. Geb.
DM 106,- ISBN 3-540-15479-5

H. Goebell, J. Hotz, Essen;
E. H. Farthmann, Freiburg (Hrsg.)

Der chronisch Kranke in der Gastroenterologie

Unter Mitarbeit zahlreicher Fachwissenschaftler

Redaktion: J. Hotz

1984. XX, 627 S. 91 Abb. Geb. DM 88,-
ISBN 3-540-12551-5

J. Hotz, Celle; W. Rösch, Frankfurt/M.
(Hrsg.)

Funktionelle Störungen des Verdauungstraktes

Unter Mitarbeit zahlreicher Fachwissenschaftler

1987. X, 233 S. 55 Abb. Geb. DM 68,-
ISBN 3-540-17826-0

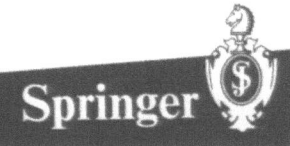

P. G. Scheurlen, Universität Homburg/Saar (Hrsg.)
Differentialdiagnose in der Inneren Medizin

Unter Mitarbeit zahlreicher Fachwissenschaftler
1989. XIII, 710 S. 66 Abb. 246 Tab. Geb. DM 148,-
ISBN 3-540-19050-3

Ein Patient klagt über Atemnot. Welche Krankheit steckt dahinter? Die **Differentialdiagnose in der Inneren Medizin** geht von den Fragen aus, wie sie sich in der internistischen und allgemeinmedizinischen Praxis täglich stellen. Die Einteilung nach Symptomen und nicht – wie in anderen Lehrbüchern – nach Krankheitsbildern macht ein rasches Nachschlagen möglich, wenn es gilt, die richtigen diagnostischen Maßnahmen einzuleiten. Die notwendigen Schritte zur Abklärung der Symptome und Funktionsstörungen werden erläutert und die in Frage kommenden Diagnosen dargestellt. Dabei finden auch seltene Erkrankungen Berücksichtigung, da die differentialdiagnostischen Überlegungen nicht allein von der Häufigkeitsregel bestimmt werden dürfen, um nicht wichtige Hinweise zu übersehen. Besonderer Wert wurde auf die Darstellung von Diagnostikmethoden und ihre kritische Bewertung gelegt, wobei auch auf mögliche Risiken und auf Kombinationsmöglichkeiten verschiedener Methoden für die Diagnosesicherung hingewiesen wird. Zahlreiche Tabellen und einprägsame Abbildungen ergänzen das trotz vieler Beitragsautoren wie aus einem Guß wirkende Nachschlagewerk.

Das Buch ist für Ärzte der Allgemeinmedizin, Internisten, Studenten sowie für Spezialisten anderer Fachgebiete eine kompetente Informationsquelle sowie eine ideale Ergänzung zu den vorhandenen Lehrbüchern der inneren Medizin.

Springer-Verlag Berlin
Heidelberg New York
London Paris Tokyo
Hong Kong

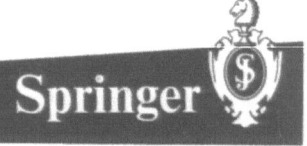

MIX
Papier aus verantwortungsvollen Quellen
Paper from responsible sources
FSC® C105338

If you have any concerns about our products,
you can contact us on
ProductSafety@springernature.com

In case Publisher is established outside the EU,
the EU authorized representative is:
**Springer Nature Customer Service Center GmbH
Europaplatz 3, 69115 Heidelberg, Germany**

Printed by Libri Plureos GmbH
in Hamburg, Germany